人と食と自然シリーズ 1

# 食と健康のための
# 免疫学入門

京都健康フォーラム
監修
上野川 修一・吉川 正明
編集
宇高 恵子・大草 敏史・小川 正
上野川 修一・神谷 茂・近藤 直美
下条 直樹・髙岩 文雄・鍋島 俊隆
的場 伸行
共著（五十音順）

建帛社
KENPAKUSHA

本書は，「財団法人 慢性疾患・リハビリテイション研究振興財団（現：公益財団法人 ひと・健康・未来研究財団）」の助成により出版されています。

# 「人と食と自然」シリーズ刊行にあたって

「京都健康フォーラム」世話人会では，2000年より毎年1回市民公開講座を開催し，その成果をシリーズとして刊行してきた。フォーラムはアカデミズムと社会人との対話の場であり，テーマとしてすべての人々に関心の高い“食”の問題を“健康”との関連でとらえてきた。その成果はすでに，食と健康シリーズ全3巻（昭和堂，2003～2005年），五感シリーズ全5巻（オフィスエム，2007～2009年）として発刊済みである。

今回新たに発刊される本シリーズは，2009年より発足したフォーラム「人と食と自然」に対応するものであり，テーマとして，①食と免疫，②サプリメント，③食品脂肪，④食と薬の接点，⑤食習慣とこころ等をとりあげる。食は第一義的には身体の構成成分として，また新陳代謝や運動に必須のエネルギー源として重要であり，その微量成分は体内環境の恒常性維持に役立っている。しかし体内からみれば食物は自然から取り入れられる異物であるので，その恩恵の裏には必ずリスクが伴う。私どもは，食の功罪は二者択一の問題ではなく，自然界の食物連鎖の中で生きる人間の心身相関の多様な遺伝システムの立場から評価されるべきものと考える。本シリーズは以上の観点から企画されたものである。

2012年1月

京都健康フォーラム世話人会代表　山 岸 秀 夫

**京都健康フォーラム世話人会**

| | | |
|---|---|---|
| 代　表 | 山岸秀夫 | 京都大学名誉教授（免疫学，分子遺伝学） |
| 世話人 | 内海博司 | 京都大学名誉教授（放射線生物学） |
| | 吉川正明 | 京都大学名誉教授（食品機能科学） |
| | 今西二郎 | 京都府立医科大学名誉教授（微生物学，統合医療学） |
| | 河田照雄 | 京都大学大学院教授（食品健康科学） |
| | 大東　肇 | 京都大学名誉教授（食品科学） |
| | 中井吉英 | 関西医科大学名誉教授（心身医学，疼痛学） |

# はしがき

本書は，2009年12月に京都において開催された，第10回京都健康フォーラム「食と健康のかかわり——免疫の視点から」を骨格として，免疫学の観点から，食と健康のかかわりに関する基礎から最新の知見までを，この分野の第一線の研究者により執筆していただいたものである。フォーラム当日は，時間の都合で講演いただけなかった諸先生方にも第3〜7章を執筆していただくことによって，この領域をさらに広範にカバーし，教科書としての使用にも耐えうる書物とすることを図った。

言うまでもなく，免疫系は，感染症やがんに対する生体防御系としての役割と共に，アレルギーや自己免疫疾患の誘因となるという点で，健康の維持に対して正負両面の寄与をしている。最近の研究の進歩により，このような免疫系の多面的な機能に対して，食品が促進的あるいは抑制的に関与していることが判明しつつあり，このような知見を積極的に活用することにより，健康の増進や各種疾患の予防が可能になると期待される。

本書は全11章から成るが，第1，2章は，食と免疫，ならびに腸管免疫と腸内細菌について概説したものである。

第3〜6章は，健康に対して好ましい作用を示す乳酸菌等，いわゆるプロバイオティクスによる，病気ならびにアレルギーの予防効果について詳しく記述したものである。

第7章は，食品アレルギーの基礎，ならびに，その代表例としての大豆アレルギーの軽減法に関するものである。植物が動物に対するアレルゲンを生産する生物学的意義について，新しい概念が示されている点でも注目に値する。

第8〜11章は，新しいバイオテクノロジーを駆使することにより，スギ花粉症アレルギーから，HIV感染，がん，さらにはアルツハイマー型認知症に対する予防を達成するという，最新の試みについて，場合によっては食品の範囲をも超え，わかりやすく解説したものである。

本書は，進展が著しい，食品と免疫に関する研究に関する啓蒙書としてばかりでなく，研究の新しい方向性を示す指針となるところが大きいと確信している。

おわりに，ご多忙にもかかわらず，本書のためにご執筆，ご協力賜った先生方に心からお礼を申し上げると共に，本書の企画，ならびに編集にご尽力いただいた山岸秀夫先生に感謝する。また，フォーラム開催ならびに出版のために多大のご援助を頂いた財団法人 慢性疾患・リハビリテイション研究振興財団（現：公益財団法人 ひと・健康・未来研究財団）に深謝の意を表すものである。最後に，刊行に当たり，実務を担当していただいた㈱建帛社の方々に心から感謝する。

2012年1月

編集者を代表して　吉川正明

# ● 目 次 ●



## 第1章 食と免疫



## 第2章 腸管免疫と腸内細菌



## 第3章 プロバイオティクスと感染症

## 第4章 プロバイオティクスと炎症性腸疾患（潰瘍性大腸炎，回腸嚢炎，クローン病）



## 第5章 プロバイオティクスとアレルギー

## 第6章 経口免疫寛容を利用した食物アレルギーの治療



## 第7章 日本人と食物アレルギー——大豆アレルギーの低減化



## 第8章 アレルギーワクチン米によるスギ花粉症の緩和戦略

## 第9章 植物を利用したワクチンの開発と生産



## 第10章 がんとペプチドワクチン

## 第11章 アルツハイマー型認知症とワクチン

# 第1章

# 食と免疫

上野川修一*

## 1．免疫とはからだの安全装置である

われわれのからだには，病原菌やウイルスなどが侵入し，攻撃をしかけようとしている。

免疫とは，これらがからだのなかに入ってきたときに，これを排除する役割をもったからだのしくみである。

免疫はその働きの違いから，自然免疫と適応（獲得）免疫とに大別される。自然免疫系では補体，リゾチームなどのタンパク質，マクロファージ，ナチュラルキラー（NK）細胞などの細胞が働いている。これらは常に体内をパトロールし，侵入者をとらえ，排除する。

しかし，この自然免疫系だけで侵入者にうち勝つことはできない。特に病原性細菌やウイルスなどの異物が侵入してきたときには獲得免疫系が働き，抗体やリンパ球でこれを排除する。獲得免疫系は特にこの強敵だけを認識して攻撃するタンパク質（例えば抗体）や細胞（例えばT細胞やB細胞）を作り出す。このうち抗体が主として細菌などを排除し，T細胞のうちのキラーT細胞が単独でウイルスに感染した細胞などを破壊する。

このような獲得免疫系は，例えば，①外敵と自己を識別し，②自己は攻撃せず外敵のみを攻撃し，③天文学的な数にのぼる種類の外敵を見分け，④特異的に排除し，⑤外敵の特徴を長期間記憶することができる。

*　日本大学生物資源科学部食品生命学科

このような免疫系のなかでも腸管にはからだのなかで最大で，最も精巧な免疫系がある。その理由は経口的に侵入する病原体が極めて多いからである。

## 2．食品成分は免疫に影響を与える

古くから食品中の栄養成分が免疫の機能に影響を与えることは知られていた。栄養不良になると免疫系の機能が低下し，感染症に罹りやすくなる。

例えば，イギリスにおいて産業革命初期のころは重労働と栄養不良により労働者階級の人々は結核に罹りやすく，若くして死亡したと言われている。しかし，その後の生活水準の上昇，特に十分な食料の供給によって栄養状態が改善し，同国における結核による死亡者数は大きく減少した。

日本においても100年以上前には結核によって多くの若者が死亡している。しかしながら，50年ほど前からは日本人の食生活は大いに改善され，結核その他の感染症は急激に減少している。わが国の場合もイギリスと同様に，栄養がゆき届いてきたことが死亡率減少の大きな理由のひとつであると考えられている。

また，50年ほど前にWHO（世界保健機関）などを中心に行われた栄養不良と感染に関する国際的調査では，生まれたての子供の栄養不良は感染症罹患の原因になりやすく，栄養補給によって感染予防が可能との報告がなされている。

これらの結果は食品を十分にバランスよく摂らないと，特に小児や高齢者において免疫機能が低下するが，免疫系の維持に役立つ食品を与えると免疫機能が回復し，感染症などに罹りにくくなることを示している。

特に，ビタミン，ミネラル，プロバイオティクスなどと免疫機能や感染症予防との関係が科学的根拠をもとに明らかにされている。以下にその例を示す。

## 3．腸管免疫系および全身免疫系に対する食品成分の作用

腸管は消化吸収の場であるだけでなく，食品と共に侵入する病原菌を排除するための生体最大の免疫系が備わっている。そこには全身の50%以上の免疫担当細胞や抗体が存在する。

したがって，このような生体最大の免疫組織である腸管では，吸収した食品成分の種類によっては腸管免疫系の機能に重大な影響を及ぼし，さらには全身の免疫系に影響を与えることとなる。

ここでは腸管や全身免疫系に影響を及ぼす食品成分の作用について述べる。

### （1）ビタミンA

ビタミンAとその代謝物であるレチノイン酸は，腸管免疫応答の制御において重要な役割を果たしている。

ビタミンA欠損マウスでは小腸粘膜固有層中の各種T細胞の減少が観察される。さらに，小腸粘膜固有層中のIgA産生細胞が顕著に減少している。

レチノイン酸は腸管上皮細胞において，上皮細胞の分化やIgA（免疫グロブリンA）産生を促進し，腸管のバリア機能の維持に貢献している。また，腸管リンパ組織の樹状細胞にあるレチノイン酸は，B細胞，T細胞の腸管へのホーミングを促進する。

ビタミンAやレチノイン酸による炎症反応と組織損傷の抑制作用も注目されており，ビタミンA摂取により自己免疫疾患である脳脊髄炎が抑制される。さらに，ビタミンAは血清中の炎症性サイトカインである腫瘍壊子因子（tumor necrosis factor $\alpha$：TNF-$\alpha$）やインターロイキン-1（IL-1）を抑制し，炎症抑制性のサイトカインであるIL-10を上昇させる。

### （2）ビタミンC

ビタミンCは抗菌活性，NK活性を促進し，遅延型過敏症などの免疫疾患を改善する。これらの作用は細胞内の環状ヌクレオチドを増加させることに

よる抗感染活性の増強，炎症性サイトカイン合成の制御，ヒスタミンによる白血球に対する免疫抑制作用の阻害などによるものである。また，NK 活性の促進は，プロテインキナーゼ C の活性化によるものである。

実際にヒト試験において，1 g のビタミン C を 16 週間摂取することで，リンパ球増殖能と末梢血好中球の貪食能が有意に上昇することが報告されている。また，ビタミン C は上気道の感染症状，特に風邪の症状改善に効果があると言われている。

## (3) ビタミン D

ビタミン D は直接的または間接的にヘルパー T 細胞の分化・活性化を制御することで自己免疫疾患を抑制する。また，ビタミン D の活性型代謝産物である 1, 25- ジヒドロキシコレカルシフェロール〔1, 25 $(OH)_2D_3$〕は，T 細胞依存的な免疫応答の誘導・維持に重要な樹状細胞の分化を抑制し，抗原提示細胞数を減少させると共に，樹状細胞の機能発現に関与する表面分子の発現を抑制する。また，上記ビタミン D 代謝産物は自己免疫疾患の発症に関係する IL-17 の産生細胞（Th17 細胞）を減少させることで炎症反応を制御し，寛容誘導型樹状細胞を誘導することで制御性 T 細胞を誘導する。

一方，このビタミン D 代謝産物が欠乏すると制御性 T 細胞の数と機能の低下が認められ，全身性エリテマトーデスや関節リウマチなどの自己免疫疾患の発症のリスクが高まる。

また，ビタミン D の摂取と 1 型糖尿病，多発性硬化症，慢性リウマチ，潰瘍性大腸炎の発症の減少には相関があるため，血清ビタミン D 量は自己免疫疾患の発症の重要な指標である。

炎症性腸疾患の患者は血中のビタミン D 量が低く，他の自己免疫疾患を発症する頻度が高い。

IL-10 欠損マウスを用いた潰瘍性大腸炎モデルにおいても，ビタミン D の欠乏が下痢，吸収不良，栄養失調，そして死亡率の増加を誘導し，これらの現象は 1, 25 $(OH)_2D_3$ の上記ビタミン D 代謝産物の摂取により抑制される。また，大腸炎の患者においてビタミン D レセプターのリガンドは腸管上皮細胞とT細胞の増殖を抑える。

以上はビタミンDが炎症性腸疾患の治療に有効であることを示唆している。

## (4) ビタミンE

脂溶性のビタミンEは，その体内における抗酸化作用により免疫系の維持・活性化に関与している。ビタミンEを欠損すると脾臓のリンパ球の増殖，NK活性，ワクチン接種による特異的抗体産生，好中球の貪食能が低下する。一方，ビタミンEの摂取によりリポポリサッカライドやコンカナバリンA（concanavalin A：ConA）によるリンパ球の増殖，IL-2産生，NK活性，マクロファージの貪食能が促進される。

また，ビタミンEの高齢者への投与は免疫，特に細胞性免疫を活性化させると言われている。

## (5) 亜　　鉛

亜鉛は多くの酵素の構成成分であり生体調節に必須の成分であることから，免疫系の調節においても重要な役割を果たしている。サイトカイン産生と細胞増殖を制御するサイミュリンの必須の補助因子でもあり，自然免疫系および獲得免疫系に影響を及ぼす。亜鉛の摂取はT細胞応答を調節し，皮膚と粘膜の維持に働く。臨床試験によれば，乳幼児および高齢者が亜鉛を摂取することにより感染症の発症が減少する。一方，亜鉛が欠乏するとTおよびB細胞の分化・機能の阻害やNK活性の低下などを引き起こし，免疫応答を減弱させる。

また，亜鉛は活性酸素の除去酵素であるスーパーオキサイドジスムターゼの成分であり，酸化ストレスを抑制し，TNF-$\alpha$などの炎症性サイトカインの産生を抑制する。さらに，亜鉛はがん細胞において転写因子NF-$\kappa$Bの活性化を抑制することや，NF-$\kappa$Bの活性化を抑制するA20の発現およびDNAへの結合を促進させることが報告されており，抗がん作用を有すると考えられている。

## (6) セレン

セレンの摂取はリンパ球の増殖や分化を促進し，例えば細胞傷害性T細胞による腫瘍破壊を上昇させる。さらに，HIV-1（ヒト免疫不全ウイルス-タイプ1）感染において酸化ストレスの減少，サイトカイン合成の制御，サイトカインが誘導するHIV-1複製の抑制などの有効性が示されている。

## (7) 脂肪酸

アトピー性皮膚炎などの炎症性の免疫疾患が増加した背景として，飽和脂肪酸やn−6系不飽和脂肪酸の摂取増加とn−3系不飽和脂肪酸の摂取不足が考えられている。例えば，n−6系の不飽和脂肪酸，特にアラキドン酸は炎症メディエーターの前駆体であり，炎症を増悪させ，炎症疾患の罹患率を増加させる。

一方，n−3系不飽和脂肪酸はT細胞に直接作用し，細胞内シグナルを制御することによりT細胞の活性化を制御するのみでなく，マクロファージに作用することにより間接的にT細胞の活性化を抑制して遅延反応を抑制することが示されている。

一方，エイコサペンタエン酸などn−3系不飽和脂肪酸の摂取により，脾臓$CD4^+$T細胞のTNF-$\alpha$産生が抑制される。また，n−3系不飽和脂肪酸はIL-10などの抑制性サイトカインの産生を促進する。このように，n−3系不飽和脂肪酸には大腸炎の予防効果があることが示されている。

## (8) アミノ酸――グルタミンとアルギニン

グルタミンはリンパ球，マクロファージ，好中球の重要なエネルギー源であり，細胞の分化・成熟に必須のアミノ酸でもある。グルタミンの摂取はヘルパーT細胞と制御性T細胞の割合を増加させる。また，炎症性および抑制性サイトカイン産生の抑制，腸管バリアの改善，免疫細胞の機能増強など，多くの効果が報告されている。さらに，末梢血のリンパ球を増加させ，感染症の罹患率および死亡率，あるいは感染による合併症を減少させる。特に，骨髄移植患者はグルタミン摂取により，腸管粘膜のIL-6やIL-8などの炎症性サイトカイン産生の減少がみられ，感染やその合併症を減少させたり，入院日数を短縮する効果があることが示されている。

アルギニンは一酸化窒素（NO）やポリアミン合成の前駆体として重要である。

NOは，ウイルス，細菌，悪性細胞，細胞内原虫，寄生虫からの防衛に必要である。NOとポリアミンはリンパ球の増殖と成熟，抗体産生やサイトカイン産生を促進させる。担がんラットあるいは感染ラットにアルギニンを摂取させることにより胸腺重量の増加，胸腺リンパ球数の増加，T細胞の増殖，マクロファージやNK細胞の活性増大，遅延型反応の促進がみられた。また，妊婦や新生児へのアルギニンの投与は病原菌による感染や死亡率を減少させる。

アルギニン欠損マウスでは生後3週間の時点でパイエル板の形成不全が観察される。しかし，パイエル板の発達は一時的に停止するのみで，6週間後には発達し，肉眼でも確認される。また，このマウスにおいて腸管のB細胞数の減少がみられ，これはアルギニンによるNO合成の減少によるものではないことが報告されている。このことは，乳幼児期のアルギニンの摂取は腸管免疫系の発達に重要であることを示している。

## （9）核　酸

ヌクレオチドの摂取は免疫賦活，細菌感染防御，Th1型免疫応答の誘導などさまざまな効果をもたらす。ヌクレオチドを含まない食事を与えると細胞性・液性免疫機能が低下し，NK細胞の活性やマクロファージ活性の低下，抗体産生の減少，遅延型反応やサイトカイン産生の低下が認められ，感染症に罹りやすくなる。一方，ヌクレオチドを摂取することでTh1型サイトカイン産生や抗体産生，脾臓細胞の増殖が促進される。また，ヌクレオチドを含むミルクを与えた乳幼児では，ヌクレオチドを含まないミルクを与えた場合と比べてNK活性が増強されることが報告されている。

また，卵白アルブミン（ovalbumin：OVA）特異的TCRトランスジェニックマウスにヌクレオチドを摂取させると腸管上皮細胞からのトランスフォー

ミング増殖因子 $\beta$（transforming growth factor $\beta$：TGF-$\beta$）産生が増加する。さらに，OVA 特異的 IgA の産生が促進される。

以上のように，それぞれの食品成分が免疫応答に及ぼす影響について述べてきたが，これらの食品成分のなかには組み合わせることで相乗的な効果をもたらすものもある。例えば，ビタミン C と亜鉛を組み合わせることで病原菌に対する抵抗力を高めることができ，ビタミン E とセレンの組み合わせは感染時の活性酸素種による膜脂質のダメージを効果的に抑制することができる。このことは，バランスのとれた食事が免疫活性を増強させるために重要であることを示している。

## 4．プロバイオティクス

ここで言うプロバイオティクスとは，主にヒト由来のもの，あるいは発酵乳製品などのスターターなどに用いられている安全で有益な微生物であり，ラクトバシラス（*Lactobacillus*），ビフィドバクテリウム（*Bifidobacterium*），エンテロコッカス（*Enterococcus*），ストレプトコッカス（*Streptococcus*）などが代表的なものである。

特にこれらは免疫系の活性化による感染予防，そして NK 細胞の応答を活性化させる作用を有し，また IgE の抗体産生を抑制し，アレルギー反応を抑える作用をもつ。また，がんを抑制する生理活性を有することが報告されている。さらに，下痢症状の改善作用があることも報告されている。

このようなプロバイオティクスによる免疫細胞の活性化はトル様受容体（Toll-like receptor：TLR）機能の解明により急速に明らかとなった。

ウイルスや病原性微生物は生体のもつ自然免疫系細胞により認識され，排除の対象となる。近年，この自然免疫系細胞応答の活性化に非常に重要な受容体である TLR が発見され，動物種によりその数は異なるが，現在およそ 10 数種類が同定されている。微生物は特有の分子を有しており，グラム陽性菌の細胞壁構成成分であるペプチドグリカンやテイコ酸，グラム陰性菌がもつリポポリサッカライドや細菌性リポタンパク，細菌由来の CpG モチーフを有するDNAなどがあげられる。TLRは，これらの分子を厳密に認識・識別している。

プロバイオティクスには，このTLRや他の免疫細胞の受容体を通じ免疫系を修飾し，免疫系を活性化し，感染症や自己免疫疾患，そして次に述べるアレルギーなどを予防する働きがある。

## 5．アレルギー

アレルギー（allergy）という言葉の語源は，本来ギリシア語のallos（altered；異なる）ergon（action；反応）という言葉である。古い時代には予測できない異常な反応と考えられていたのであろう。

このアレルギーとは，自分のからだをいろいろな病原菌や細菌から守るために働いている免疫反応が異常をきたし，自分自身の器官や組織を壊してしまうものである。

アレルギーによって引き起こされる症状は，アトピー性皮膚炎，気管支喘息，アレルギー性鼻炎，腸炎，結膜炎などである。

アレルギーの発症には遺伝的な要因が強く関与する。したがって，両親がアレルギーの子供のアレルギー発症率は高い。しかしそれだけでなく，食生活の西欧化，ストレスの増加，大気汚染物質などの増加などが，アレルギー患者を増加させていると言われている。

最近ではこれらに加えて，われわれの身の回りの衛生状態がよくなりすぎたために免疫系のバランスが崩れ，アレルギーが増えたと考えられている。

### （1）食物アレルギー

このようなアレルギーのなかで，食と関係するものとして食物アレルギーがある。特に小児では，現在，およそ1割の子供が罹患していると言われている。

いろいろな食品でアレルギーは起こるが，特に卵，乳，そば，落花生などでアレルギーを起こす人が多い。

食物アレルギー患者のかなりの人は皮膚症状や消化器症状などを呈する。

### （2）プロバイオティクスのアレルギー抑制作用

食品がアレルギーの原因となる一方で，アレルギーを抑える食品もある。例えばプロバイオティクスのような有用微生物，その増殖促進成分であるプレバイオティクス，そしてヌクレオチド，ω-3（n－3）系の脂肪酸などが最近になって報告されている。これらのなかで，プロバイオティクスは注目を集めている。プロバイオティクスは本来，腸内細菌由来で生体に有益な作用をもたらすものである。

プロバイオティクスは，われわれの腸内フローラ（細菌叢）を改善してその健康の維持に貢献する微生物群である。腸内フローラは健常な状態であれば，菌の構成もバランスがとれ生体によい影響を与える菌が十分に生息している。しかしさまざまな要因によりバランスが崩れると，生体に悪い影響を与える菌が優勢となり，健康の維持に好ましくない。特に腸内フローラの構成と腸内免疫，全身免疫には大きな関係があることはよく知られている。プロバイオティクスはさまざまな要因で変化しがちな腸内フローラを健常な状態に保つために投与される。

現在，ヒトでの臨床試験が数多く行われており，プロバイオティクスによるアレルギー抑制については，有効であるとするものから効果がみられないとするものまで，研究者間の結果が一致していない部分がある。現在のところ，研究に用いた菌株の違いによるものではないかと推定されている。

## 参考文献

1）日本食品免疫学会（編）：食品免疫・アレルギーの事典，朝倉書店，2011.
2）上野川修一：免疫と腸内細菌（平凡社新書），平凡社，2003.
3）上野川修一（編）：食品とからだ—免疫・アレルギーのしくみ，朝倉書店，2002.
4）細谷憲政，林　裕造，上野川修一（監）：食品保健の科学，丸善，2010.
5）上野川修一（監訳）：免疫学キーノート，シュプリンガー・フェアラーク，2001.

# 第2章

# 腸管免疫と腸内細菌

上野川修一*

## 1．腸 管 免 疫

免疫系のなかでも腸管免疫は生体防御機構の第一線フロンティアとして，その役割は重要である。そして，この腸管免疫系は免疫系のなかで，その規模は最大である。すなわち，腸管の長さは全長7mであり，腸管壁にある無数のひだにより，その表面積はテニスコート1面分もある。この腸管の周辺には複数の免疫器官と複数のさまざまな免疫細胞が存在する。そしてこれら細胞間の協同作業によって，抗体（ほとんどがIgA；13頁参照）が生み出される。この抗体の総計は全身のそれの50%を超える。

その理由は，経口的に侵入してくる病原細菌群の数は多く，これらから身を守る自己防衛体制のためである。

この腸管免疫系についてまとめたものを表2-1に示した。

## 2．腸管免疫系の構成

腸管免疫系は，腸管腔内側の腸管粘膜層を覆っている腸管上皮細胞，そして，この上皮細胞5～6個に1個の割合で上皮細胞に囲まれて存在する腸管上皮間リンパ球，小腸管壁に局在するリンパ組織であるパイエル板，粘膜固有層，孤立リンパ小節から成っている。

＊　日本大学生物資源科学部食品生命学科

表2-1　ヒト成人腸管

| | |
|---|---|
| (1)全長…7 m | |
| (2)粘膜表面積…テニスコート約1面分 | |
| (3)免疫担当細胞… | 全末梢リンパ球の60〜70% |
| | 抗体産生細胞の半数以上 |
| | 末梢T細胞の約半数 |
| (4)約100兆個の常在細菌 | |

パイエル板はドーム状をしており，小腸にマウスで6〜12個，ヒトでは180〜240個存在する。パイエル板は上皮細胞層で覆われ，ドームの入口にはM細胞が存在し，病原菌などはここから取り込まれる。その下層には抗原提示機能をもつ樹状細胞，マクロファージ，T細胞，B細胞など免疫反応に必須の細胞群が局在している。またパイエル板の中央部にはB細胞が，そしてその周辺にはT細胞が集積した領域がある。

腸管上皮の下方には粘膜固有層があるが，この粘膜固有層には抗体産生細胞（B細胞が成熟したもの）などが存在している。

## 3．腸管免疫の働き

前述したように腸管免疫系は全免疫系のフロンティアとして，外から侵入する病原菌をからだの入口で阻止する役割を果たしている。例えば，コレラ菌，チフス菌，赤痢菌，病原性大腸菌，そしてさまざまな食中毒菌などの多くは経口的に侵入し，さらに腸管に達する。腸管には食物の成分を吸収するための小さな孔があるが，ここから病原細菌も同時に侵入する可能性が高い。したがって，腸管免疫系には，われわれに必要な食品成分は排除しないが，一方で病原細菌だけを識別し，これらの侵入のみを防ぐことのできる極めて高度な機能がある。

さらに，腸管免疫系は同じ細菌でもわれわれにとって有益な腸内に生息する腸内共生菌は排除しない。腸管免疫系はこのように有害で危険なものと有益なものを見分ける能力をもっている。そして，病原細菌を排除するために腸管に特有な免疫グロブリンである IgA を作る。

これとは逆に，食品成分を取り入れるために経口免疫寛容機構が機能している。この経口免疫寛容が機能しないとアレルギー発症のリスクが高まる。

## 4．IgA

IgA は古くから腸管独自の免疫グロブリンとしてよく知られていた。この IgA は腸管で働く場合は J 鎖と分泌成分により 2 量体を形成している。

病原菌が体内に侵入すると，これらはパイエル板の入り口にあるマンホールのような形をした M 細胞からなかに入る。この抗原に対して，パイエル板内に揃っている抗原提示細胞，T 細胞の協力で B 細胞は IgA 産生細胞に変化する。

この IgA 産生細胞はパイエル板より出て，粘膜固有層へ移動する。これをホーミングと言い，この経路を循環帰巣経路と言う。ここで作られた IgA は腸管上皮細胞を経て腸管腔に分泌され，病原菌の侵入を防ぐ。

パイエル板内で作られる免疫グロブリンのほとんどがこの IgA であり，全身の免疫グロブリンの 50％以上を占めている。

## 5．経口免疫寛容

食品タンパク質は経口的に体内に取り込まれ，腸管に達すると消化酵素によって分解され，ペプチドとアミノ酸になる。これらは免疫反応を起こさない。しかし，一部はタンパク質として免疫応答を誘導し，ときには過敏な免疫反応，すなわちアレルギーを起こすことがある。しかしながら通常はアレルギーが起こらないような免疫抑制反応が誘導される。これが経口免疫寛容である。

経口免疫寛容における免疫反応の抑制は，主として T 細胞で起こる。その機構としては，①T 細胞のアネルギー，②アクティブサプレッション，③クローナルデリーション等々が提唱されている。①のアネルギーとは，経口抗原を認識するＴ細胞が抗原に対する応答性を失うというものである。②のアクティブサプレッションとは，経口抗原により免疫反応を抑制する機能を有するＴ細胞（制御性Ｔ細胞）が誘導され，この細胞が免疫応答を抑制するというものである。③のクローナルデリーションとは，経口抗原により抗原特異的Ｔ細胞のアポトーシスが誘導されることである。

## 6．腸内細菌

ヒトの腸管内には，1,000 種以上，100 兆個，重量で 1 kg とも言われる腸内細菌が存在している。これらは互いに助け合い，あるいは拮抗しながら腸内細菌叢（あるいは腸内フローラ）を形成している。腸内細菌叢を構成する主要菌群は，ビフィドバクテリウム（*Bifidobacterium*），ラクトバシラス（*Lactobacillus*），ユーバクテリウム（*Eubacterium*），クロストリジウム（*Clostridium*），バクテロイデス（*Bacteroides*）などの嫌気性菌であり，これをまとめたものを図 2-1 に示した。

このような腸内細菌叢でも個体，年齢，宿主の健康状態やストレスなどの精神状態，食餌条件などさまざまな要因で構成が大きく変動する。

この腸内細菌が宿主の免疫系に与える影響は非常に大きく，無菌マウスを用いた実験によって，腸内細菌の存在が粘膜免疫系の形成・発達に大きく関与していることが明らかとなっている。また，腸管および全身の免疫系の恒常性を維持するために常に免疫系の活性化に貢献している。

さらに，乳酸菌やビフィズス菌のような腸内有益菌は食物繊維やオリゴ糖などの難消化性多糖を資化し，短鎖脂肪酸を産生し，蠕動運動を促すばかりでなく，腸内 pH を低下させることで有害菌に不利な環境を作り，これらの腸管内での定着・増殖を抑制し，感染や腸管組織の損傷を防いでいる。

一方，これら腸内細菌の産生するさまざまな代謝産生物は種類も多く，宿主の健康状態を非常に大きく左右する。例えば，腸内の有害菌により産生される物質は腸管に直接損傷を与える。

さらに腸内細菌叢に偏りが生じると免疫系に変化がみられ，場合によって

| 菌数（対数） | 有益菌 | 日和見菌 | 有害菌 |
|---|---|---|---|
| 9〜11 | ビフィズス菌（G+，桿菌） | バクテロイデス（G−，桿菌）<br>ユーバクテリウム（G+，桿菌） | |
| 7〜9 | ラクトバシラス菌（G+，桿菌） | 大腸菌（G−，桿菌） | クロストリジウム（G+，桿菌）<br>フソバクテリウム（G−，桿菌） |
| 5〜7 | | | 腸球菌（G+，球菌）<br>連鎖球菌（G+，球菌） |

**図 2-1　腸内にはどんな菌がどれくらいいるか**

G+＝グラム陽性菌，G−＝グラム陰性菌，菌数は便 1 g あたりの菌数の対数値で示してある。

はその結果，感染症，アレルギー，自己免疫疾患，肥満，がんなどの発症のリスクを高めることになる。

また，これら腸内細菌のうち有益なものを採取して培養し，これを口から摂取できるようにしたものがプロバイオティクスであり，この腸内細菌のうち，有益な菌（ビフィドバクテリウム，ラクトバシラス）を増やすことのできるオリゴ糖などの成分をプレバイオティクスという。

## 7．腸内細菌と腸管免疫系との相互作用

前述したように，腸内細菌は腸管免疫系の形成に大きな影響を与えている。例えば，無菌マウスの盲腸は通常マウスのそれより約 10 倍大きく，パイエル板の数，腸管上皮間リンパ球数や粘膜固有層中の IgA 産生細胞数が少ない。さらに，無菌マウスにおいては脾臓やリンパ節が未発達であり，アレルギー反応を起こしやすい Th2 型免疫反応に偏っている。なお，無菌マ

ウスにおいては経口免疫寛容は誘導されにくい。

これらのことは，腸管のみならず全身の免疫系の構造および機能の発達・成熟に腸内細菌が重要な役割を果たしていることを示している。

この点について，このIgAの産生においては，日本人では特にバクテロイデスが非常に重要な役割を果たしていること，そして大腸における免疫反応の中心の場であるジャーミナルセンターの形成にも，このバクテロイデスが重要な役割を果たしているということが明らかとなっている。

## 8．腸内における共生機構

腸管免疫応答系は病原菌を排除して共生細菌は受け入れるという，非常に巧妙な働きを有している。例えば，次のような共生細菌と病原細菌の差を認識するようなシステムがあることが推定されている。

パイエル板には独自のリンパ節があり，独特の樹状細胞や制御性T細胞によって共生細菌に対しては免疫反応が抑えられる。逆に病原細菌は強く排除するシステムが腸管免疫系にある。すなわち病原菌を特別に認識できるトル様レセプター5（Toll-like receptor 5：TLR5）を強く発現している細胞があるといったことなどが推定されている。

このような共生系も，この腸内細菌叢の正常な状態が崩れると，感染症，アレルギー，がん，ときには肥満などが起こりやすくなると言われている。

また腸管上皮細胞では，腸内細菌に過剰に応答し免疫を起こさないように，菌体成分を認識するトル様レセプター（TLR）および関連分子の発現が適切に抑制され，このことが腸管の恒常性維持に貢献していると考えられる。

例えば，腸管上皮細胞では病原細菌などと反応するTLR4に対する低応答性が抑制されていることが明らかとなっている。

一方，腸管上皮細胞においては免疫系細胞である単球を対照として比較した場合，TLRを通じて細胞内へのシグナルを抑制する作用のあるTollipタンパク質の遺伝子の転写は亢進していた。このように腸管上皮細胞では，腸内細菌との共生関係を保持するために，TLR4遺伝子は抑制的に，Tollip遺伝子は促進的に調節されていることが示された。

以上のような現象は，腸内細菌と腸管免疫系の相互の友好的な共生を維持するために必要な反応であることを示している。

## 9．腸内細菌と免疫，アレルギー

さらに，この腸内細菌は免疫系の状態やアレルギー反応に影響を及ぼす。例えば，卵白アルブミンを経口投与して無菌マウスと通常マウスの免疫機能を比較すると，通常マウスの免疫応答は無菌マウスに比べて顕著に低かった。

これらの結果は，腸内細菌に過剰な免疫応答，すなわちアレルギー反応を抑制する働きのあることを示すものである。

これと関連して，ヒトにおいて特定の腸内細菌がアレルギーの抑制と関係していることを示唆する研究もある。すなわち，Björkstén らはスウェーデンとエストニアにおいて，2 歳児の腸内細菌叢を解析し，アレルギーをもつ子供はビフィドバクテリウムとラクトバシラスが少なく，好気性細菌の菌数が多いことを示している。また，Kalliomaki らは，フィンランドにおいてアレルゲン感作児は非アレルギー児に比べてビフィドバクテリウムが少なく，クロストリジウムが多いことを示している。これらの結果は，アレルギーの発症に腸内細菌叢が大きな影響を与えることを示している。

したがって，個々の異なる腸内細菌が誘導する免疫調節の特徴を明らかにすることができれば，アレルギー疾患の予防や治療におおいに役立つと期待される。

### 参考文献

1）上野川修一：免疫と腸内細菌（平凡社新書），平凡社，2003.
2）日本食品免疫学会（編）：食品免疫・アレルギーの事典，朝倉書店，2011.
3）日本ビフィズス菌センター（編）：腸共生系のバイオサイエンス，丸善出版，2011.
4）光岡知足：腸内細菌の話，岩波書店，1978.

# 第3章

# プロバイオティクスと感染症

神谷　茂*

## 1．はじめに

プロバイオティクス（probiotics）は生体に利益をもたらす生きた微生物であり，その医学への応用研究がこれまでに多数報告されている。これらの研究の対象となってきた主要な疾患は感染症であり，*Clostridium difficile* 感染症（抗菌薬関連下痢症・偽膜性大腸炎），ロタウイルス感染症，旅行者下痢症などの腸管感染症のみならず，*Helicobacter pylori* 感染症，尿路感染症，細菌性腟症，HIV 感染症，呼吸器感染症など極めて広範囲の感染症に対する効果が報告されている[1,2]。

## 2．プロバイオティクス

### （1）プロバイオティクスの定義

プロバイオティクスは「生体内，特に腸管内の正常細菌叢に作用し，そのバランスを改善することにより生体に利益をもたらす生きた微生物」と定義される。またプレバイオティクス（prebiotics）は「上部消化管で分解されず，腸管内で生体に利益をもたらす自立性微生物（autochthonous microorganism）の増殖を促進させる物質（主にオリゴフラクトースやイヌリンなど）」と定義され，シンバイオティクス（synbiotics）はプロバイオティクスとプレバイオ

＊　杏林大学医学部感染症学教室

ティクスを合わせたものを意味する。

## (2) プロバイオティクスを構成する微生物

プロバイオティクスとして *Lactobacillus*, *Streptococcus*, *Enterococcus*, *Lactococcus*, *Bifidobacterium*, *Bacillus*, *Clostridium*, *Saccharomyces*, *Aspergillus*, *Escherichia coli* (*E. coli*) など多種類の微生物が使用されている（表3-1）。

ラクトバシラス属（*Lactobacillus*）は芽胞非産生性のグラム陽性偏性嫌気性細菌であり，口腔，腸管，腟の正常フローラ構成菌となる。代謝産物として乳酸（50%以上）を産生する。ビフィドバクテリウム属（通称ビフィズス菌，*Bifidobacterium*）は芽胞非産生性のグラム陽性偏性嫌気性細菌で，彎曲した棍棒状，分岐状，V字状などの特徴的な形態を示す。酢酸と乳酸を3：2の割合で産生する。サッカロマイセス・ボラルディー（*Saccharomyces boulardii*）は非病原性の酵母の一種であり，クロストリジウム・ディフィシル（*Clostridium difficile*）による抗菌薬関連下痢症の予防，*C. difficile* 腸炎の再

表3-1　プロバイオティクスに使用される微生物

| | | |
|---|---|---|
| A：乳酸産生菌 | (4) *Streptococcus* spp. | *S. frogilis* |
| (1) *Lactobacillus* spp.： | *Enterococcus faecium* | *S. boulardii* |
| *L. acidophilus* | *E. faecalis* | *Torulopsis* spp. |
| *L. lactis* | *S. thermophilus* | *Aspergillus oryzae* |
| *L. casei* | B：ビフィズス菌 | D：芽胞産生菌 |
| *L. rhamnosus* | *Bifidobacterium* spp. | *Bacillus* spp. |
| *L. plantarum* | *B. pseudolongum* | *B. cereus* |
| *L. murimnus* | *B. thermophilum* | *B. toyoi* |
| *L. reuteri* | *B. longum* | *B. licheniforemis* |
| *L. brevis* | *B. animalis* | *B. subtilis* |
| (2) *Leuconostoc* spp. | *B. breve* | *Clostridium* spp. |
| *L. mesenterioides* | *B. infantis* | *C. butyricum* |
| (3) *Pediococcus* spp. | C：酵母および真菌 | E：腸内細菌科細菌 |
| *P. cerevisiae* | *Saccharomyces* spp. | *E. coli* |
| *P. acidilacticis* | *S. cerevisiae* | |

発予防，経管栄養患者における下痢症予防などに有効である。酪酸菌 *Clostridium butyricum* は芽胞産生性のグラム陽性偏性嫌気性細菌であり，酪酸，酢酸，蟻酸，乳酸，コハク酸などの多数の有機酸を産生する。“酪酸菌”と呼ばれるのは，酪酸産生量が最も多いためである。

## （3）プロバイオティクスの作用

表3-2にプロバイオティクスの生体に対する作用を示す。さまざまな病原細菌に対してプロバイオティクスは抑制効果をもつ。プロバイオティクスは病原菌に対して栄養素を競合的に取り込み，病原細菌に対して相対的に栄養素の摂取を抑制する。プロバイオティクスは短鎖脂肪酸を産生することにより，腸管内pHを低下させ，外来性病原微生物の増殖を抑制する。また，プロバイオティクスは病原細菌と競合的に宿主細胞への付着性を有するため，結果的に病原細菌の宿主細胞への付着を抑制することとなる。

プロバイオティクスは宿主細胞に対してもさまざまな作用を有する。プロバイオティクスは腸管蠕動運動を亢進させ，病原微生物の腸管外への排出を促す。また，病原微生物により引き起こされた上皮細胞傷害を治癒し，腸管

**表3-2　プロバイオティクスの作用**

| |
|---|
| 1. 生体機能に及ぼす作用 |
| 1）宿主組織の代謝亢進 |
| 2）宿主組織の機能亢進（蠕動運動亢進，腸管透過性正常化） |
| 3）粘液産生の亢進 |
| 4）腸管内pHの低下 |
| 2. 病原微生物への作用 |
| 1）病原微生物の宿主細胞への付着阻害 |
| 2）病原微生物との栄養分の競合的阻害 |
| 3）殺菌性物質の酸性 |
| 4）ムチナーゼ産生 |
| 3. 感染防御能への作用 |
| 1）防御免疫の活性化 |
| 2）マクロファージ貪食能の活性化 |
| 3）自然免疫の活性化 |
| 4）サイトカイン産生の調節 |

透過性を正常化させる。プロバイオティクスによる粘液産生の亢進は腸管上皮細胞の傷害を軽減させる。

免疫能に対するプロバイオティクスの効果について多数の研究成果が報告されている。プロバイオティクス構成細菌の菌体抗原は，液性免疫能および細胞性免疫能を活性化する。また，細胞壁中の内毒素（lipopolysaccharide：LPS）やペプチドグリカンはサイトカイン産生誘導能を有すると共に腸管系リンパ組織を刺激し，IgA 抗体産生を亢進させるほか，マクロファージ貪食能を活性化する。さらに，プロバイオティクスによる自然免疫の活性化も報告されている。*Bifidobacterium breve* C50 株の培養上清が細胞内シグナル伝達に作用することが明らかにされた。培養上清は MAPK（mitogen-activated protein kinases），GSK3（glycogen synthase kinase-3），PI3K（phosphatidylinositol 3-kinase）を活性化することにより，樹状細胞の成熟を促進すると共に，IL（interleukin）-10 産生を刺激し，樹状細胞の寿命を延長化することが明らかにされた。

## （4）プロバイオティクスの副作用

プロバイオティクスはほとんど副作用をもたないが，少数例の副作用が報告されている。肝移植のための術前選択的腸内除菌療法を受けた患者にラクトバシラスを含むプロバイオティクスを投与した結果，ラクトバシラス敗血症と心内膜炎が認められた。*S. boulardii* の経口投与を受けた1歳児に播種性の真菌血症と重症の下痢が認められた。

プロバイオティクス（Ecologic 641：*L. acidophilus, L. casei, L. salivarius, L. lactis, B. bifidum, B. lactis* 含有）の劇症急性膵炎患者への効果を調べるため，オランダのユトレヒト大学の研究グループが中心となり，多施設二重盲検プラセボコントロール臨床試験が行われた[3]。プロバイオティクス群（$n=153$，4週間投与）およびプラセボ群（$n=145$）での合併感染症の発生率には両群に差は認められなかった。しかし，大腸虚血症例はプロバイオティクス群で9例認められたのに対し，プラセボ群ではまったく認められなかった。さらに，死亡率はプラセボ群の6%（9/145例）に対し，プロバイオティクス群では

16%（24/153例）を示し，有意に高値であった。本報告は大きな反響を呼んだが，いくつかの問題点が提起されている。すなわち，①臓器不全（プロバイオティクス群5例，プラセボ群1例）および多臓器不全（プロバイオティクス群9例，プラセボ群5例）を有する患者数に差があった，②使用プロバイオティクスに関する安全性についての報告がない，③治療に関する記載がない（治療法の違いが死亡率を左右しなかったのか），④試験監視委員会は中間解析時点で臨床研究の中止を勧告すべきではなかったか，などが慎重に検討されるべきであろう。

プロバイオティクスの副作用の報告例は極めて少ないが，安全であると盲信することはできない。特に新生児や免疫能の低下した易感染性患者に対してのプロバイオティクスの投与は慎重に行うべきである。

## 3．腸管感染症に対するプロバイオティクスの効果

臨床治験を踏まえて，プロバイオティクスの有効性が明らかに認められる代表的な腸管感染症として抗菌薬関連下痢症とロタウイルス下痢症があげられる。

### (1) 抗菌薬関連下痢症（antibiotic-associated diarrhea：AAD）

AADの主因は偏性嫌気性グラム陽性桿菌の *C. difficile* である。抗菌薬治療を受ける約20%の患者に下痢がみられる。AADの約半数は抗菌薬投与による腸内フローラの撹乱と，引き続き起こる *C. difficile* の異常増殖とトキシン（AおよびB）産生に起因する（図3-1）。*C. difficile* のほかに *Klebsiella oxytoca* が起因菌となることもある。無菌マウスへの *C. difficile* 感染実験において，*S. boulardii* の単回投与は *C. difficile* 腸炎による死亡率を84%（対照）から44%へと低下させた。*S. boulardii* 投与マウスの糞便内サイトトキシン価は対照の1/1,000以下に低下していた。*S. boulardii* の培養上清中の54 kDaタンパクはセリンプロテアーゼの一種であり，トキシンAおよびト

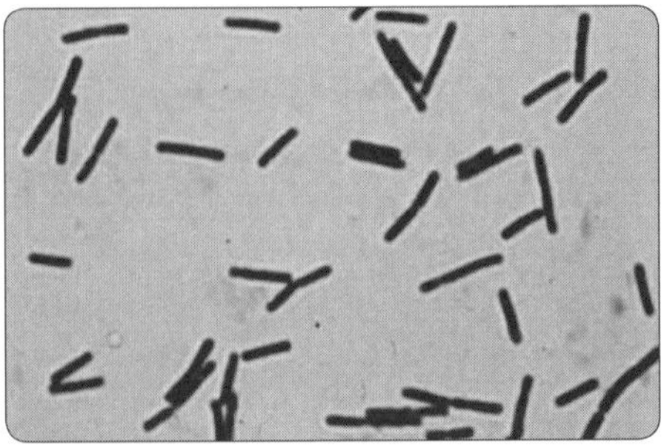

図3-1　*Clostridium difficile* のグラム染色像

表3-3　無菌マウスおよび通常マウスにおける *C. diffcile* 腸炎への *C. butyricum* 投与の効果

| マウス | *C. butyricum* 前処理 | 斃死マウス数/被験マウス数（%） | | |
|---|---|---|---|---|
| | | 1日 | 2日 | 7日 |
| 無菌マウス | − | 5/7（71.4） | 6/7（85.7） | 6/7（85.7） |
| | +* | 1/10（10.0） | 2/10（20.0） | 2/10（20.0） |
| 通常マウス | − | 0/10（0.0） | 0/10（0.0） | 0/10（0.0） |
| | + | 0/10（0.0） | 0/10（0.0） | 0/10（0.0） |

* *C. butyricum* MIYAIRI588 株は *C. difficile* VPI10463 株投与の5日前に投与した。
文献4）より改変引用

キシンBの分解を行うほか，トキシンAの腸管上皮細胞上レセプターへの結合を阻害する。

筆者らは無菌マウスを用いて *C. difficile* による致死性腸炎に及ぼす *C. butyricum* M588 株の効果を調べた（表3-3）[4]。毒素産生性の *C. difficile* VPI10463 株は無菌マウスに出血性腸炎を誘導し，85.7%の死亡率を示した。一方，同菌株を通常フローラを有する通常マウスに感染させても出血性腸炎は誘導されなかった（死亡率0%）。*C. butyricum* を前投与されたノートバイオートマウス（無菌マウスに既知の微生物を感染させたマウス）に VPI10463 株を重複感染した場合，死亡率は20%に低下した。*C. butyricum* 前投与の *C. difficile* 感染ノートバイオートマウスの腸管内容からの *C. difficile* 菌数の減少とサイトトキシン産生量の低下が認められた（図3-2）。

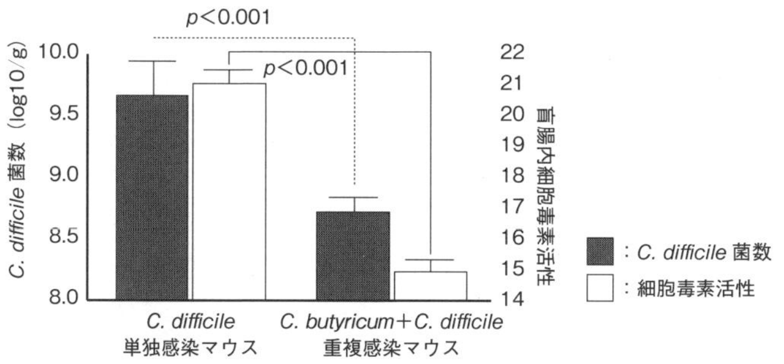


図 3-2　*C. butyricum* MIYAIRI588 株投与および非投与の *C. difficile* 感染ノートバイオートマウス盲腸内における *C. difficile* 菌数およびサイトトキシン価

文献 4）より改変引用

表 3-4　抗菌薬関連下痢症に対するプロバイオティクスの効果

| 使用抗菌薬 | 使用プロバイオティクス | 治療効果*（症例数） | 文献 |
|---|---|---|---|
| アンピシリン | *L. acidophilus* + *L. bulgaricus* | 8% vs. 21%（*n*=98） | 5） |
| ネオマイシン | *L. acidophilus* + *L. bulgaricus* | 20% vs. 42%（*n*=39） | 6） |
| 種々 | *E. faecium* SF68 | 9% vs. 27%（*n*=45） | 7） |
| β-ラクタム | *S. boulardii* | 7% vs. 15%（*n*=193） | 8） |
| クラリスロマイシン &チニダゾール | *L. rhamnosus* GG | 3% vs. 27%（*n*=60） | 9） |
| クラリスロマイシン &チニダゾール | *L. rhamnosus* GG | 5% vs. 30%（*n*=85） | 10） |

*L.*：*Lactobacillus*，*E.*：*Enterococcus*，*S.*：*Saccharomyces*。
*プロバイオティクス投与群とコントロール群における有症状者のパーセント。

ラクトバシラス（*Lactobacillus acidophilus*，*L. bulgaricus*，*L. rhamnosus*）や腸球菌（*Enterococcus faecium*）などを用いたプロバイオティクスにもAAD予防効果がみられる。プロバイオティクスのAAD予防効果は，これまでに多数の研究者により報告されている（表3-4）[5-10]。*S. boulardii* は非病原性の酵母で種々の下痢症の予防および治療に用いられる。*S. boulardii* の経口投与によりAADの発生率の低下と下痢持続日数の短縮化が明らかにされている。*L. acidophilus*，*L. bulgaricus*，*L. rhamnosus*，*E. faecium* など

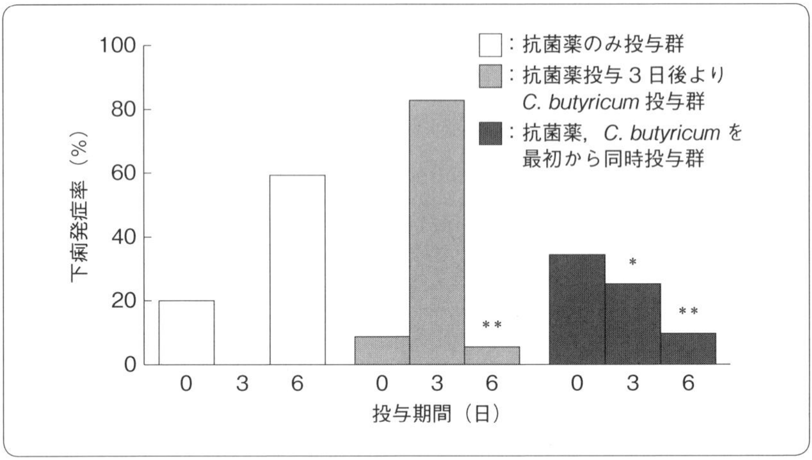


**図3-3　*Clostridium butyricum* MIYAIRI588株の小児AAD発症予防効果**
＊$p<0.05$，抗菌薬投与３日後より *C. butyricum* を投与した群との有意差。
＊＊$p<0.05$，抗菌薬，*C. butyricum* を最初から同時投与した群との有意差。
文献11）より引用

を用いたプロバイオティクスにもAAD予防効果がみられる。また *C. butyricum* を用いたプロバイオティクスが抗菌薬投与後の小児においてAADの発症率を低下させる（59% vs. 5～9%）ことが報告されている（図3-3）[11]。プロバイオティクスによるAAD治療効果も知られており，*L. rhamnosus*, *E. faecium*，*S. boulardii*，*L. reuteri* の投与はAAD患者における下痢持続期間および入院期間を短縮すると共に，体重増加の経過を早める。

プロバイオティクス投与を受けた小児におけるAADの発症リスクに関するメタ解析結果が報告された。6つの臨床研究が解析の対象とされ，*L. rhamnosus* GG，*L. acidophilus*/*Bifidobacterium infantis*，*L. acidophilus*/*L. bulgaricus*，*B. lactis*/*Streptococcus thermophilus*，*S. boulardii* などのプロバイオティクスが使用された。AADの発症リスクは使用プロバイオティクスにより異なり，*S. boulardii*，*L. rhamnosus* GGで低く，*L. acidophilus*/*L. bulgaricus* で高い結果が示された。すべての研究結果から，プロバイオティクス使用時のAAD発症相対リスクは0.44を示し，小児のAAD発症予防にプロバイオティクス投与は有効であった。

## (2) ロタウイルス感染症 (Rotavirus infection)

ロタウイルス感染が関与する小児下痢症へのプロバイオティクスの治療効果に関するメタ解析が行われた (表 3-5)[12]。18 研究を対象とし，小児年齢は 1〜60 カ月，ほとんどの症例でロタウイルス性下痢または原因不明の下痢が認められていた。使用プロバイオティクスは *L. rhamnosus* GG, *B. infantis*, *B. bifidum*, *Enterococcus*, *L. acidophilus*, *L. bulgaricus*, *L. delbruckii*, *L. reuteri*, *S. thermophilus*, *Bacillus subtilis*, *S. boulardii* が使用された。全体の解析において，プロバイオティクス投与により下痢持続日数は対照群に比べ 0.8 日短縮することが示された。またラクトバシラス治療により下痢持続期間が 1.1 日短縮することも示された。これらの結果より，5 歳以下の小児における非細菌性急性下痢 (多くはロタウイルス性下痢) にはプロバイオティクス療法が有効であることが明らかにされた。

**表 3-5　ロタウイルス性下痢症へのプロバイオティクスの効果**

| 使用プロバイオティクス | $n$ | ロタウイルス (%)[c] | 下痢持続日数 | $p$ 値 |
|---|---|---|---|---|
| *L. rhamnosus* GG[a] | 24 | 92 | 1.4 | ＜0.001 |
| *L. rhamnosus* GG[b] | 23 | 74 | 1.4 | ＜0.001 |
| ヨーグルト | 24 | 79 | 2.4 | |
| *L. rhamnosus* GG | 22 | 100 | 1.1 | 0.001 |
| ヨーグルト | 17 | | 2.5 | |
| *L. rhamnosus* GG | 21 | 100 | 1.5 | 0.002 |
| コントロール | 21 | | 2.3 | |
| *L. reuteri* | 19 | 63 | 1.7 | 0.07 |
| プラセボ | 21 | 86 | 2.9 | |
| *L. reuteri*[d] | 21 | 100 | 1.5 | 0.01 |
| *L. reuteri*[e] | 20 | | 1.9 | ＞0.05 |
| プラセボ | 25 | | 2.5 | |
| *L. acidophilus*, *B. infantis* | 50 | 100 | 3.1 | ＜0.01 |
| コントロール | 50 | | 3.6 | 0.05 |
| *L. rhamnosus*, *L. reuteri* | 24 | 54 | 3.2 | |
| プラセボ | 19 | 74 | 4.8 | |

[a] 発酵乳として投与，[b] 凍結乾燥末として投与，[c] 全体の症例における検出率を示す，[d] high dose ($1\times10^{10-11}$)，[e] low dose ($1\times10^{7}$)。

文献 12) よりロタウイルス検出率が 50% を超える研究論文を示した。

表 3-6　プロバイオティクスによる旅行者下痢症の予防効果

| 使用プロバイオティクス | 治療効果*1（症例数） |
|---|---|
| *L. acidophilus*＋*L. bulgaricus* | 35% vs. 29%（$n$＝50） |
| *L. fermentum* strain KLD | 24% vs. 24%（$n$＝282） |
| lactobacilli＋bifidobacteria＋*S. thermophilus* | 43% vs. 71%*2（$n$＝81） |
| *L. rhamnosus* strain GG | 41% vs. 47%（$n$＝756） |
| *L. rhamnosus* strain GG | 4% vs. 7%*2（$n$＝245） |

*L.*：*Lactobacillus*，*S.*：*Streptococcus*。
*1 プロバイオティクス投与群とコントロール群における有症状者のパーセント。
*2 統計学的有意差あり（$p<0.05$）。

ほかにも，*S. boulardii* の小児急性胃腸炎に及ぼす効果について，7つの臨床報告をもとにしたメタ解析が報告された。病原体としてロタウイルスが特定された研究結果ではなかったが，解析の結果，*S. boulardii* の投与は下痢罹患日数を平均 1.1 日短縮することが示された。

## (3) 旅行者下痢症（Traveller's diarrhea）

旅行者下痢症のほとんどの症例は軽症で自然治癒するものが多いが，重症化する場合もある。原因微生物として腸管出血性大腸菌（enterotoxigenic *E. coli*：ETEC），*Campylobacter*，*Salmonella*，*Shigella*，ロタウイルス，ノロウイルス，ランブル鞭毛虫などが知られている。

プロバイオティクスによる旅行者下痢症の予防効果が報告されている（表3-6）。ラクトバシラス＋ビフィズス菌＋*S. thermophilus* や *L. rhamnosus* GG の投与が統計学上，有意に旅行者下痢症の発症を抑えることが報告されている。しかし，*L. acidophilus*＋*L. bulgaricus*，*L. fermentum*，*L. rhamnosus* GG などを使用した臨床研究ではプロバイオティクスの投与は旅行者下痢症の発症を予防しなかった。このようにプロバイオティクスの旅行者下痢症に対する予防効果については一定の見解が得られていない。

## （4）その他の感染症

### 1）コレラ

*S. boulardii* の産生する 120 kDa タンパクはコレラ毒素（CT）が誘導する cyclic AMP 上昇を阻害する。この 120 kDa タンパクは CT を分解する作用をもたないが，腸管上皮細胞上の CT に対するレセプターと結合し，アデニレートシクラーゼ活性を負に調節する作用をもつと考えられている。

### 2）赤痢およびサルモネラ感染症

無菌マウスを使用して *L. acidophilus*，*S. boulardii*，*E. coli* から構成されるプロバイオティクスの *Shigella flexneri*（ストレプトマイシン感受性または耐性株）または *Salmonella* Typhimurium 感染への効果が検討された。ストレプトマイシン感受性 *S. flexneri* は投与 11 日後に除去されたが，ストレプトマイシン耐性 *S. flexneri* および *S.* Typhimurium にはそのような効果はみられなかった。また *L. rhamnosus* の培養上清は *S.* Typhimurium，*S. flexneri*，*Klebsiella*，*Enterobacter*，*E. coli*，*Pseudomonas aeruginosa* などの病原細菌の増殖を抑制した。

### 3）腸管出血性大腸菌（enterohaemorrhagic *E. coli*：EHEC）O157：H7 感染症

Yoshimura ら[13]は，6 菌種 9 菌株の *Bifidocacterium* の O157：H7 EHEC への効果を無菌マウス（各群 $n=5$）を用いて解析した。EHEC 単独感染ノートバイオートマウスは感染 7 日目で 100％の致死を示した（図 3-4）。被験 9 菌株のうち *B. longum* NS 株および *B. infantis* 157 株に感染したマウスの致死率はそれぞれ 0％および 20％であった。両菌株投与マウスの盲腸内の Stx-2 の検出濃度は他の 7 菌株投与マウスでのそれらに比べ有意に低値であった。また *C. butyricum* の O157：H7 EHEC への効果が検討された。EHEC は無菌マウスへ感染後，7 日目までにマウスを斃死させた（死亡率 100％）が，*C. butyricum* を前投与することによりすべてのマウスの生残が確認され，EHEC 菌数および産生 Shiga toxin 量の低下が認められた。

### 4）*Campylobacter* 感染症

*Campylobacter* 腸炎患者への *B. breve* 投与は止痢薬投与に比べ，*Campy-*

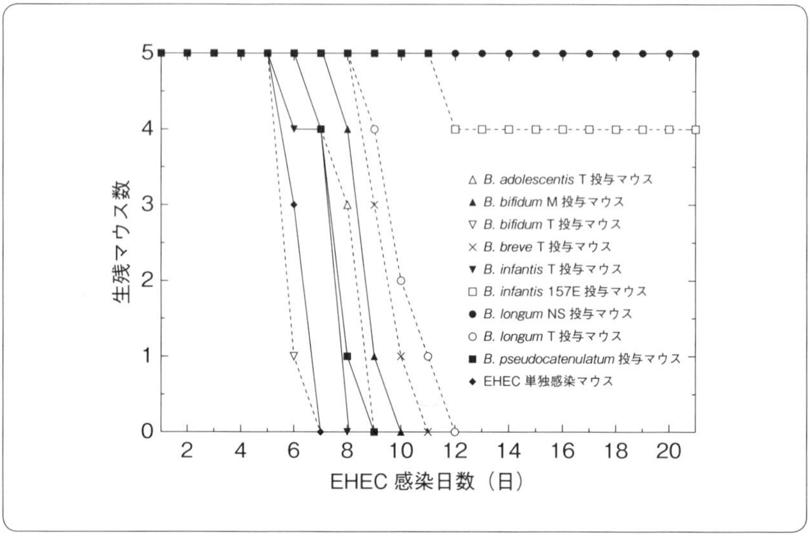


図 3-4　*Bifidobacterium* 属細菌の O157：H7 EHEC 感染ノートバイオートマウスへの効果
文献13）より引用

*lobacter* 菌数の減少を引き起こすことが報告されている。また，マウスを用いた感染実験により *Bacillus* spp. より構成されるプロバイオティクスの投与は *Campylobacter* 感染によるマウス致死率を低下させた。

## 4．*H. pylori* 感染症に対するプロバイオティクスの効果

*H. pylori* 感染症に対するプロバイオティクスの臨床応用に関する報告がなされている。プロバイオティクスの単独投与，多剤との併用効果，*H. pylori* 除菌治療薬との併用効果などが報告されている。

### （1）プロバイオティクスの単独投与

各種のプロバイオティクス（*L. gasseri* LG21 株，*L. brevis*，*L. acidophilus* および *Bifidobacterium*）単独投与の *H. pylori* 持続感染への効果が報告されている。いずれの研究結果においても，*H. pylori* の定着菌数を反映する尿素

表 3-7　*H. pylori* 感染の除菌および感染予防における *Lactobacillus gasseri* OLL2716（LG21）の効果

| | プロバイオティクス群 | プラセボ群 | 対照群 |
|---|---|---|---|
| 除菌研究 | | | |
| 被験小児数 | 82 | 6 | 18 |
| *H. pylori* 陰性の小児数 | 24 | 0 | 1 |
| 除菌率（%）（PP 解析） | 29.3* | 0 | 5.6* |
| 除菌率（%）（ITT 解析） | 24.7 | 0 | |

*プロバイオティクス群と対照群とに統計学的有意差あり。

文献 14）より改変引用

呼気試験（UBT）値の低下が示された。Boonyaritichaikij ら[14] は *L. gasseri* LG21 株を用いて，タイの小児における *H. pylori* の除菌および感染予防効果を調べた（表 3-7）。*L. gasseri* LG21 株含有チーズ（プロバイオティクス群）および非含有チーズ（プラセボ群）が 12 カ月間摂食された。*L. gasseri* LG21 株もチーズも与えなかった群を対照群とした。除菌研究では *H. pylori* 陽性児のうち，プロバイオティクス群（$n=82$）では 24 名が除菌された〔除菌率 29.3%，Per Protocol（PP）解析；除菌率 24.7%，Intention-to-Treat（ITT）解析〕。プラセボ群（$n=6$）および対照群（$n=18$）での除菌者はそれぞれ 0 名および 1 名（除菌率 5.6%，PP 解析）であり，プロバイオティクス群および対照群間で統計学的有意差が認められた。

## （2）プロバイオティクスと他剤との併用効果

単剤抗菌薬やプロトンポンプインヒビターとプロバイオティクスの組み合わせの *H. pylori* 感染への臨床効果が評価された。*L. acidophilus* La1 株の培養上清とオメプラゾールとの併用投与（2 週間）が *H. pylori* 陽性ボランティア 20 名に対して行われた。投与終了直後および 4 週後の UBT 値はプロバイオティクス投与により有意に低下した。また，53 名の *H. pylori* 陽性ボランティアを対象に *L. johnsonii* La1 株を含む酸性乳とクラリスロマイシン（CAM，500 mg×2/日）との併用（CAM は後半 2 週間投与）投与が行われた。投与終了 4～8 週間後の胃生検材料における *H. pylori* 濃度および炎症スコアはコントロール（プラセボ投与）のそれらに比べ有意に低下した。

## （3）3剤除菌療法との併用効果

*H. pylori* 感染に対する3剤除菌療法にプロバイオティクス（*L. acidophilus* の不活化培養液，*Lactobacillus*，*Bifidobacterium* 含有ヨーグルト）を併用した場合，除菌率が高まることが報告されている。プロバイオティクスの除菌率に及ぼす効果に関する10研究を対象にしたメタ解析が行われた（使用プロバイオティクス：*L. acidobacillus*，*B. lactis*，*L. bulgaris*，*S. thermophilus*，*L. casei*，*B. animalis*，*L. johnsonii*，*L. acidophilus*，*B. bifidum*）[15]。このうち1研究では4剤治療，5研究では3剤治療，1研究では1剤治療とのcointervention が行われ，残り3研究では除菌治療は行われなかった。ITT解析でのプロバイオティクス群および対照群での除菌率はそれぞれ67.7%（337例/498例）および58.1%（270例/465例）であり，プロバイオティクスの投与が *H. pylori* 除菌に有用であることが示された。

## （4）副作用予防における効果

*H. pylori* 除菌3剤療法の副作用予防のために，プロバイオティクスが有用であることが報告されている。Cremonini ら[10] は，85名の *H. pylori* 陽性の無症候性患者に3剤除菌治療を行い，プロバイオティクスの副作用予防効果を調べた。プロバイオティクス（*Lactobacillus* GG，*S. boulardii*，*Lactobacillus*，*Bifidobacterium*）の使用は下痢および味覚障害の発生率を有意に低下させることが明らかにされた（表3-8）。

その他にもプロバイオティクスの *H. pylori* 除菌治療時の副作用予防効果に関する7研究についてのメタ解析が報告された（使用プロバイオティクス：*Lactobacillus*，*L. acidophilus*，*S. boulardii*，*L. rhamnosus*，*Propionibacterium freudenreichii*，*C. butyricum* など）。このうち4研究においてプロバイオティクス投与は投与薬剤による副作用の発生率を有意に低下させた。すべての症例を対象とした副作用の発生率が比較された。プロバイオティクス群での副作用の発生率は24.7%（81例/328例）であり，対照群の38.5%（114例/297例）

表 3-8　プロバイオティクス投与の *H. pylori* 除菌療法中の副作用発生率

| 症状 | 1群（%）*1 | 2群（%） | 3群（%） | 4群（%） | *p* 値*2 |
|---|---|---|---|---|---|
| 悪心 | 9.5 | 5 | 9.5 | 15 | 0.75 |
| 嘔吐 | 0 | 0 | 0 | 5 | 0.36 |
| 下痢 | 5 | 5 | 5 | 30 | 0.018*3 |
| 便秘 | 19 | 14.2 | 9.5 | 20 | 0.77 |
| 食欲不振 | 0 | 9.5 | 5 | 15 | 0.28 |
| 味覚障害 | 9.5 | 5 | 5 | 40 | 0.0027*3 |
| 上腹部痛 | 14.2 | 14.2 | 5 | 14.2 | 0.7 |
| 腹部膨満 | 19 | 19 | 9.5 | 19 | 0.77 |
| おくび | 5 | 0 | 9.5 | 0 | 0.29 |
| 発疹 | 0 | 0 | 5 | 0 | 0.39 |

*1 85 名の *H. pylori* 陽性無症候性患者に除菌のための 3 剤療法を行った。3 剤治療薬に加え，以下の投与を行った。1 群：*Lactobacillus* GG，2 群：*S. boulardii*，3 群：*Lactobacillus* + *Bifidobacterium*，4 群：プラセボ。
*2 カイ 2 乗検定による値。*3 有意差あり。　文献 10）より改変引用

よりも低率であった。副作用のなかで下痢，味覚障害，悪心，上腹部痛などにおいて，プロバイオティクス投与群での発生率が低値を示した。

## 5．尿路感染症へのプロバイオティクスの作用

各種プロバイオティクス細菌の尿路感染症起因菌への効果が報告されている。*L. helveticus* KS300 株および *L. rhamnosus* GG 株は *E. coli* および *Gardnerella vaginalis* の HeLa 細胞への付着を阻害した。*L. acidophilus* CRL1259 株，*L. paracasei* CR1289 株は *S. aureus* の膣上皮細胞への付着を阻害したが，*E. coli* の付着阻害を示さなかった。また *L. fermentum*，*L. rhamnosus*，*L. plantarum*，*L. acidophilus* は抗カンジダ作用をもつことが報告された。

プロバイオティクスの尿路感染症に対する臨床研究が報告されている。再発性カンジダ膣炎（$n=9$），細菌性膣症（$n=2$），尿路感染症（$n=3$）の既往のある 10 名の女性を対象として，*L. rhamnosus* GR-1 株と *L. fermentum* RC-14 株が 1 日 2 回，2 週間にわたり経口投与された（表 3-9）[16]。プロバイ

表 3-9　再発性腟炎，細菌性腟炎，尿路感染症に対する経口プロバイオティクスの効果*1

| プロバイオティクス投与前 lactobacilli 陽性 | プロバイオティクス投与後 GR-1/RC-14 陽性 | | | | |
|---|---|---|---|---|---|
| | 1 wk | 2 wk | 4 wk | 8 wk | 12 wk |
| 5/10*2 | 10/10 | 9/9 | 6/9 | 3/9 | 3/9 |

*1 再発性腟炎，細菌性腟炎，尿路感染症の患者 10 名にプロバイオティクス（*L. rhamnosus* GR-1＋*L. fermentum* RC-14）を 2 週間にわたり経口投与した。
*2 該当 lactobacilli 陽性患者数/全患者数。　　文献 16）より改変引用

オティクスの経口投与により，本菌株は1～3カ月間腟に定着し，プロバイオティクスの投与期間中対象者に何の症状も認められなかった。わが国においても，頻回再発性尿路感染症女性患者 9 名を対象とした臨床研究が報告されている。使用プロバイオティクスは *L. crispatus* 腟坐剤（$1\times10^8$ cfu 含有）で，2 日に 1 回，就寝前の腟内投与が 4～12 カ月（平均 10.1 カ月）行われた。プロバイオティクス投与後の年間尿路感染症発症回数（1.6±1.4 回）は同投与前のそれ（5.0±1.6 回）よりも有意に低値であった。

## 6．細菌性腟症へのプロバイオティクスの作用

腟粘膜には *Lactobacillus*，*Bifidobacterium*，*Streptococcus*，*Peptococcus*，*Peptostreptococcus*，*Staphylococcus* などの細菌が存在し，正常腟細菌叢を形成する。このうち *Lactobacillus* や *Bifidobacterium* は腟粘膜細胞内のグリコーゲンを分解し，乳酸が産生され，腟内 pH は酸性となり，他の細菌の増殖を阻止することとなる（腟の自浄作用）。

細菌性腟症 bacterial vaginosis とは腟フローラの乱れにより本来検出されることのない *Gardnerella vaginalis*，*Prevotella bivia*，*Mobiluncus*，*Bacteroides*，*Porphyromonas*，*Fusobacterium*，*Peptostreptococcus*，*Mycoplasma* などが持続感染している状態と定義される。また，細菌性腟症は早産との関連性も指摘されている。

また腟および直腸での $H_2O_2$ 産生性ラクトバシラスの検出率と細菌性腟症

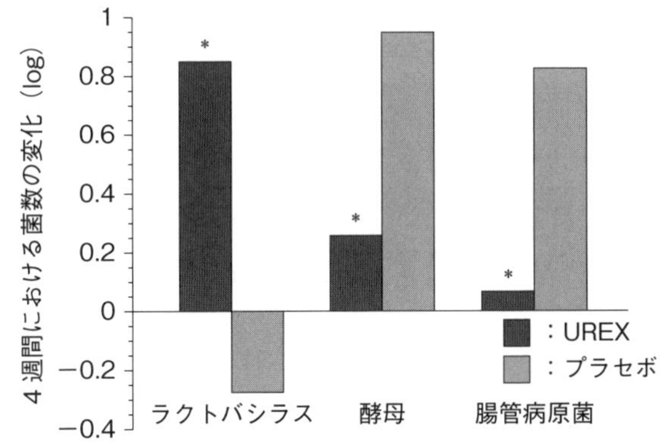


**図3-5　腟フローラに及ぼすプロバイオティクス投与の効果**

プロバイオティクスUREX（*L. rhamnosus* GR-1，*L. fermentum* RC-14）は4週間投与された。
文献17）より引用

との関連性について検討された。腟，直腸に同菌が検出されない患者の細菌性腟症の罹患率は70%であったが，腟，直腸に同菌が検出された患者のそれは5%にすぎなかった。この結果より細菌性腟症の治療として，ラクトバシラスを含むプロバイオティクス投与が有効であることが想定された。9名の健常女性に *L. crispatus* CTV-05株含有腟剤が1日2回，3日間投与された結果，9名中6名で本菌株の腟内定着が認められた。Reid & Bruce[17]は *L. rhamnosus* GR-1と *L. fermentum* RC-14株の経口投与が細菌性腟症の改善を引き起こすかを調べた（図3-5）。4週間のプロバイオティクス投与は腟内ラクトバシラス数を増加させ，酵母，腸管病原菌数を減少させた。今後，細菌性腟症の治療および早産の予防の目的で，プロバイオティクスが使用されることが期待される。

## 7．ヒト免疫不全ウイルス（human immunodeficiency virus：HIV）感染症へのプロバイオティクスの作用

4,718名のウガンダ人女性を対象としてHIV感染と細菌性腟症およびセックスパートナー数との関連について調査された結果，HIV感染は細菌性腟症ならびに前年でのセックスパートナー数とに相関した。同じくマラウイの妊婦および出産後の女性を対象とした調査でもHIV感染と細菌性腟症との相関が示された。これらの疫学的所見より，正常腟フローラの存在はHIV感染に抑制的に作用していることが示唆される。HIVのレセプターであるCD4を発現する遺伝子組換え*L. jensenii*が作製され，発現されるCD4がHIVの感染性を抑制することが示された。将来，CD4や抗ウイルス剤を発現するラクトバシラスを腟剤に含有させ，HIV感染の予防に使用することが期待される。

## 8．呼吸器感染症へのプロバイオティクスの効果

インフルエンザを含む呼吸器感染症は，世界の感染症による死亡原因の第1位である。2009～2010年シーズンにおけるブタ由来のパンデミック型インフルエンザは依然世界的に流行しており，その対策について大きな関心が寄せられている。また，世界の65歳以上の高齢者の死因の90%が呼吸器感染症に基づくことが報告されている。

### （1）動物実験を用いたプロバイオティクスの評価

動物実験を基盤としたプロバイオティクスのインフルエンザウイルスに対する効果についての研究が報告されている。*B. breve* YIT4064株の投与がマウスへのインフルエンザウイルス感染を防御することが報告されている。Horiら[18]はマウスへの*L. casei* Shirota株（200 mg/mL）の経鼻投与がインフルエンザウイルス価を1/10以下に低下させ，マウス致死率を69%から15%に低下させることを報告した（図3-6）。インフルエンザウイルス抑制効

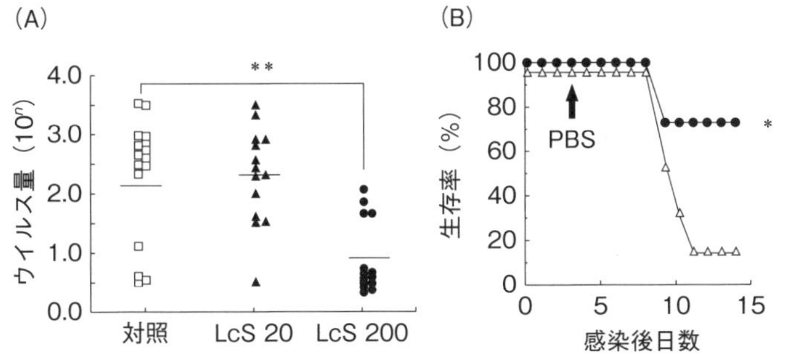


**図 3-6　*Lactobacillus casei* Shirota 株のインフルエンザ予防効果**

A：インフルエンザウイルス量の比較。LcS20：*L. casei* Shirota 株 20 mg/mL 投与，LcS 200：*L. casei* Shirota 株 200 mg/mL 投与。
B：マウス致死率。●：LcS 200 投与マウス，△：PBS 対照。　文献 18）より引用

果としてプロバイオティクスによる細胞性免疫能の活性化が示唆されている。そのほかにも，*L. rhamnosus* GG 株のマウスへの経鼻投与は肺胞中の NK 細胞活性を亢進させることにより，インフルエンザウイルス感染を防御しうることが明らかにされた。

## （2）プロバイオティクスの臨床評価

プロバイオティクスの免疫活性化能に注目して，インフルエンザワクチン接種の際の宿主免疫能に及ぼす効果が臨床的に評価された。*L. fermentum* CECT5716 株の成人への投与がインフルエンザワクチン接種における抗体産生能に影響を及ぼすかが評価された。CECT5716 株およびプラセボ（methylcellulose）の 2 週間投与の後，インフルエンザワクチン接種を受け，プロバイオティクスおよびプラセボによる 2 週間追加投与を受けた。プロバイオティクス群（$n$=25）ではプラセボ群（$n$=25）に比べ，血漿中 TNF-$\alpha$ 量の有意な増加がみられ，インフルエンザウイルス特異的 IgA 値の上昇および総 IgM 量の上昇が認められた。興味深いことに，プロバイオティクス群ではワクチン投与後 5 カ月間のインフルエンザ様症状のエピソード数の有意な

表3-10　プロバイオティクス投与による呼吸器感染症の罹患日数短縮化*1

| | プロバイオティクス群*1 | | 対照群 | | |
|---|---|---|---|---|---|
| | 患者数 | 日数(平均±標準偏差) | 患者数 | 日数(平均±標準偏差) | $p$ |
| CID*2 | | | | | |
| 1症例当たり | 104 | 7.4 ± 5.6 | 111 | 9.8 ± 7.5 | 0.008 |
| 累積 | 104 | 9.1 ± 10.4 | 111 | 12.1 ± 11.4 | 0.009 |
| UTI*3 | | | | | |
| 1症例当たり | 61 | 7.7 ± 7.0 | 66 | 11.0 ± 7.7 | 0.0002 |
| 累積 | 61 | 8.5 ± 8.4 | 66 | 11.6 ± 17.9 | 0/0003 |
| 咽頭喉頭炎 | | | | | |
| 1症例当たり | 61 | 7.7 ± 7.2 | 58 | 11.0 ± 8.0 | 0.0007 |
| 累積 | 61 | 8.2 ± 8.0 | 58 | 11.5 ± 8.1 | 0/0006 |

*1 プロバイオティクス（ラクトバシラスLGG株含有発酵乳）が3カ月投与された（200 g/日）。
*2 CID（common infectious diseases；感冒，上気道炎，インフルエンザ，胃腸炎など）。
*3 UTI（urinary tract infection；尿路感染症）。　　文献19）より引用

減少が認められ，ワクチン接種時のプロバイオティクス投与の有用性が提示された。

また，70歳以上の高齢者を対象にプロバイオティクスのインフルエンザワクチン（H1N1，H3N2，Bの3種）接種時の効果が評価された。プロバイオティクス群（*L. casei* DN114001株を接種前4週，接種後9週投与，$n=113$）ではプラセボ群（$n=109$）に比べ，B型に対する抗体価の有意な上昇が認められたが，H1N1およびH3N2型に対する抗体価には差異は認められなかった。接種5カ月後でのH3N2およびB型に対する抗体陽転率はプロバイオティクス群で有意に高いことも示され，プロバイオティクスの有用性が示された。

プロバイオティクス投与の呼吸器感染症への効果についての臨床報告も行われている。Guillemardら[19]はラクトバシラスを含む発酵乳を小児（1〜6歳）に30週間にわたり投与して，呼吸器感染症，腸管感染症，耳鼻科感染症の発症頻度を比較検討した（表3-10）。プロバイオティクス群（$n=537$）ではプラセボ群（$n=535$）に比べ，中耳炎罹患者数，呼吸器感染症への抗菌薬投与患者数などで有意に低値を示したが，両群の年齢調整後の比較では統計学的な有意差は認められなかった。また3〜5歳の小児を対象にプロバイオティクス（6

カ月投与）の呼吸器感染症への効果が評価された。グループ 1（*L. acidophilus* MCFM 株＋*B. animalis* subsp. *lactis* Bi-07 株の投与，$n$=112）およびグループ 2（*L. acidophilus* MCFM 株の投与，$n$=110）ではグループ 3（プラセボ投与，$n$=104）に比べ，発熱，咳嗽，鼻汁を示した患者数，抗菌薬投与患者数，欠席日数などの点で有意な減少が認められた。ラクトバシラス含有発酵乳投与（$n$=139，3 カ月）がプラセボ投与（$n$=142）に比べ，小児（13～83 カ月）における呼吸器感染症の発症を有意に低減させることも報告されている。

## 9．おわりに

プロバイオティクスの各種感染症への応用について解説した。Goldin & Gorbach[20] は，プロバイオティクスの応用が期待できる疾患を 4 群に分けた。第 1 群は強いエビデンスをもって応用が推奨される疾病であり，急性胃腸炎および抗菌薬関連下痢症があげられる。第 2 群はその有効性が支持できる疾患群であり，アレルギー性疾患，特にアトピー性皮膚炎が含まれる。第 3 群はその適応に可能性を見いだせる疾患として小児期呼吸器感染症，う歯，鼻腔感染症，再発性 *C. difficile* 感染症，炎症性腸疾患が含まれる。第 4 群は将来的応用の潜在性のある疾患群であり，慢性関節リウマチ，過敏性腸症候群，がん，アルコール性肝障害，糖尿病，移植片宿主病が含まれる。プロバイオティクスには感染症を含めた種々の疾患の予防や治療の点で大きな期待が寄せられており，その効果を科学的に評価していくことが強く望まれる。

### 引用文献

1）神谷　茂：腸管感染症とプロバイオティクス．医学のあゆみ，2003；207；894-898.
2）Quigley E. M.：Prebiotics and probiotics：modifying and mining the microbiota. Pharmacol Res, 2010；61；213-218.
3）Besselink M. G., van Santvoort H. C., Buskens E. et al.；Dutch Acute Pancreatitis Study Group：Probiotic prophylaxis in predicted severe acute

pancreatitis：a randomised,double-blind,placebo-controlled trial. Lancet, 2008；371；651-659.
4) Kamiya S., Taguchi H., Yamaguchi H. et al.：Bacterioprophylaxis using *Clostridium butyricum* for lethal caecitis by *Clostridium difficile* in gnotobiotic mice. Rev Med Microbiol, 1997；8 (Suppl. 1)；S57～S59.
5) Gotz V., Romankiewicz J. A., Moss J. et al.：Prophylaxis against ampicillin-associated diarrhea with a lactobacillus preparation. Am J Hosp Pharm, 1979；36；754-757.
6) Clements M. L., Levine M. M., Ristaino P. A. et al.：Exogenous lactobacilli fed to man. Their fate and ability to prevent diarrheal disease. Prog Food Nutr Sci, 1983；7；29-37.
7) Wunderlich P. F., Braun L., Fumagalli I. et al.：Double-blind report on the efficacy of lactic acid-producing *Enterococcus* SF68 in the prevention of antibiotic-associated diarrhoea and in the treatment of acute diarrhoea. J Int Med Res, 1989；17；333-338.
8) McFarland L. V., Surawicz C. M., Greenberg R. N. et al.：Prevention of beta-lactam-associated diarrhea by *Saccharomyces boulardii* compared with placebo. Am J Gastroenterol, 1995；90；439-448.
9) Armuzzi A., Cremonini F., Bartolozzi F. et al.：The effect of oral administration of *Lactobacillus* GG on antibiotic-associated gastrointestinal side-effects during *Helicobacter pylori* eradication therapy. Aliment Pharmacol Ther, 2001；15；163-169.
10) Cremonini F., Di Caro S., Covino M. et al.：Effect of different probiotic preparations on anti-helicobacter pylori therapy-related side effects：a parallel group,triple blind,placebo-controlled study. Am J Gastroenterol, 2002；97；2744-2749.
11) Seki H., Shiohara M., Matsumura T. et al.：Prevention of antibiotic-associated in children by *Clostridium butyricum* MIYAIRI. Pediatr Int, 2003；45；86-90.
12) Huang J. S., Bousvaros A., Lee J. W. et al.：Efficacy of probiotic use in acute diarrhea in children. Dig Dis Sci, 2002；47；2625-2634.
13) Yoshimura K., Matsui T. and Itoh K.：Prevention of *Escherichia coli* O157：H7 infection in gnotobiotic mice associated with *Bifidobacterium* strains. Antonie van Leewenhock, 2010；97；107-117.
14) Boonyaritichaikij S., Kuwabara K., Nagano J. et al.：Long-term administration of probiotics to asymptomatic pre-schoool children for either eradica-

tion or the prevention of *Helicobacter pylori* infection. Helicobacter, 2009；14；202-207.

15) Sachdeva A. and Nagpal J.：Effect of fermented milk-based probiotic preparations on *Helicobacter pylori* eradication：a systemic review and meta-analysis of randomized-controlled trials. Eur J Gatrotenterol Hepatol, 2009；21；45-53.

16) Reid G., Bruce A. W., Fraser N. et al.：Oral probiotics can resolve urogenital infections. FEMS Immunol Med Microbiol, 2001；30；49-52.

17) Reid G. and Bruce A. W.：Urogenital infections in women：can probiotics help? Postgrad Med J, 2003；79；428-432.

18) Hori T., Kiyoshima J., Shida K. et al.：Effect of intranasal administration of *Lactobacillus casei* Shirota on influenza virus infection of upper respiratory tract in mice. Clin Diag Lab Immunol, 2001；8；593-597.

19) Guillemard E., Tondu F., Lacoin F. et al.：Consumption of a fermented dairy product containing the probiotic *Lactobacillus casei* DN-114 001 reduces the duration of respiratory infections in the elderly in a randomised controlled trial. Br J Nutr, 2010；103；58-68.

20) Goldin B. R. and Gorbach S. L.：Clinical indications for probiotics：an overview. Clin Infect Dis, 2008；46（Suppl. 2）；S96-S100.

# 第4章

# プロバイオティクスと炎症性腸疾患（潰瘍性大腸炎，回腸嚢炎，クローン病）

大草敏史*

## 1．はじめに

炎症性腸疾患（inflammatory bowel disease：IBD）は潰瘍性大腸炎とクローン病に大別され，従来は自己免疫疾患とされていたが，最近の研究の進歩により，その炎症は腸内細菌によって引き起こされると考えられるようになってきた[1)]。さらに，腸炎を自然発症するIL-10ノックアウトマウスで，乳酸菌や抗炎症性サイトカインを分泌する遺伝子操作の乳酸菌が腸炎発症を予防し，発症後の腸炎を改善することが報告されてから[2)]，IBDの治療法のひとつとして，プロバイオティクスの有用性が注目されてきた。最近はプロバイオティクスの病原性菌に対する抗菌作用，宿主の免疫能の改善や腸上皮・腸粘膜のバリヤー機能の改善・強化といった作用が相次いで報告され[1,3,4)]（表4-1），腸炎治療薬として注目されてきている。実際にこのプロバイオティクスが潰瘍性大腸炎やクローン病などに投与されており，有効性も報告されてきている。

潰瘍性大腸炎は内科的治療が無効のときは全大腸を摘除し，回腸嚢の造設により治療される。この造設した回腸嚢に潰瘍，炎症といった回腸嚢炎が起こり，手術前と同様に下痢，粘血便が出現するといった症例が10～20％にみられている。この回腸嚢炎に対して，メトロニダゾールなどの抗菌薬が有効であることが知られているが，最近，プロバイオティクスが有効であると

＊　東京慈恵会医科大学附属柏病院消化器・肝臓内科

表 4-1　プロバイオティクスの腸炎治療機序

| | |
|---|---|
| 病原性菌に対する作用 | 粘膜接着，接着後の粘膜定住化や侵入を阻止<br>腸管内 pH を低下させ（酸性化）病原性菌の増殖を抑制，阻止<br>抗菌物質（bacteriocin）を分泌して病原性菌の増殖を抑制，阻止 |
| 宿主の免疫能の改善 | 抗炎症性サイトカイン IL-10，TGF-$\beta$ の産生促進<br>炎症性サイトカイン産生の抑制（パイエル板での TNF-$\alpha$，IFN-$\gamma$ などの産生を抑制）<br>CD4 陽性粘膜内リンパ球を減少させる<br>IgA 産生促進<br>regulatory T 細胞や樹状細胞を増加させる |
| 腸上皮，腸粘膜のバリヤー機能の改善・強化 | 短鎖脂肪酸を産生し，腸粘膜の栄養源となる<br>粘液産生の促進<br>$\beta$ デフェンシンの産生促進<br>タイトジャンクションの強化 |

いった報告も出ている。本稿では，それらの最新の報告を中心に，プロバイオティクスによるこれら広義の炎症性腸疾患に対する治療の概要を述べる。

## 2．潰瘍性大腸炎に対するプロバイオティクスの効果

潰瘍性大腸炎（ulcerative colitis：UC）に対してプロバイオティクスを投与した報告を表 4-2 にまとめた[5-22]。

### （1）寛解期に投与：寛解維持効果はあるのか

1997 年 Kruis らは無作為化試験（randomized controlled trial：RCT）を行い，1930 年に Nissle がプロバイオティクスとして報告[23]した *E. coli* の Nissle 菌（O6：K5：H1）を UC の寛解期の患者 50 例に投与し[5]，対照群 53 例にはメサラジンを 1,500 mg/日投与して，その効果を比較している。Nissle 群は 16.0%，メサラジン群は 11.3%という再発率で両者に有意差はなく，同等の効果を認めたとしている。しかし，これは 12 週間という短期間

での比較であり，寛解維持効果の比較としては短い。この批判に応えて，2004年にNissle群162例，メサラジン群165例のRCTを行い，12カ月の経過で再発率はNissle群36.4%，メサラジン群33.9%と有意差はなかったと報告した[11]。すなわち，*E. coli*のNissle株は，メサラジンと同等な寛解維持効果があるといった結果である。この報告では，内視鏡，病理所見をも加えて評価しており，信頼性が高い。

次にRembackenらは，活動期UCの患者を対象として，同じNissle株を用い，メサラジンを対照としたRCTを同様に行っている[6]。それによると，12週間後の寛解導入率，12カ月後の再発率は共に両群で差がなかったという結果であった。ただし，12カ月後の再発率はNissle群73%，メサラジン群67%と高く，また，メサラジンは2,400 mg/日とKruisらより大量に投与しているにもかかわらず，Kruisらの報告[11]と比べて再発率が高すぎるのは問題である。Rembackenらは，開業クリニックでのtrial試験であったために，すぐに再発を把握できたのではないかと考察しているが，それにしても高すぎる再発率である。しかし，Nissle株がUCの基本薬であるメサラジンと同等の効果があったという結果は注目される。

Venturiらは，寛解期の20例に対して，プロバイオティクス8菌種〔乳酸菌（4菌種）+ビフィズス菌（3菌種）+*Streptococcus salivarius* subsp. *thermophilus*（現在ヨーグルトに使われている主要な菌）〕を組み合わせたVSL#3の投与を12カ月続け，15例（75%）の寛解維持に成功している[7]。

わが国発のプロバイオティクスとして，*Bifidobacterium breve*，*B. bifidum*と*Lactobacillus acidophilus*の3種類の菌を混合したBFM（ヤクルトミルミル）を投与した報告がある。Ishikawaらは，軽症〜中等症のUC患者を対象に，RCTを施行している[9]。1年という長期経過で，BFM投与群では11例中3例（27%）に対して，非投与群では10例中9例（90%）と再発を認めており，BFMが有意に再発を抑制して，寛解維持効果があったと報告している。同時に行った便培養と便中有機酸分析によると，BFM投与群では*Bacteroides*属，特に*B. vulgatus*の減少と酪酸の有意な低下を認めている。

Cuiらは菌数と菌種が不明であるが，*Enterococci, Bifidobacteria, Lacto-*

### 表4-2　潰瘍性大腸炎に対するプロバイオティクス療法

| 発表年 | 著者（文献番号） | 活動性 | 試験方法 | 症例数（実薬/プラセボまたは対照） | プロバイオティクス菌種 |
|---|---|---|---|---|---|
| 1997 | Kruis W. ら（5） | 寛解期 | 無作為化試験 | 50/53 | *E. coli* Nissle 1917（対照　メサラジン） |
| 1999 | Rembacken B. J. ら（6） | 活動期 | 無作為化試験 | 59/57 | *E. coli* Nissle 1917（対照　メサラジン） |
| | | 寛解期 | 無作為化試験 | | |
| 1999 | Venturi A. ら（7） | 寛解期 | 非盲検試験 | 20 | VSL#3 |
| 2003 | Guslandi M. ら（8） | 活動期（軽症～中等症） | 非盲検試験 | 25 | *Saccharomyces boulardii* |
| 2003 | Ishikawa H. ら（9） | 寛解期～活動期 | 無作為化試験 | 11/10 | BFM（*Bifidobacterium breve, Bifidobacterium bifidum, Lactobacillus acidophillus*） |
| 2004 | Kato K. ら（10） | 活動期（軽症～中等症） | 二重盲検プラセボ比較試験 | 10/10 | BFM（*Bifidobacterium breve, Bifidobacterium bifidum, Lactobacillus acidophillus*） |
| 2004 | Kruis W. ら（11） | 寛解期 | 無作為化試験 | 162/165 | *E. coli* Nissle 1917（対照　メサラジン） |
| 2004 | Tursi A. ら（12） | 活動期 | 無作為化試験 | 30/30/30 | VSL#3+バルサラザイド 2.25 g/日（対照　バルサラザイド 4.5 g/日，メサラジン 2.4 g/日） |
| 2004 | Cui H. H. ら（13） | 寛解期 | 二重盲検プラセボ比較試験 | 15/15 | BIFICO（*Enterococci, Bifidobacteria, Lactobacilli*） |
| 2005 | Furrie E. ら（14） | 活動期 | 二重盲検プラセボ比較試験 | 8/8 | *Bifidobacterium longum*＋fructo-oligosaccharide/inulin |
| 2005 | Bibiloni R. ら（15） | 活動期 | 非盲検試験 | 34 | VSL#3 |
| 2006 | Zocco M. A. ら（16） | 寛解期 | 無作為化試験 | 65/60/62 | LGG/メサラジン/LGG＋メサラジン |
| 2007 | Miele E. ら（17） | 活動期 | 二重盲検プラセボ比較試験 | Child 14/15 | VSL#3＋ステロイド，メサラジン/プラセボ＋ステロイド，メサラジン |
| 2008 | Henker J. ら（18） | 寛解期 | 非盲検試験 | Child 24/10 | *E. coli* Nissle 1917（対照　メサラジン） |
| 2008 | Soo I. ら（19） | 活動期＆寛解期 | 非盲検試験 | 15 | VSL#3 |
| 2009 | Sood A. ら（20） | 活動期 | 二重盲検プラセボ比較試験 | 77/70 | VSL#3 |
| 2010 | Matthes H. ら（21） | 活動期 | 二重盲検プラセボ比較試験 | 90/20 | *E. coli* Nissle 1917（注腸） |
| 2010 | Tursi A. ら（22） | 活動期 | 二重盲検プラセボ比較試験 | 71/73 | VSL#3 |

N. S.：有意差なし，VSL#3：*Lactobacillus casei*＋*L. plantarum*＋*L. acidophilus*＋*L. delbrueckii* subsp. *bulgaricus*＋*Bifidobacterium longum*＋*B. breve*＋*B. infantis*＋*Streptococcus salivarius* subsp. *thermophilus*, LGG：*Lactobacillus rhamnosus* GG。

*bacilli* と3菌種の組み合わせ（BIFICO）で1.26 g/日を8週間投与という二重盲検プラセボ比較試験（double-blind placebo-controlled trial）を施行した[13]。そして8週後の再発率がBIFICO群で20.0%（3/15）であり，プラセボ群では93.3%（14/15）であったことから，有意に再発を抑制したと報告している

| 投与菌量/日 | 試験目的 | 投与期間 | 判定基準 | 結　果 |
|---|---|---|---|---|
| $5\times10^{10}$ | 寛解維持 | 12週 | 症状 | 再発率：N群16.0% vs. M群11.3%；N. S. |
| $1\times10^{11}$ | 寛解導入 | 12週 | 症状 | 導入率：N群68% vs. M群75%；N. S. |
| | 寛解維持 | 12カ月 | 症状 | 再発率：N群73% vs. M群67%；N. S. |
| $1\times10^{12}$ | 寛解維持 | 12カ月 | 症状 | 15/20（75%）寛解維持 |
| 750 mg | 寛解導入 | 4週 | 症状，内視鏡 | 17/25（68%）導入成功 |
| $10^{9}$ | 寛解維持 | 1年 | 症状 | 再発率：BFM群3/11（27%）vs. Control群9/10（90%） |
| $10^{9}$ | 寛解導入 | 12週 | 症状，内視鏡，組織所見 | 症状，内視鏡，組織所見：Probiotic群が有意に改善 |
| $5\times10^{10}$ | 寛解維持 | 12カ月 | 症状，内視鏡，組織所見 | 再発率：N群36.4% vs. M群33.9%；N. S. |
| $9\times10^{11}$ | 寛解導入 | 8週 | 症状 | VSL#3+バルサラザイドとバルサラザイド4.5 g/日はメサラジン2.4 g/日と比べて有意に寛解入り（$p<0.02$） |
| 1.26 g | 寛解維持 | 8週 | 症状，内視鏡，組織所見 | 再発率：BIFICO 20.0% vs. プラセボ93.3%；$p<0.01$ |
| $2\times10^{11}$ | 寛解導入 | 4週 | 症状，内視鏡，病理 | 症状，内視鏡，組織所見：プロバイオティクス群が有意に改善 |
| $3.6\times10^{12}$ | 寛解導入 | 6週 | 症状，内視鏡（UCDAI） | 18/34（53%）寛解導入成功 |
| $1.8\times10^{10}$ | 寛解維持 | 12カ月 | 症状，内視鏡，病理 | LGG群とLGG＋メサラジン群がメサラジン群と比べて，寛解期間延長効果あり |
| $4.5\times10^{9}$～$1.8\times10^{11}$ | 寛解導入&維持 | 12カ月 | 症状 | 寛解導入率：VSL#3 92.8% vs. プラセボ36.4%（$p<0.001$）；1年間再発率：VSL#3 21.4% vs. プラセボ73.3%（$p=0.014$） |
| $5\times10^{10}$ | 寛解維持 | 12カ月 | 症状，内視鏡，病理 | 再発率：Nissle 25.0%（6/24）vs. メサラジン30%（3/10）；N. S. |
| $9\times10^{11}$ | 寛解導入 | 5週 | 症状，内視鏡 | 活動スコア低下（$p=0.02$） |
| $3.6\times10^{12}$ | 寛解導入 | 6週，12週 | 症状 | 寛解率12週：VSL#3 42.9% vs. プラセボ15.7%（$p<0.01$） |
| $10\sim40\times10^{8}$ | 寛解導入 | 8週 | 症状，内視鏡 | 菌量依存性に効果あり：PP analysis $p=0.0446$，ITT analysis $p=0.4430$ |
| $3.6\times10^{12}$ | 寛解導入 | 8週 | 症状，内視鏡 | 活動スコア低下>50%：VSL#3 63.1% vs. プラセボ40.8% $p=0.031$；寛解率：VSL#3 47.7% vs. プラセボ32.4% $p=0.132$ |

（$p<0.01$）。彼らはBIFICO群でNF-$\kappa$Bが有意に低下し，さらにTNF-$\alpha$，IL-1$\beta$といった炎症性サイトカインのmRNAが低下し，IL-10といった炎症抑制サイトカインのm-RNAが増加していたと報告しており，これらによりBIFICO群で再発率が低下したのではないかと考察している。

Zoccoらは寛解期UC患者に対して*L. casei* subsp. *rhamnosus*（LGG）単独，LGG＋メサラジンとメサラジン投与の3群に分け，12カ月投与を行った。再発率では6カ月，12カ月後と有意差がなかったが，メサラジン投与群と比べ，LGG単独投与とLGG＋メサラジン投与群で寛解期間延長効果が認められた（$p$=0.01，0.03）と報告し[16]，一定の効果を認めている。

Henkerらは，小児UC24例に*E. coli*のNissle株を12カ月投与したが，5-ASA投与群と比べて再発率は同等で差がなかったと報告している[18]。

## (2) 活動期に投与――寛解導入効果はあるのか

Bibiloniらは，VSL#3を活動期UC34例に投与して，53%（18例）で寛解導入に成功した[15]。また，Guslandiらは，酵母の*Saccharomyces boulardii*を投与し，4週後に症状だけでなく内視鏡を加えた評価で，活動期25例中17例（68%）に寛解導入できたと報告している[8]。この2報は，いずれも対照群のないopen-labelの治験なので，エビデンスとしての評価は低いのが残念である。

わが国からの報告として，Katoらは軽症～中等症UCを対象にBFM投与の二重盲検プラセボ比較試験を施行している[10]。12週と試験期間は短いが，BFM群はプラセボ群と比べて，症状，内視鏡・病理所見共に有意に改善していたと報告している。また，便培養と便中有機酸分析も行っているが，BFM投与群では有意ではないが*Bacteroides fragilis*の減少傾向を，酪酸はIshikawaらの報告とは逆に増加していたと報告している。このほか，プロピオン酸の有意な増加とコハク酸の有意な低下を認め，BFM投与により，腸内フローラと有機酸の変化が起こって，治療効果がもたらされたと考察している。

Tursiらは寛解導入療法として，①VSL#3＋バルサラジド2.25 g/日，②バルサラジド4.5 g/日，③メサラジン2.4 g/日投与の3群に分け，8週後に比較を行い，メサラジン投与群と比べ，有意に寛解導入率が高かった（$p$<0.02）と報告している[12]。

Furrieらも，*Bifidobacterium longum*（BL）とオリゴ糖を投与し，プラセ

ボ比較試験を施行した[14)]。BL オリゴ糖群，プラセボ群各 8 例と少数例での検討であるが，症状，内視鏡，病理組織共に，プラセボ群と比較して BL オリゴ糖群で改善したと報告している。彼らは，内視鏡の生検標本から DNA，RNA を抽出して PCR 法を用い，$\beta$ デフェンシンや TNF-$\alpha$，IL-1$\alpha$ などを測定し，BL オリゴ糖群で TNF-$\alpha$ と IL-1$\alpha$ の炎症性サイトカインと $\beta$ デフェンシンの減少を認めている。

最近行われた小児 UC に対する Miele らの報告[17)] では，VSL＃3 の投与はプラセボ群と比べ寛解導入率が有意に高く，かつ 12 カ月後までの再発率も VSL＃3 投与群でプラセボ群と比べ有意に低かったと述べている。

Soo ら[19)] は，VSL＃3 の投与 5 週後で UC15 例で UC の活動性が有意に低下し，その際に UC のがん化病変で低下していると報告されているアルカリスフィンゴミエリナーゼが有意に増加していたと報告している。

Sood ら[20)] は，活動期 UC に対して VSL＃3 投与を行い，12 週後で寛解率が 42.9％（33/77）とプラセボ投与群の 15.7％（11/70）と比べて有意に高かったと報告している（$p<0.001$）。

Matthes ら[21)] は，Nissle 株投与 90 例とプラセボ投与 20 例のプラセボ比較試験を行い，高用量の Nissle 株投与群の per-protocol 解析で有意に高い寛解率であったと報告している（$p=0.0446$）。

最近の Tursi ら[22)] の報告では，VSL＃3 投与群 71 例，プラセボ投与群 73 例の比較で 8 週後の改善率は有意に改善していたが（$p=0.031$），寛解率は VSL＃3 投与群 47.7％でプラセボ群 32.4％と比べて高かったが有意ではなかった（$p=0.132$）と報告している。

### （3）プロバイオティクス療法のメタ解析

以上の報告を集め，Sang らはメタ解析を行っている[24)]。その結果，プロバイオティクスの寛解導入効果ははっきりとしないが，寛解維持効果はプラセボと比較して 2.00（95％信頼区間：1.35〜2.96）と有意に高かったと報告している。プロバイオティクスと言っても種々あるために解析は困難であり，このメタ解析も不完全な面もあるが，一定の寛解維持効果はありそうである。今後，菌種別に多数のデータが出てくれば評価は確定してくるものと思われる。

## 3．潰瘍性大腸炎術後の回腸嚢炎（pouchitis）に対するプロバイオティクスの効果

### (1) 回腸嚢炎（pouchitis）とは

潰瘍性大腸炎は，種々の内科的治療を行っても改善がみられない場合や，中毒性巨大結腸症やがん化が認められたときには外科的大腸全摘術が行われる。わが国でも症例の増加と共に，手術症例も増加してきている。また，以前は人工肛門になることが多かったが，最近はJ型回腸嚢を造設して，肛門または肛門管に吻合して排便機能を温存する手術法が行われている。病変の主座である大腸を切除することで，disease freeとなり完治となるかというと，そうでもない。すなわち，術後約20%の患者で，この回腸嚢に炎症・潰瘍ができて，術前と同じ血便や下痢に悩まされる。この回腸嚢炎（pouchitis）については，回腸嚢内の腸内細菌の異常増殖が原因と考えられており，実際にメトロニダゾールやシプロフロキサシンといった抗菌薬の投与で2～3日の経過で劇的に回復することが多い[25-27]。原因として想定されている回腸嚢内の腸内細菌の異常増殖に対し，プロバイオティクスの投与で治療しようと考えるのは当然であり，欧米を中心に9論文が報告されている[28-36](表4-3)。

### (2) 寛解維持効果と発症予防効果は

2000年にGionchettiらは，回腸嚢炎に1カ月前から，シプロフロキサシンとリファキシミンを投与して寛解期になった症例に対して，VSL#3を9カ月間投与するといったプラセボ比較試験を行った[28]。驚くべきことに，プラセボ群の再発率は20例中20例と100%であったのに対して，VSL#3投与群では20例中3例（15%）しか再発しなかったという結果であった。糞便細菌叢の検討で，投与した菌が有意に増加しており，それらのプロバイオ

**表 4-3　潰瘍性大腸炎手術後回腸嚢炎に対するプロバイオティクス療法**

| 発表年 | 著者（文献番号） | 活動性 | 試験方法 | 症例数（実薬/プラセボまたは対照） | プロバイオティクス菌種 | 投与菌量/日 | 試験目的 | 投与期間 | 判定基準 | 結果 |
|---|---|---|---|---|---|---|---|---|---|---|
| 2000 | Gionchetti P. ら（28） | 寛解期 | 二重盲検プラセボ比較試験 | 20/20 | VSL#3 | $6\times10^{11}$ | 寛解維持 | 9カ月 | 症状，内視鏡，病理 | 再発率：VSL 群 15％ vs. プラセボ群 100％：$p<0.001$ |
| 2003 | Gionchetti P. ら（29） | 手術後 | 二重盲検プラセボ比較試験 | 20/20 | VSL#3 | $9\times10^{11}$ | 発症防止 | 1年 | 症状，内視鏡，病理 | 発症率：VSL 群 10％ vs. プラセボ群 40％：$p<0.05$ |
| 2003 | Kuisma J. ら（30） | 寛解期 | 二重盲検プラセボ比較試験 | 10/10 | LGG | $1\sim2\times10^{10}$ | 寛解維持 | 3カ月 | 症状＋内視鏡（PDAI） | PDAI：LGG 群 vs. プラセボ群，N. S. |
| 2004 | Mimura T. ら（31） | 再発性，難治性の寛解期 | 二重盲検プラセボ比較試験 | 20/16 | VSL#3 | $6\times10^{11}$ | 寛解維持 | 1年 | 症状，内視鏡，病理 | 維持率：VSL 群 85％ vs. プラセボ群 6％；$p<0.0001$ |
| 2004 | Gosselink M. P. ら（32） | 手術後 | 比較対照試験 | 39/78 | LGG | $1.4\times10^{10}\sim3.0\times10^{11}$ | 発症防止 | 32（22-65）カ月 | 症状，内視鏡，病理 | 発症率：LGG 群 7％ vs. 非投与群 29％；$p=0.011$ |
| 2005 | Laake K. O. ら（33） | 活動期 | 非盲検試験 | 51/- | *Lactobacilli* & *Bifidobacteriae* | $1\times10^{8}$ | 寛解導入 | 4週 | 症状，内視鏡 | 症状，内視鏡所見が有意に改善 |
| 2005 | Shen B. ら（34） | 寛解期 | 非盲検試験 | 31/- | VSL#3 | $1.8\times10^{13}$ | 寛解維持 | 14.5±5.3カ月 | 症状＋内視鏡（PDAI） | 25例（81％）再発，6例（19％）寛解維持 |
| 2007 | Gionchetti P. ら（35） | 活動期 | 非盲検試験 | 23 | VSL#3 | $3.6\times10^{12}$ | 寛解導入&維持 | 4週，6ケ月 | 症状，内視鏡，病理 | 寛解導入，維持率 16/26（69％） |
| 2008 | Pronio A. ら（36） | 寛解期 | 無作為化試験 | 16/12 | VSL#3 | $9\times10^{11}$ | 寛解維持 | 12カ月 | 症状，内視鏡，病理 | 活動度スコアが有意に低下（$p=0.006$） |

N.S.：有意差なし，VSL#3：*Lactobacillus casei*＋*L. plantarum*＋*L. acidophilus*＋*L. delbrueckii* subsp. *bulgaricus*＋*Bifidobacterium longum*＋*B. breve*＋*B. infantis*＋*Streptococcus salivarius* subsp. *thermophilus*，LGG：*Lactobacillus rhamnosus* GG。

ティクス効果が認められたのではないかと報告している。しかし，この報告に関しては，VSL＃3投与以前に抗菌薬投与が行われており，その影響も無視できない。それを意識したのか，彼らは，その後2003年に，大腸全摘＋回腸嚢肛門吻合術施行後1週間以内の患者を対象として，同じくVSL＃3を1年投与するといった，プラセボ比較試験を実施した[29]。結果は，回腸嚢炎の発症率が，VSL群は20例中2例（10%），プラセボ群は20例中8例（40%）と，VSL群で有意に発症が予防できたと報告している。さらに，彼らのグループは，再発性や難治性の回腸嚢炎を対象として，同じく4週前から，シプロフロキサシンとリファキシミンを投与して寛解になった症例に対して，VSL＃3投与1年のプラセボ比較試験を施行した[31]。その結果は，1年間の寛解維持率で，VSL群が20例中17例（85%）に対してプラセボ群では16例中1例（6%）と有意に低いというものであり，VSL＃3の寛解維持効果を認めている。

しかしShenらは，同じVSL＃3投与約1年後で31例中25例（81%）で再発をみており，寛解維持効果はなかったと報告している[34]。

Gosselinkらは39例という多数例にLGGを投与して，case control studyを施行し，平均32カ月という長期経過で回腸嚢炎の発症率がLGG群7%で，非投与群の29%と比べて有意に低かったと報告している[32]。Pronioらは，手術後回腸嚢炎の発症していない31例を対象に高用量のVSL＃3投与を行ったところ，12カ月活動性指標は低下し，寛解維持されたと報告している[36]。以上，寛解維持という点ではプロバイオティクスが有効であったとする報告が多い。

### （3）活動期の寛解導入効果は

活動期の回腸嚢炎患者に対する治療効果について，Kuismaらは，再発性の活動期回腸嚢炎患者20例を対象に，LGGを投与するプラセボ比較試験を行い，症状の改善についてLGG群とプラセボ群に有意差はなかったと報告している[30]。彼らは粘膜培養も行っているが，粘膜にLGGが定着していたのはLGG投与群で40%にすぎず，効果がなかったのはこのためでないかと考察している。この報告は症例数が少ないのが欠点である。

これに対して，Laake らは，UC 手術後の回腸嚢炎患者 51 例の多数例に乳酸菌とビフィズス菌（菌名は記載されていない）を投与して症状，内視鏡所見，共に改善をみたと報告している[33]。しかし，この報告では症状について，カテゴリーⅠの便失禁からカテゴリーⅤの血便と発熱まで分けているが，具体的に何例がカテゴリーⅠ，カテゴリーⅤであったのかは詳述していないなど不明な点が多い。

また，Gionchetti らは，活動期の回腸嚢炎 23 例に VSL＃3 投与で 4 週後に 16 例（69%）で寛解となり，投与続行により 6 カ月後も寛解維持がされていたと報告している[35]。彼らはこのとき，粘膜生検材料の解析を行い，組織中の CD4＋CD25$^{high}$ と CD4＋LAP 陽性細胞といった regulatory T 細胞が増加し，組織中の IL-1$\beta$ といった炎症性サイトカインの mRNA が減少していたことから，VSL＃3 に抗炎症性作用があるとしている。いずれにせよ，活動期の回腸嚢炎患者に対するプロバイオティクスの治療効果については報告も少なく，結論は出ていない。

## 4．クローン病に対するプロバイオティクスの効果

表 4-4 にクローン病（Crohn's disease：CD）に対するプロバイオティクス投与による治療報告をまとめた[37-47]。

### （1）酵母の *Saccharomyces boulardii*（Sb）の効果は

1993 年，Plein らは中等症の活動性 CD20 例を対象として，酵母の *Saccharomyces boulardii*（Sb）の投与によるプラセボ比較試験を行っている[37]。それによると，Sb 群では排便回数，活動指数（Chroan's disease activity index：CDAI）の有意な改善がみられたが，プラセボ群では不変で改善が認められなかったとしている。この研究は 10 週間という短期の結果であり，寛解導入として評価すればよいと思われるのだが，論文のなかではその点には言及していない。例えば，寛解の基準とされる CDAI＜150 で彼らのデー

## 表4-4　クローン病に対するプロバイオティクス療法

| 発表年 | 著者（文献番号） | 活動性 | 試験方法 | 症例数（実薬/プラセボまたは対照） | プロバイオティクス菌種 |
|---|---|---|---|---|---|
| 1993 | Plein K. ら（37） | 活動期 | 二重盲検プラセボ比較試験 | 10/10 | *Saccharomyces boulardii*（Sb） |
| 1997 | Malchow H. A. ら（38） | 活動期 | 二重盲検プラセボ比較試験 | 16/12 | *E. coli* Nissle 1917 |
| | | 寛解期 | 二重盲検プラセボ比較試験 | 12/11 | *E. coli* Nissle 1917 |
| 2000 | Guslandi M. ら（39） | 寛解期 | 無作為化試験 | 16/16 | *Saccharomyces boulardii*（Sb） |
| 2000 | Gupta P. ら（40） | 小児例，活動期 | 非盲検試験 | 4 | LGG |
| 2002 | Prantera C. ら（41） | 手術後 | 二重盲検プラセボ比較試験 | 23/22 | LGG |
| 2004 | Schultz M. ら（42） | 活動期 | 二重盲検プラセボ比較試験 | 5/6 | LGG |
| 2005 | Bousvaros A. ら（43） | 小児例，寛解期 | 二重盲検プラセボ比較試験 | 小児例 39/36 | LGG |
| 2006 | Marteau P. ら（44） | 手術後 | 二重盲検プラセボ比較試験 | 48/50 | *Lactobacillus johnsonii* LA1 |
| 2007 | Van Gossum A. ら（45） | 手術後 | 二重盲検プラセボ比較試験 | 34/36 | *Lactobacillus johnsonii* LA1 |
| 2007 | Fujimori S. ら（46） | 活動期 | 非盲検試験 | 10 | *Bifidobacterium breve* & *Lactobacillus casei* + psyllium（prebiotic） |
| 2010 | Steed H. ら（47） | 活動期 | 二重盲検プラセボ比較試験 | 13/11 | *Bifidobacterium longum* + Synergy 1（prebiotic） |

クローン病活動スコア：症状＋体重＋貧血のスコア，N.S.：有意差なし，VSL#3：*Lactobacillus casei* + *L. plantarum* + *L. acidophilus* + *L. delbrueckii* subsp. *bulgaricus* + *Bifidobacterium longum* + *B. breve* + *B. infantis* + *Streptococcus salivarius* subsp. *thermophilus*，LGG：*Lactobacillus rhamnosus* GG。

タを整理すると，Sb群で10例中9例（90%）で，プラセボ群では7例中1例（14%）で寛解という結果であり，寛解導入率はSb群で有意に高いと判定される。ただし，この研究は症例数が少ないことや，プラセボ群で3例も組み入れ基準違反があり，判定から除外したりしているのが問題と言える。

| 投与菌量/日 | 試験目的 | 投与期間 | 判定基準 | 結　果 |
|---|---|---|---|---|
| 750 mg | 寛解導入 | 10 週 | クローン病活動スコア，便回数 | CDAI＜150：Sb 群，9/10（90％）vs. プラセボ群，1/7（14％）。便回数：Sb 群，改善　vs. プラセボ群，不変 |
| $5\times10^{10}$ | 寛解導入 | 3 カ月 | 症状 | 導入率：N 群 12/16（75.0％）vs. プラセボ群 11/12（91.7％）；N. S. |
| $5\times10^{10}$ | 寛解維持 | 1 年 | 症状 | 再発率：N 群 4/12（33.3％）vs. プラセボ群 7/11（63.6％）；N. S. |
| 1000 mg | 寛解維持 | 6 カ月 | 症状 | 再発率：Sb＋mesalazine 群 1/16（4　％）vs. Mesalazine 群 6/16（38％）；$p=0.04$ |
| $2\times10^{10}$ | 寛解導入 | 24 週 | 症状，内視鏡 | 有意に改善（$p=0.02$） |
| $1.2\times10^{10}$ | 寛解維持 | 52 週 | クローン病活動スコア，内視鏡 | 再発率：LGG 群 3/18（16.6％）vs. プラセボ群 2/19（10.5％）；N. S. |
| $2\times10^{9}$ | 寛解維持 | 6 カ月 | クローン病活動スコア | 再発：LGG 群 16±4 週 vs. プラセボ群 12±4.3 週（$p=0.5$），有意差なし |
|  | 寛解維持 | 2 年 | クローン病活動スコア | 再発率：LGG 群 12/39（31％）vs. プラセボ群 6/36（17％）；N. S. |
| $4\times10^{9}$ | 術後寛解維持 | 6 カ月 | 内視鏡 | 再発率：LGG 群 21/43（49％）vs. プラセボ群 30/47（64％）；$p=0.15$, N.S. |
| $1\times10^{10}$ | 術後寛解維持 | 12 週 | 内視鏡，クローン病活動スコア | 内視鏡スコア，再発率ともに有意差なし（$p=0.72$，$p=0.33$） |
| $3\times10^{10}$ & $3\times10^{10}$＋9.9 g | 寛解導入 | 13.0±4.5 カ月 | クローン病活動スコア | 寛解率：9/10（90％） |
| $2\times10^{11}$＋6 g | 寛解導入 | 6 カ月 | クローン病活動スコア | 寛解率：BS 8/13（62％）vs. プラセボ 5/11（45％）；N. S. |

Guislandi らも，同じ Sb の投与で，無作為化比較試験を施行している[39]。これは，寛解期の CD32 例を対象として，メサラジン 3 g/日のみの群，メサラジン 2 g/日＋Sb 1,000 mg/日の群の 2 群各 16 例に分けて 6 カ月間の経過でみている。この間の再発率は，Sb 追加群では 16 例中 1 例（4%），メサ

ラジンのみの群では16例中6例（38%）であり，再発率はSb追加群で有意に低かった（$p=0.04$）という結果である。どうして，メサラジンの投与量がメサラジンのみの群では3g/日であり，Sb追加群では2g/日にしているのか不可解であり，また，プラセボ比較試験ではないという欠点もあるが，例数も10例以上であり，それなりに評価できる。Sb投与については，この2報から一定の効果はありそうである。

## （2）*E. coli*のNissle菌の効果は

Malchowらは，活動期のCDを対象として，まず，ステロイドのプレドニゾロンを60mg/日投与で寛解導入を図っている。この際に*E. coli*のNissle菌とそのプラセボを投与して，3カ月という期間で寛解導入率を検討している[38]。その結果は，Nissle群で16例中12例（75.0%）に対して，プラセボ群では12例中11例（91.7%）というもので，有意差はないもののプラセボ群のほうが高いというものであった。しかし，寛解例については，さらに*E. coli*のNissle菌とそのプラセボの投与を続行して，1年の経過をみているが，それによると，再発率はNissle群で12例中4例（33.3%）に対して，プラセボ群では11例中7例（63.6%）という結果であり，Nissle群で再発率が低いというものであった。これも例数が少ないためか，有意差はないという結果であった。

## （3）乳酸菌の効果は

Guptaらは，LGGを小児CD患者4例に投与している[40]。いずれも活動期の患者が4週後には症状が改善傾向となり，12週後には有意差をもって改善し，観察期間の24週後まで，有意差はないものの症状改善を保っていると報告している。しかし，この研究は，わずか4例のpilot studyであり，対照群も設定されていない。

Pranteraらは，同じLGGを投与して，CDの腸切除後の患者を対象に，52週，1年という長期で寛解維持効果があるかについてプラセボ比較試験で検証している[41]。プロトコール違反や，服用しなかった症例を除くと，LGG

群18例，プラセボ群19例になる。そのなかで，症状での再発率は，LGG群では18例中3例（16.6％），プラセボ群で19例中2例（10.5％）という結果であり，プラセボ群のほうが再発率は低いが，有意差はなかったとしている。また，内視鏡検査を加え，症状が寛解した症例について検討しているが，内視鏡的再発率は，LGG群で15例中9例（60.0％），プラセボ群では17例中6例（35.3％）という結果であり，これも有意差がなかったとしている。

Schultzらや Bousvarosらも，同じLGGを用いてプラセボ比較試験を行い，それぞれ6カ月，2年の投与で，CDの再発率と再発期間に有意差はなかったと報告している[42, 43]。したがって，この3つのプラセボ比較試験ではLGGの寛解維持効果は認められなかったという結論である。

また，Marteauらや Van Gossumらも，潰瘍病変部の切除手術を行った術後のCD患者を対象として *Lactobacillus johnsonii* LA1菌株の投与を行い，プラセボ群と比べて再発率に有意差がなかったと報告[44, 45]し，CDに対する有効性は否定している。

## (4) シンバイオティクス療法（プロバイオティクス＋プレバイオティクス）の効果は

わが国では，Fujimoriらが *Bifidobacterium breve* と *Lactobacillus casei* の2種類の菌にプロバイオティクス増殖促進物質であるプレバイオティクスのオオバコ（psillium）を加えたシンバイオティクス療法を活動期CD 10例に行った報告がある。その結果は平均13カ月という長期投与で10例中9例，90％でCDAIが150以下の寛解に至ったと報告している。

Steedらも *Bifidobacterium longum* とプレバイオティクスであるSynergy 1を加えたシンバイオティクス療法の二重盲検プラセボ比較試験を活動性CDに対して行っている。6カ月の投与で寛解率はシンバイオティクス群62％（8/13）と，プラセボ群の45％（5/11）に対して高率であったが，有意差はなかった。

以上の報告をみても，CDに対するプロバイオティクスやシンバイオティクスの効果については大規模な二重盲検プラセボ比較試験が行われていないのが現状であり，結論は出ていない。

## 5．おわりに

潰瘍性大腸炎，回腸嚢炎，クローン病の炎症や潰瘍に，腸内細菌をはじめとする細菌が関与していることは明らかになってきている。そして，この腸内細菌のなかで病原性菌と考えられる細菌をターゲットとして，プロバイオティクスによる炎症性腸疾患の新治療法の開発が行われてきている。現状としては，プロバイオティクスがどの腸内細菌の増殖や粘膜付着を阻止するのか，また，胃酸や腸液により破壊されて腸に到達する菌数は実際にどれほどなのかも，正確には解析されていない。したがって，経験的にプロバイオティクスを選び，投与するといったことしかなされていないのが実状である。しかし，これらを解決すれば，潰瘍性大腸炎，回腸嚢炎，クローン病の病原性菌の粘膜付着や侵入を阻止し，増殖させないことが可能となり，新治療法としてプロバイオティクスが科学的にも認められるようになると思われる。また最近，遺伝子工学による抗炎症性サイトカイン産生プロバイオティクスの作製と，その投与が実験的に行われてきており，この方向でも，今後，副作用のない新治療法として期待される。さらに2011年の *Nature* 誌（1月27日号）に理化学研究所 大野博司先生や東京大学 伊藤喜久治先生らにより，果糖分解能をもつビフィズス菌が大腸下部で酢酸を産生することによって出血性大腸菌O157感染によるマウス死亡を防ぐという新知見が報告された[48]。わが国発のこの報告にみられるように，プロバイオティクスの新しい腸炎予防・治療機序についての研究は精力的に行われており，新しい発見が今後も期待される。

### 引用文献

1）Sartor R. B.：Therapeutic manipulation of the enteric microflora in inflammatory bowel diseases：antibiotics, probiotics, and prebiotics. Gastroenterology, 2004；126；1620-1633.

2) Madsen K. L., Doyle J. S., Jewell L. D. et al.：*Lactobacillus* species prevents colitis in interleukin 10-gene-deficient mice. Gastroenterology, 1999；116；1107-1114.
3) Hörmannsperger G. and Haller D.：Molecular crosstalk of probiotic bacteria with the intestinal immune system：clinical relevance in the context of inflammatory bowel disease. Int J Med Microbiol, 2010；300（1）；63-73.
4) Reiff C. and Kelly D.：Inflammatory bowel disease, gut bacteria and probiotic therapy. Int J Med Microbiol, 2010；300（1）；25-33.
5) Kruis W., Roehrig H., Hardt M. et al.：Double-blind comparison of an oral Escherichia coli preparation and mesalazine in maintaining remission of ulcerative colitis. Aliment Pharmacol Ther, 1997；11；853-858.
6) Rembacken B. J., Snelling A. M., Hawkey P. M. et al.：Non-pathogenic Escherichia coli versus mesalazine for the treatment of ulcerative colitis：a randomised trial. Lancet, 1999；354；635-639.
7) Venturi A., Gionchetti P., Rizzello F. et al.：Impact on the composition of the faecal flora by a new probiotic preparation：preliminary data on maintenance treatment of patients with ulcerative colitis. Aliment Pharmacol Ther, 1999；13；1103-1108.
8) Guslandi M., Giollo P. and Testoni P. A.：A pilot trial of Saccharomyces boulardii in ulcerative colitis. Eur J Gastroenterol Hepatol, 2003；15；697-698.
9) Ishikawa H., Akedo I., Umesaki Y. et al.：Randomized controlled trial of the effect of bifidobacteria-fermented milk on ulcerative colitis. J Am Coll Nutr, 2003；22；56-63.
10) Kato K., Mizuno S,, Umesaki Y. et al.：Randomized placebo-controlled trial assessing the effect of bifidobacteria-fermented milk on active ulcerative colitis. Aliment Pharmacol Ther, 2004；20；1133-1141.
11) Kruis W., Fric P., Pokrotnieks J. et al.：Maintaining remission of ulcerative colitis with the probiotic Escherichia coli Nissle 1917 is as effective as with standard mesalazine. Gut, 2004；53；1617-1623.
12) Tursi A., Brandimarte G., Giorgetti G. M. et al.：Low-dose balsalazide plus a high-potency probiotic preparation is more effective than balsalazide alone or mesalazine in the treatment of acute mild-to-moderate ulcerative colitis. Med Sci Monit, 2004；10（11）；PI126-PI131.
13) Cui H. H., Chen C. L., Wang J. D. et al.：Effects of probiotic on intestinal mucosa of patients with ulcerative colitis. World J Gastroenterol, 2004；10

(10)；1521-1525.

14) Furrie E., Macfarlane S., Kennedy A. et al.：Synbiotic therapy (*Bifidobacterium longum*/Synergy 1) initiates resolution of inflammation in patients with active ulcerative colitis：a randomised controlled pilot trial. Gut, 2005；54；242-249,

15) Bibiloni R., Fedorak R. N., Tannock G. W. et al.：VSL#3 probiotic-mixture induces remission in patients with active ulcerative colitis. Am J Gastroenterol, 2005；100；1539-1546.

16) Zocco M. A., dal Verme L. Z., Cremonini F. et al.：Efficacy of Lactobacillus GG in maintaining remission of ulcerative colitis. Aliment Pharmacol Ther, 2006；23；1567-1574.

17) Miele E., Pascarella F., Giannetti E. et al.：Effect of a probiotic preparation (VSL#3) on induction and maintenance of remission in children with ulcerative colitis. Am J Gastroenterol, 2009；104；437-443.

18) Henker J., Müller S., Laass M. W. et al.：Probiotic Escherichia coli Nissle 1917 (EcN) for successful remission maintenance of ulcerative colitis in children and adolescents：an open-label pilot study. Z Gastroenterol, 2008；46 (9)；874-875.

19) Soo I., Madsen K. L., Tejpar Q. et al.：VSL#3 probiotic upregulates intestinal mucosal alkaline sphingomyelinase and reduces inflammation. Can J Gastroenterol, 2008；22 (3)；237-242.

20) Sood A., Midha V., Makharia G. K. et al.：The probiotic preparation, VSL#3 induces remission in patients with mild-to-moderately active ulcerative colitis. Clin Gastroenterol Hepatol, 2009；7 (11)；1202-1209.

21) Matthes H., Krummenerl T., Giensch M. et al.：Clinical trial：probiotic treatment of acute distal ulcerative colitis with rectally administered Escherichia coli Nissle 1917 (EcN). BMC Complement Altern Med, 2010；15；10-13.

22) Tursi A., Brandimarte G., Papa A. et al.：Treatment of relapsing mild-to-moderate ulcerative colitis with the probiotic VSL#3 as adjunctive to a standard pharmaceutical treatment：a double-blind, randomized, placebo-controlled study. Am J Gastroenterol, 2010；105 (10)；2218-2227.

23) Nissle A.：Ubersicht uber die Bedeutung bakteriologischer Stuhluntersuchungen bei nichtinfektiosen Darmerkrankungen. Arch Hyg Bakt, 1930；103；124-131.

24) Sang L. X., Chang B., Zhang W. L. et al.：Remission induction and mainte-

nance effect of probiotics on ulcerative colitis : a meta-analysis. World J Gastroenterol, 2010 ; 16 (15) ; 1908-1915.

25) Madden M. V., McIntyre A. S. and Nicholls R. J. : Double-blind crossover trial of metronidazole versus placebo in chronic unremitting pouchitis. Dig Dis Sci, 1994 ; 39 ; 1193-1196.

26) Gionchetti P., Rizzello F., Venturi A. et al. : Antibiotic combination therapy in patients with chronic, treatment-resistant pouchitis. Aliment Pharmacol Ther, 1999 ; 13 ; 713-718.

27) Shen B., Achkar J. P., Lashner B. A. et al. : A randomized clinical trial of ciprofloxacin and metronidazole to treat acute pouchitis. Inflamm Bowel Dis, 2001 ; 7 ; 301-305.

28) Gionchetti P., Rizzello F., Venturi A. et al. : Oral bacteriotherapy as maintenance treatment in patients with chronic pouchitis : a double-blind, placebo-controlled trial. Gastroenterology, 2000 ; 119 ; 305-309.

29) Gionchetti P., Rizzello F., Helwig U. et al. : Prophylaxis of pouchitis onset with probiotic therapy : a double-blind, placebo-controlled trial. Gastroenterology, 2003 ; 124 ; 1202-1209.

30) Kuisma J., Mentula S., Jarvinen H. et al. : Effect of Lactobacillus rhamnosus GG on ileal pouch inflammation and microbial flora. Aliment Pharmacol Ther, 2003 ; 17 ; 509-515.

31) Mimura T., Rizzello F., Helwig U. et al. : Once daily high dose probiotic therapy (VSL#3) for maintaining remission in recurrent or refractory pouchitis. Gut, 2004 ; 53 ; 108-114.

32) Gosselink M. P., Schouten W. R., van Lieshout L. M. et al. : Delay of the first onset of pouchitis by oral intake of the probiotic strain Lactobacillus rhamnosus GG. Dis Colon Rectum, 2004 ; 47 ; 876-884.

33) Laake K. O., Bjorneklett A., Aamodt G. et al. : Outcome of four weeks' intervention with probiotics on symptoms and endoscopic appearance after surgical reconstruction with a J-configurated ileal-pouch-anal-anastomosis in ulcerative colitis. Scand J Gastroenterol, 2005 ; 40 ; 43-51.

34) Shen B., Brzezinski A., Fazio V. W. et al. : Maintenance therapy with a probiotic in antibiotic-dependent pouchitis : experience in clinical practice. Aliment Pharmacol Ther, 2005 ; 22 ; 721-728.

35) Gionchetti P., Rizzello F., Morselli C. et al. : High-dose probiotics for the treatment of active pouchitis. Dis Colon Rectum, 2007 ; 50 (12) ; 2075-2082.

36) Pronio A., Montesani C., Butteroni C. et al. : Probiotic administration in pa-

tients with ileal pouch-anal anastomosis for ulcerative colitis is associated with expansion of mucosal regulatory cells. Inflamm Bowel Dis, 2008；14 (5)；662-668.
37) Plein K. and Hotz J.：Therapeutic effects of Saccharomyces boulardii on mild residual symptoms in a stable phase of Crohn's disease with special respect to chronic diarrhea-a pilot study. Z Gastroenterol, 1993；31；129-134.
38) Malchow H. A.：Crohn's disease and Escherichia coli. A new approach in therapy to maintain remission of colonic Crohn's disease? J Clin Gastroenterol, 1997；25；653-658.
39) Guslandi M., Mezzi G., Sorghi M. et al.：Saccharomyces boulardii in maintenance treatment of Crohn's disease. Dig Dis Sci, 2000；45；1462-1464.
40) Gupta P., Andrew H., Kirschner B. S. et al.：Is lactobacillus GG helpful in children with Crohn's disease? Results of a preliminary, open-label study. J Pediatr Gastroenterol Nutr, 2000；31；453-457.
41) Prantera C., Scribano M. L., Falasco G. et al.：Ineffectiveness of probiotics in preventing recurrence after curative resection for Crohn's disease：a randomised controlled trial with Lactobacillus GG. Gut, 2002；51；405-409.
42) Schultz M., Timmer A., Herfarth H. H. et al.：Lactobacillus GG in inducing and maintaining remission of Crohn's disease. BMC Gastroenterol, 2004；4；5.
43) Bousvaros A., Guandalini S., Baldassano R. N. et al.：A randomized, double-blind trial of Lactobacillus GG versus placebo in addition to standard maintenance therapy for children with Crohn's disease. Inflamm Bowel Dis, 2005；11；833-839.
44) Marteau P., Lemann M., Seksik P. et al.：Ineffectiveness of Lactobacillus johnsonii LA1 for prophylaxis of postoperative recurrence in Crohn's disease：a randomised, double blind, placebo-controlled trial GETAID trial. Gut, 2006；55；842-847.
45) Van Gossum A., Dewit O., Louis E. et al.：Multicenter randomized-controlled clinical trial of probiotics (Lactobacillus johnsonii, LA1) on early endoscopic recurrence of Crohn's disease after lleo-caecal resection. Inflamm Bowel Dis, 2007；13；135-142.
46) Fujimori S., Tatsuguchi A., Gudis K. et al.：High dose probiotic and prebiotic cotherapy for remission induction of active Crohn's disease. J Gastroenterol Hepatol, 2007；22 (8)；1199-1204.

47) Steed H., Macfarlane G. T., Blackett K. L. et al. : Clinical trial : the microbiological and immunological effects of synbiotic consumption-a randomized double-blind placebo-controlled study in active Crohn's disease. Aliment Pharmacol Ther, 2010 ; 32 (7) ; 872-883.

48) Fukuda S., Toh H., Hase K. et al. : Bifidobacteria can protect from enteropathogenic infection through production of acetate. Nature, 2011 ; 469 (7331) ; 543-547.

# 第5章

# プロバイオティクスとアレルギー

下条直樹*

## 1．はじめに

近年，臨床の現場において患者の保護者からプロバイオティクスをアレルギーの治療や予防に使用したほうがよいのかと時折たずねられるようになってきた。一般的に，アレルギー疾患に対するプロバイオティクスの効果に関する情報は医療の世界からではなく，いわゆる健康食品に関するネットサイトなどから多くが得られているのが実情ではないだろうか。よく知られているように，インターネットでの情報は不確実・不正確な情報が少なくないが，一般市民はインターネットからの情報を信じやすい。したがって，プロバイオティクスによるアレルギーの予防や治療について科学的なエビデンスに基づいた情報を一般市民に提供していく姿勢が，われわれ医療関係者にも求められている。ここ数年，アレルギーの治療や予防におけるプロバイオティクス効果については国内外から多くの優れた臨床研究が続々と発表されている。本稿では，アレルギー疾患発症予防・治療におけるプロバイオティクスの効果について，現時点での情報を整理してみたい。

## 2．出生後の免疫発達と腸内細菌の関連

新生児期にはアトピー素因の有無にかかわらず，すべての児で環境抗原に

＊　千葉大学大学院医学研究院小児病態学

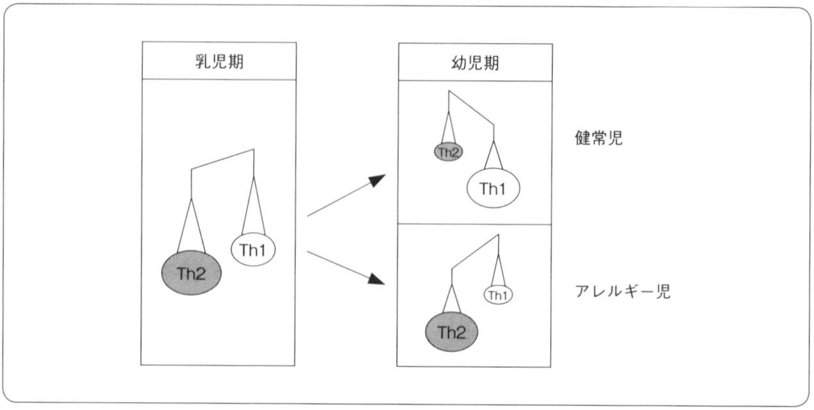


**図 5-1　成長とヘルパーT細胞の機能分化**

新生児から乳児期には，将来のアレルギー発症の有無に関係なくすべての児でTh2がTh1に比して相対的に優位である。成長に伴い，健常児ではTh1優位になるのに対し，アレルギー児ではTh2優位のままとされる。

対する免疫反応がTh2側に傾いており，成長に伴い健常児ではTh1型の反応性を獲得するのに対し，アレルギー疾患を発症する児では生後のTh2型反応がそのまま継続すると考えられている（図5-1）。さらに最近ではTh1細胞のみでなくTreg細胞（調節性T細胞）の誘導不全もアレルギー疾患の発症に関連することが明らかとなった。アレルギー疾患を発症する児で乳児期でのTh2型からTh1型（あるいはTreg型）への変化が起こらない理由としては，遺伝素因などの個体側の因子も関連すると考えられるが，近年のアレルギー疾患の増加はそれのみでは説明できず，乳児期にTh1/Treg型免疫反応を誘導する外的因子が近代化に伴って質的・量的に変化した可能性が指摘されている。これがいわゆる衛生仮説と呼ばれる概念であるが，微生物は最も重要なTh1/Treg型免疫反応の誘導因子であり，そのなかでも生体が毎日継続的に曝露されている微生物は腸内細菌である。新生仔マウスに抗生物質を投与すると腸内細菌叢の変化と共に血清IgG1およびIgEが増加し，IgG2aが対照に比較して低下する[1)]。この結果は，抗生物質の投与による腸内細菌叢の変化がTh1反応を抑え，Th2反応を亢進させていることを示唆する（図5-2）。さらにこのTh2型への偏倚はマウスが成長した後も続いた

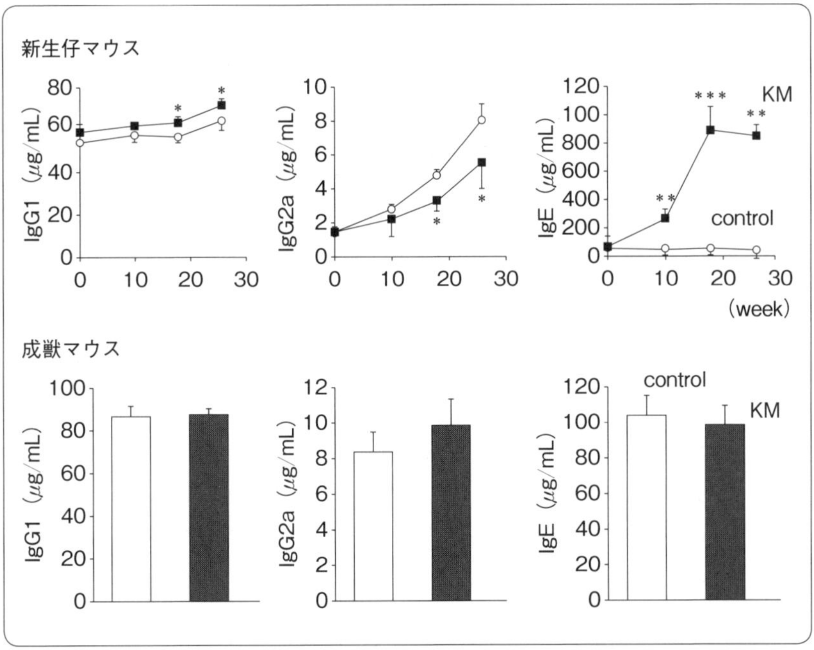


**図 5-2　腸内細菌と Th1/2 バランスへの影響**

新生仔マウスにカナマイシン（KM）を経口投与すると生後 30 週に至るまで Th2 タイプの免疫応答が持続する。KM の成獣マウスへの投与はまったく Th1/2 バランスに影響しない。

* $p<0.05$，** $p<0.01$，*** $p<0.001$。　　文献 1）より改変

ことから，新生児期における腸内細菌叢のアレルギー発症抑制における重要性がわかる。興味深いことに，成熟マウスに抗生物質を投与しても Th1/2 バランスに影響はなかった。ヒトにおける腸内細菌叢はマウスとは異なるが，この結果は生後早期の腸内細菌叢の形成は環境の影響を受けやすく，乳児期に正常な腸内細菌叢が形成されないとアレルギー疾患などに罹患する危険性が増加する可能性を示している。

## 3．アレルギー疾患患者の腸内細菌叢――症例対照研究

腸内細菌叢とアレルギー疾患の関連に関しての最近までの主な症例対照報告を表5-1にまとめた。以下に重要な研究結果について述べる。Björkstén らは，2歳の時点でアレルギー児（アトピー性皮膚炎またはアレルゲン感作）と対照健常児の腸内細菌叢を比較したところ，アレルギー児では対照に比して *Lactobacillus*，*Bifidobacterium*，*Bacteroides* の検出率が低く，coliform や *Staphylococcus aureus* の菌数が多いことを報告した[2)]。このコホートでの5歳の時点でのアレルギー児と対照健常児の便菌叢の解析では，アレルギー児は対照に比して *Bifidobacterium* の検出率が低く，また *Clostridium* の菌数が多いという結果であった。Kirjavainen らは，離乳前のアトピー性皮膚炎児と健常児の腸内細菌叢を比較し，アトピー性皮膚炎群では *Bifidobacterium* 菌数が少なく，*Bacteroides* 菌数が多いことを報告している[3)]。Murray らはアレルゲン感作陽性の喘鳴のある幼児と感作がない健常児を比較したところ，両群間で乳酸菌の検出率，菌数，*Bifidobacterium* の検出率，菌数，*Bifidobacterium* 菌種の割合に差異を認めなかったが，湿疹を有する児では *Bifidobacterium* の占有率が少なかったと報告している[4)]。わが国でも幼児期から若年成人までのアトピー性皮膚炎患者と対照健常人の腸内細菌叢を Watanabe らが調査し，アトピー性皮膚炎患者では対照に比較して *Bifidobacterium* 菌数が少なく，さらに *Bifidobacterium* の占有率と疾患活動性が逆比例することを示している（図5-3）[5)]。筆者らは千葉県農村部の病院産科での出生コホートにおける生後2歳での腸内 *Bifidobacterium* と *Bacteroides* の検出率と菌量を検討したところ，アレルギー群では健常児に比較して有意に *Bacteroides*/*Bifidobacterium* 比が高値であった（図5-4）。また最近イギリスの Gore らはアトピー性皮膚炎乳児と対照群の比較を行い，両群間で腸内細菌叢全体として差異がなかったが，アトピー性皮膚炎群で有意に *Bifidobacterium pseudocatenulatum* が多かったことを報告している[6)]。以上の結果から，アレルギー疾患患者では腸内細菌叢における *Bifidobacterium* の絶対的・相対的な減少，いわゆる悪玉菌の相対的増加，さらに *Bifidobacte-*

**表 5-1　腸内細菌叢とアレルギーの関連（症例対象研究）**

| 著者 | 発表年 | 対象の疾患・マーカーと年齢など | 対照との腸内細菌叢の違い |
|---|---|---|---|
| Björkstén | 1999 | 2 歳アレルギー児 | あり |
| Kirjavainen | 2001 | 1 歳までのアトピー性皮膚炎 | なし |
| Watanabe | 2003 | アトピー性皮膚炎 | あり |
| Murray | 2005 | 4 歳児　アレルゲン感作/喘鳴 | なし |
| Sepp | 2005 | 5 歳児　喘息/鼻炎/湿疹 | あり |
| Kendler | 2006 | 7 歳以下　アトピー性皮膚炎 | なし |
| Gore | 2007 | 生後 6 カ月までのアトピー性皮膚炎 | あり |

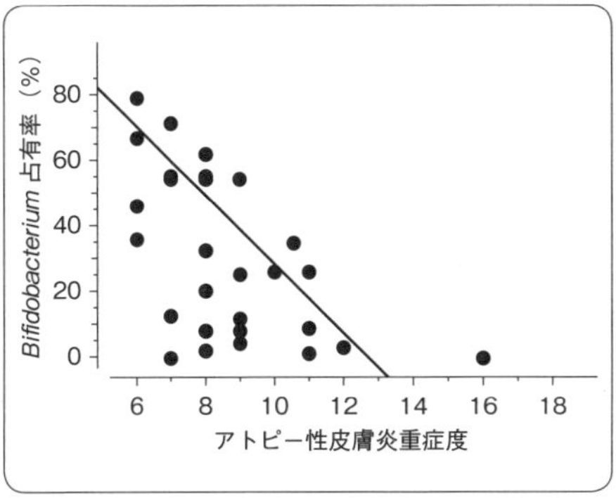


**図 5-3　アトピー性皮膚炎の症状スコアと腸内細菌叢の関連**

*Bifidobacterium* の占有率とアトピー性皮膚炎疾患活動性は逆比例している。

文献 5）より改変

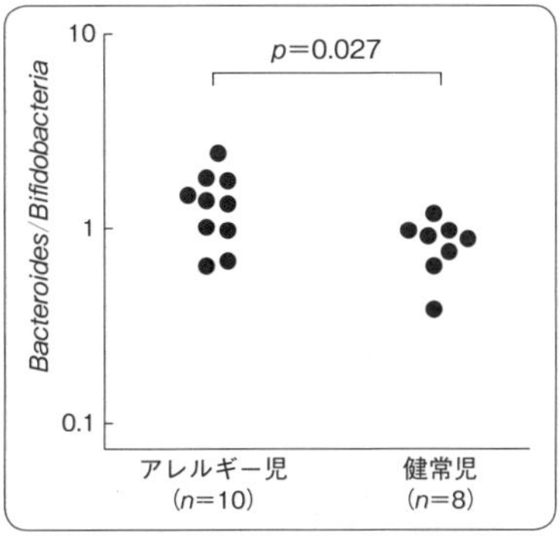


**図 5-4　アレルギー児と健常児における *Bacteroides*/*Bifidobacterium* 比**

アレルギー発症児では，健常児に比較して生後 2 歳において，有意に便細菌叢における *Bacteroides*/*Bifidobacterium* 比が高値である。

*rium* の菌種レベルの違いなどが存在すると考えられる。

## 4．アレルギー疾患患者の腸内細菌叢——コホート研究

腸内細菌叢とアレルギー疾患の関連に関しての最近までの主なコホート研究を表 5-2 に示した。Björkstén らはエストニアとスウェーデンの乳児の腸

表5-2　腸内細菌叢とアレルギーの関連（コホート研究）

| 著者 | 発表年 | 対象の疾患・マーカーと年齢など | 対照との腸内細菌叢の違い |
|---|---|---|---|
| Björkstén | 2001 | 2歳までのアトピー性皮膚炎発症 | あり |
| Kalliomaki | 2001 | 1歳までのアレルゲン感作 | あり |
| Nambu | 2004 | 1歳時でのアレルゲン感作 | あり |
| Penders | 2006 | 2歳までの湿疹 | あり |
| Adlerberth | 2007 | 18カ月までのアトピー性皮膚炎 | なし |
| Suzuki | 2007/2008 | 1歳までのアレルゲン感作/湿疹 | あり |

表5-3　1歳までの腸内細菌叢とアレルギーの関連

| 菌 | 検出率（%）（健常児/アレルギー児） | | | |
|---|---|---|---|---|
| | 1週 | 1カ月 | 3カ月 | 1歳 |
| *Enterococci* | 96/67* | 96/72* | 96/89 | 96/89 |
| *Lactobacilli* | 8/39* | 46/56 | 34/56 | 38/44 |
| *Bifidobacteria* | 50/17* | 69/39 | 62/28* | 69/22* |

*統計学的に有意差あり。　文献7）より改変

内細菌叢と2歳までのアトピー性皮膚炎の発症あるいは皮膚プリックテストの陽性化との関連を前向き調査で解析した。その結果，アレルギー発症児は非発症対照児に比較して生後1カ月での *Enterococcus* の検出率および1歳までの *Bifidobacterium* の検出率が有意に低い結果が得られた（表5-3）[7]。乳児で主要な菌叢に属する菌の検出率がアレルギーを発症した児では低く，この腸内細菌叢の違いが児のアレルギー発症に先立って認められることから，彼らは腸内細菌叢の異常がアレルギー疾患発症と強く関連すると考えた。同じく北欧フィンランドの Kalliomaki らは，生後3週間，3カ月の児の腸内細菌叢とアレルゲンへの感作との関連を解析している[8]。アレルゲン感作児と非感作児間で，培養法での菌量には差異はなかったが，FISH（fluorescence *in situ* hybridization）法では *Clostridium* が前者で有意に多く，*Bifidobacterium* の *Clostridium* に対する比は有意に前者で低いことから，腸内細菌叢のバランスの異常がアレルゲン感作に関連すると結論している。

わが国でも Nambu らが生後4カ月の腸内細菌叢と1歳時でのアレルギーのパラメータとの関連を調べている。その結果，1歳での卵白特異 IgE の陽性化と4カ月時 *Bacteroides* の腸内細菌叢における占有率に関連が認められた。しかし北欧諸国で認められた *Bifidobacterium* や *Lactobacillus* の菌数の差異は観察されなかった[9]。Adlerberth らは，3カ国での出生コホートにおける培養法を用いた腸内細菌叢とアトピー性皮膚炎の発症の関連を調べたが，有意な差異は得られなかったと報告している[10]。

筆者らは，千葉県農村部の病院産科で出生した新生児を追跡して生後6カ月までの *Bifidobacterium* 菌種とアレルゲン感作またはアレルギー疾患発症との関連を前向きに調査した。*Bifidobacterium* 菌種の検出は 16S rRNA に対する菌種特異的 primer を用いて PCR（polymerase chain reaction）にて行った。その結果，アレルギーを発症する前，生後1カ月の時点で後にアレルギーと診断された児とアレルギーを発症しなかった児での *B. catenulatum* group の検出率が異なっていた（60% vs. 6.3%，$p<0.01$）[11]。北欧の Ouwehand らは，同様の調査でアレルギー発症児では *B. adolescentis* が多く，アレルギー非発症児では *B. bifidum* が多いことを横断的研究で示している。すなわち，国によりアレルギー発症と関連する *Bifidobacterium* 菌種は異なるが，菌種レベルの違いがアレルギー発症に先行して認められる点では同一であった。以上から，*Bifidobacterium* や *Lactobacillus* などの善玉菌の絶対数の減少，善玉菌に対する悪玉菌の相対的増加，さらに善玉菌中の菌種レベルの違いなどが，アレルギー発症に関連する可能性が示唆される。

一方，アレルギー症状の変化が腸内細菌叢に影響を与えるとする報告もある。Kirjavainen らは，牛乳アレルギーを伴うアトピー性皮膚炎の乳児の腸内細菌叢を経時的に解析し，アミノ酸乳投与による症状の改善に伴って *Bacteroides* 菌数が健常児のレベルまで減少することを報告している[3]。Odamaki らは，スギ花粉症患者の腸内細菌叢をスギ花粉飛散前後で解析し，スギ花粉曝露に伴って *Bacteroides fragilis* の菌量が増加することを示した。*B. longum* BB536 投与群ではプラセボ投与群に比較して *Bifidobacterium* 菌数が増加して相対的に *B. fragilis*/*Bifidobactrium* 菌数比が上昇せず，臨床的にも

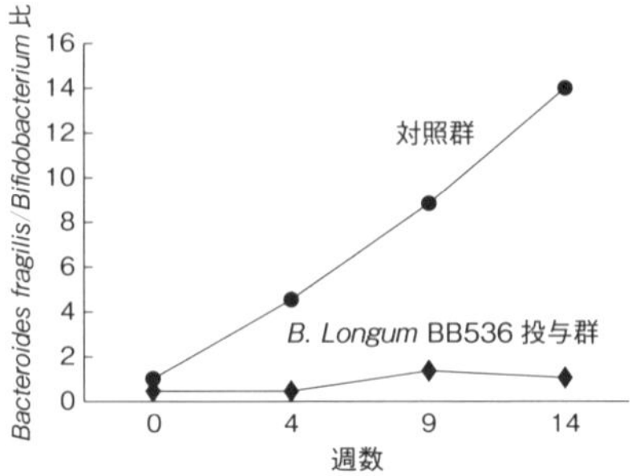


図 5-5 スギ花粉飛散時期におけるスギ花粉症患者便中 *Bacteroides/Bifido-bactrium* 菌比の変化

*Bifidobacterium longum* BB536 投与群ではプラセボ投与群に比較して *Bifidobacterium* 菌数が増加して相対的に *Bacteroides fragilis/Bifidobactrium* 菌数比が上昇しない。

文献 12）より改変

スギ花粉症症状が抑制された（図 5-5）[12]。これらの結果は，腸内細菌叢が宿主のアレルギーの発症や疾患活動性に関連するのみでなく，宿主のアレルギー疾患の程度や症状経過などが腸内細菌叢に影響を与えることを示唆している。

## 5．プロバイオティクスによるアレルギー疾患予防の試み

### （1）アレルギー予防と腸内細菌叢

Isolauri のグループは，北欧のアレルギー乳児と対照健常乳児の腸内細菌叢を比較し，アレルギー乳児では *B. adolescentis* が多く，健常児では *B. bifidum* が多いことを示している。興味深いことに，*B. bifidum* は *B. adolescentis* に比べて腸粘膜への接着能が強く，マウスマクロファージ細胞株からの IL-10 誘導能が高く，IL-12 誘導能は低かった[13]。すなわち，健常児には腸管への接着能が強く，炎症抑制能の高い *Bifidobacterium* 菌種が多いという結果であった。一方，アレルギー児の腸内細菌叢の異常としての“悪玉菌”である *Bacteroides* や *Clostridium* は腸の炎症を強く誘導することが示されている[14]。最近 Cox らは，Affimetrix 社の PhyloChip を用いて *Lacto-*

表 5-4　プロバイオティクスによるアレルギーの予防

| 著者 | 発表年 | 主たる投与期間 | 疾患と予防効果 |
|---|---|---|---|
| Kalliomaki | 2001 | 出産前 2～4 週から出産後 6 カ月 | 湿疹（効果あり） |
| Rautava | 2006 | 出産後から 12 カ月 | 湿疹（効果なし） |
| Kukkonen | 2007 | 出産前 2～4 週から出産後 6 カ月 | 湿疹（効果あり） |
| Taylor | 2007 | 出産後 6 カ月 | 湿疹（効果なし）<br>喘鳴（促進） |
| Abrahamsson | 2007 | 妊娠 36 週から出産後 12 カ月 | 湿疹，鼻炎，喘息<br>（効果なし） |
| Kopp | 2008 | 出産前 4～6 週から出産後 6 カ月 | 湿疹（効果なし）<br>喘鳴（促進） |
| Huure | 2008 | 妊娠初期から母乳終了まで | 湿疹（効果なし） |
| Wickens | 2008 | 妊娠 35 週から出産後 6 カ月 | 湿疹（効果あり） |
| Dotterud | 2010 | 妊娠 36 週から出産後 3 カ月 | 湿疹（効果あり）<br>喘鳴（効果なし） |

*bacillus rhamnosus* GG（LGG）を投与した 6 カ月児の腸内細菌叢を解析し，投与した LGG のみでなく，いわゆる善玉菌が増え，悪玉菌が減少していることを報告した[15)]。以上の結果から，アレルギーの促進にかかわると考えられる細菌の増殖を抑制する腸内細菌叢の形成が予防に重要であると考えられる。

## （2）プロバイオティクスのアレルギー予防効果

プロバイオティクス投与による最近までの無作為コントロール試験の結果を表 5-4 にまとめた。Kalliomaki らは，母体および新生児に投与した LGG の児のアトピー性皮膚炎発症に対する効果を二重盲検法により解析した。この前方視的研究では，159 人の妊婦を LGG 投与群とプラセボ投与群に分け，児が 2 歳になったときのアトピー性皮膚炎の有症率，SCORAD（scoring atopic dermatitis）による皮疹スコア，血清総 IgE，アレルゲンへの皮膚テストの陽性率を解析した[16)]。最終的に，プラセボ投与群では 2 歳の時点でアト

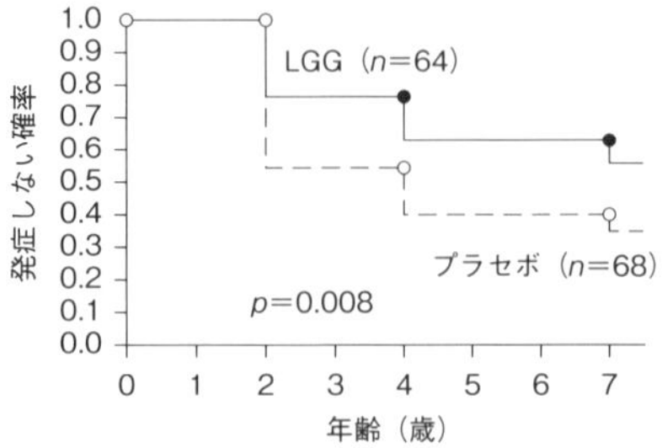


**図5-6　乳酸菌投与によるアトピー性皮膚炎発症予防効果（Kaplan-Meier曲線）**

アトピー性皮膚炎の有病率はプラセボ群に比べてLGG投与群で2〜7歳まで有意に低い。　文献17）より改変

ピー性皮膚炎が46%の有症率であったのに対し，LGG投与群では23%の有症率であり，発症が半分に低下していた。一方，血清総IgE値，RASTの陽性率，皮膚テストの陽性率には2群で差異は認められなかった。この研究では4歳でのアトピー性皮膚炎の有症率についても調査を行っている。特異IgE値にはプラセボ群と差がなく，アレルギー性鼻炎の発症抑制効果は認められていないが，有意にLGG投与群でアトピー性皮膚炎の有病率が低下した。彼らはさらに，7歳でのアトピー性皮膚炎の有病率もプラセボ群に比べてLGG投与群で有意に低いことを報告しており，プロバイオティクスの効果が長期に継続することが示された（図5-6）[17]。Kukkonenらは，妊婦を対象にプレバイオティクスと4種類のプロバイオティクスを投与して生まれてきた児のアトピー性皮膚炎の発症を予防できることを報告している[18]。一方，Taylorらは，アレルギー発症のハイリスク児に生後6カ月間*Lactobacillus acidophilus*を投与することによるアトピー性皮膚炎発症の予防効果を検討しているが，彼らの結果では予防効果はなく，かえって牛乳に対する感作を促進した。以上の結果は，プロバイオティクスによる乳児アトピー性皮膚炎の予防効果には投与される菌種や投与時期などによって差異がある可能性を

表 5-5　プロバイオティクスによるアレルギーの予防（メタ解析のまとめ）

| 疾患 | 論文数 | 相対危険率（95%信頼区間） | $p$ 値 |
|---|---|---|---|
| 湿疹 | 11 | 0.80（0.7～0.91） | 0.008 |
| 感作 | 11 | 0.89（0.77～1.02） | 0.085 |
| 喘鳴/喘息 | 6 | 1.47（1.04～2.09） | 0.027 |
| アレルギー性鼻炎 | 3 | 0.84（0.3～2.38） | 0.74 |

文献 19）より改変

示唆している。最近の妊婦・新生児に対するプロバイオティクス投与によるアレルギー疾患発症予防の無作為コントロール試験のメタ解析では，湿疹・アトピー性皮膚炎の予防効果は有意であるが，喘鳴・喘息についてはむしろ発症促進効果が認められている（表 5-5）[19]。

## 6．プロバイオティクスによるアレルギー疾患治療の試み

### (1) アトピー性皮膚炎に対するプロバイオティクスの効果

表 5-6 に最近までのアトピー性皮膚炎に対するプロバイオティクスの効果に関する主な研究を示す。デンマークの Rosenfeldt らは，二重盲検・クロスオーバー法によって *Lactobacillus rhamnosus* と *L. reuteri* の組み合わせのアトピー性皮膚炎に対する効果を検討している。アトピー性皮膚炎の疾患活動性は SCORAD によって評価された。患者年齢は 1～13 歳（平均 5.1 歳）で，58 名のアトピー性皮膚炎の患者が参加した。患者の主観的な評価による臨床症状の改善度は，プロバイオティクスを服用していたときには，プラセボ投与時に比較して有意に高かった。SCORAD による皮疹スコアはプロバイオティクス投与とプラセボ投与で差異を認めなかったが，皮疹の面積の比較では，プラセボ投与に対し，プロバイオティクス投与で有意な減少が認められている。Weston らはオーストラリアの 6～18 カ月の中等度から重症のアトピー性皮膚炎児 56 人を対象に *Lactobacillus fermentum* またはプラセボを 8 週間投与し，二重盲検・クロスオーバー法にて解析した[20]。その結

表5-6　アトピー性皮膚炎に対するプロバイオティクスの効果

| 著者 | 発表年 | 対象 | 菌種など | 有意な効果 |
|---|---|---|---|---|
| Majamaa | 1997 | 中等度の湿疹を有する乳児 | LGG | あり |
| Kirjavainen | 2003 | 軽症〜中等度の湿疹を有する乳児 | LGG | あり |
| Rosenfeldt | 2003 | 中等度〜重症の幼児 | *Lactobacillus rhamnosus*, *Lactobacillus reuteri* | あり |
| Weston | 2005 | 中等度〜重症の乳児 | *Lactobacillus fermentum* | あり |
| Viljanen | 2005 | 中等度〜重症の乳児 | 3種類のプロバイオティクス | あり |
| Passeron | 2006 | 中等度〜重症の幼児 | *Lactobacillus rhamnosus* | なし |
| Brouwer | 2006 | 中等度の乳児 | *Lactobacillus rhamnosus* | なし |
| Fölster-Holst | 2006 | 中等度〜重症の乳児 | LGG | なし |
| Grüber | 2007 | 軽症〜中等度の湿疹を有する乳児 | LGG | なし |
| Roeseler | 2008 | 中等度の成人 | 4種類のプロバイオティクス | なし |

果，*L. fermentum* 投与時に有意にSCORADの改善が認められた。フィンランドのViljanenらも二重盲検・クロスオーバー法にてLGGのアトピー性皮膚炎に対する効果を1〜12カ月の牛乳アレルギーが疑われたアトピー性皮膚炎乳児を対象として解析した。その結果，皮膚テストまたは血液検査で食物あるいは吸入アレルゲンに対するIgEが陽性であった乳児でのみプラセボに比べて有意に大きなSCORADの減少を観察した。一方，オランダのBrouwerらは，二重盲検法にて乳児のアトピー性皮膚炎に対するLGGの効果を検討し，これらのプロバイオティクスが無効であったと述べている[21)]。Fölster-Holst，Grüberらも，それぞれ独自に乳児のアトピー性皮膚炎に対するLGGの効果を検討し，効果がなかったと報告している。このように，アトピー性皮膚炎に対する効果はかならずしも一定していないが，最近のメタ解析の結果では有意にアトピー性皮膚炎に対して有効であった。しかし現在までのところCochraneメタ解析の結果はアトピー性皮膚炎への効果は否

表 5-7　プロバイオティクスによる気管支喘息の治療効果

| 著者 | 発表年 | 対象 | 菌種など | 効果 |
|---|---|---|---|---|
| Wheeler | 1997 | 中等度成人喘息 | *Lactobacillus acidophilus* | なし |
| Stockert | 2007 | 小児軽症喘息 | *Enterococcus faecalis* | なし |
| Giovannini | 2007 | 小児喘息 | *Lactobacillus casei,*<br>*Lactobacillus bulgaricus,*<br>*Streptococcus thermophilus*<br>を含む発酵乳 | なし |
| Chen | 2010 | 小児喘息 | *Lactobacillus gasseri* | あり |

定的である。このようにメタ解析もどのような研究を選ぶかなどにより，結果が異なることに注意する必要がある。

### （2）アレルギー性鼻炎や気管支喘息に対するプロバイオティクスの効果

アレルギー性鼻炎に対するプロバイオティクスの効果については，最近いくつかの論文が出てきている。イタリアの Ciprandi らは，花粉によるアレルギー性鼻炎の 12～15 歳の小児 20 名に対して二重盲検法で *Bacillus clausii* を投与し，臨床スコアと鼻汁中好酸球の減少を報告した。台湾の Wang らも，平均 14～15 歳の通年性鼻炎患者に対して二重盲検法にて *Lactobacillus paracasei*-33 を投与して，QOL を含む臨床症状の有意な改善をみている。これらの報告は小児が対象であるが，フィンランドの Helin らは，成人の花粉症患者を対象として，飛散時期の 2.5 カ月前から飛散終了後 2 カ月まで合計 5.5 カ月間の LGG の投与効果を検討した。本研究では *Lactobacillus* 投与による臨床的な効果はまったく認められていない。Xiao，Enomoto らは，わが国の成人スギ花粉症患者に対して *Bifidobacterium longum* BB536 が有用であったと報告している[22)]。一方，Tamura らの *Lacotobacillus casei* Shirota を用いたスギ花粉症に対する臨床試験では有意な効果は認められていない[23)]。気管支喘息に対するプロバイオティクスの効果に関する主な報告を表 5-7 に示した。このように，アトピー性皮膚炎に比べて，呼吸器アレルギー

表5-8 プロバイオティクス効果の不均一性に関与する因子

| プロバイオティクス | 宿主側因子 | 環境因子 |
|---|---|---|
| 菌属・菌種・菌株 | アトピー素因 | 母体の腸内細菌叢 |
| 投与量 | 自然免疫分子の個体差 | 出産経路（経膣，帝王切開） |
| 投与期間 | 菌定着の差異 | 乳児栄養法 |
| 投与法 | 摂取へのアドヒアランス | 母体のプレ・プロバイオティクス摂取 |
| 投与対象（妊婦・児） | 抗生剤使用 | 抗生剤使用 |
| | アレルギー疾患の違い | |

であるアレルギー性鼻炎・花粉症や気管支喘息については，まだ評価が定まっていない。

## 7. プロバイオティクスの効果に関与する因子

現在まで乳幼児アレルギー疾患の治療や予防におけるプロバイオティクスの効果が一定していない理由としては，菌属，菌種，菌株の違い，投与対象，宿主側のさまざまな因子や環境の違いなどが考えられる（表5-8）。例えば，一口にプロバイオティクスと言ってもさまざまな菌属，菌種，菌株があり，それらの働きは大きく異なっている。*In vitro* の検討でも *L. reuteri*，*L. casei* は単球から抑制性樹状細胞を誘導するのに対し，*L. plantarum* はそのような作用をもたない。アレルギー発症予防を期待する場合には，投与対象として出生後の乳幼児ではなく妊婦に投与するほうが効果的であるとの報告が多い。おそらくこれは母乳中の IL-10 や TGF-$\beta$ の量に対する作用が重要なためであろう。また宿主側の因子としては母親のアレルギー素因，児の自然免疫分子の発現レベルなどが考えられる。筆者らが行ってきた千葉市での出生コホートでは，生後数日に *Bifidobactrium* の定着があったとしても，菌体刺激により臍帯血単核球における IL-10 産生が低下している場合には，乳児期のアトピー性皮膚炎の発症率が高いという結果が得られている。また，児の腸内細菌叢は母親の細菌叢によって影響を受ける。上記のコホート

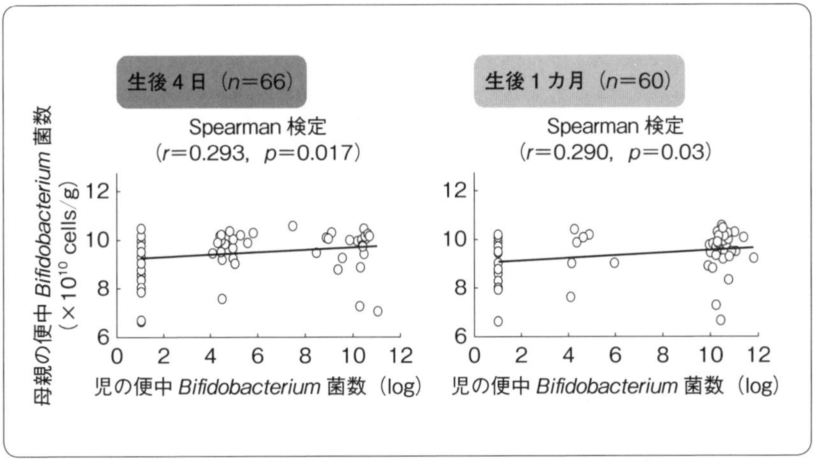


**図5-7　母親と児の便中 *Bifidobacterium* 菌数の関連**
千葉市での出生コホート研究では，母親の便中 *Bifidobacterium* 数と児の便中 *Bifidobacterium* 数に相関が認められている。

では母親の便中 *Bifidobacterium* 数と児の便中 *Bifidobacterium* 数には相関が認められている（図5-7）。

## 8．おわりに

この10年間でプロバイオティクスのアレルギー発症・悪化の予防に関する臨床研究が多く発表されるようになった。これらの報告には効果を認めたものも，効果がなかったとするものもある。現在までの乳酸菌のアレルギー疾患の予防・治療効果についてまとめてみると，最も効果が認められているのは乳幼児のアトピー性皮膚炎の発症予防であり，すでに発症しているアレルギー疾患の治療効果はそれほど明確ではない。

プロバイオティクスについてはいくつか注意しなくてはならないことがある。表5-8に注意点をあげたが，再度簡単にまとめてみると，①使われている菌のすべてがプロバイオティクスの基準を満たしていないこと，②プロバイオティクスの効果は同じ菌であっても菌株によって大きく異なること，③

あるプロバイオティクスがひとつのアレルギー疾患に効果があったとしても他のアレルギー疾患には有用でないことがまれでない，④乳児，小児，成人など年齢層によって効果が異なる可能性がある，⑤論文として発表される結果の多くが効果があるものになりやすく，効果を認めなかった報告は投稿されないことが多い，⑥プロバイオティクスの効果がすでに確立している標準的な治療の代替になると誤解されやすいが，プロバイオティクスが標準的な治療法の効果を凌駕する証拠はない，⑦プロバイオティクスは100%安全なわけではなく，新生児にはごくまれだが投与したプロバイオティクスによる菌血症も報告されていることなどがあげられる。このような問題点はあるが，免疫機構の変調により起こるアレルギー疾患の予防や治療におけるプロバイオティクスに対する期待は大きい。食習慣，人種などが異なる海外のデータのみではなく，わが国における臨床研究の推進が望まれる。

## 引用文献


1) Oyama N., Sudo N., Sogawa H. et al.：Antibiotic use during infancy promotes a shift in the T（H）1/T（H）2 balance toward T（H）2-dominant immunity in mice. J Allergy Clin Immunol, 2001；107；153-159.
2) Björkstén B., Naaber P., Sepp E. et al.：The intestinal microflora in allergic Estonian and Swedish 2-year-old children. Clin Exp Allergy, 1999；29；342-346.
3) Kirjavainen P. V., Apostolou E., Arvola T. et al.：Characterizing the composition of intestinal microflora as a prospective treatment target in infant allergic disease. FEMS Immunol Med Microbiol, 2001；32；1-7.
4) Murray C. S., Tannock G. W., Simon M. A., et al.：Fecal microbiota in sensitized wheezy and non-sensitized non-wheezy children：a nested case-control study. Clin Exp Allergy, 2005；35；741-745.
5) Watanabe S., Narisawa Y., Arase S. et al.：Differences in fecal microflora between patients with atopic dermatitis and healthy control subjects. J Allergy Clin Immunol, 2003；111；587-591.
6) Gore C., Munro K., Lay C. et al.：*Bifidobacterium pseudocatenulatum* is associated with atopic eczema：A nested case-control study investigating the fecal microbiota of infants. J Allergy Clin Immunol, 2008；121；135-140.

7) Bjorksten B., Sepp E., Julge K. et al. : Allergy development and the intestinal microflora during the first year of life. J Allergy Clin Immunol, 2001 ; 108 ; 516-520.
8) Kalliomaki M., Kirjavainen P., Eerola E. et al. : Distinct patterns of neonatal gut microflora in infants in whom atopy was and was not developing. J Allergy Clin Immunol, 2001 ; 107 ; 129-134.
9) Nambu M., Shintaku N. and Ohta S. : Intestinal microflora at 4 months of age and the development of allergy. Allergol Int, 2004 ; 53 ; 121-126.
10) Adlerberth I., Strachan D. P., Matricardi P. M. et al. : Gut microbiota and development of atopic eczema in 3 European birth cohorts. J Allergy Clin Immunol, 2007 ; 120 ; 343-350.
11) Suzuki S., Shimojo N., Tajiri Y. et al. : Differences in the composition of intestinal *Bifidobacterium* species and the development of allergic diseases in infants in rural Japan. Clin Exp Allergy, 2007 ; 37 ; 506-511.
12) Odamaki T., Xiao J. Z., Iwabuchi N. et al. : Fluctuation of fecal microbiota in individuals with Japanese cedar pollinosis during the pollen season and influence of probiotic intake. J Investig Allergol Clin Immunol, 2007 ; 17 ; 92-100.
13) He F., Morita H., Ouwehand A. C. et al. : Stimulation of the secretion of pro-inflammatory cytokines by *Bifidobacterium* strains. Microbiol Immunol, 2002 ; 46 ; 781-785.
14) Pothoulakis C. and Lamont J. T. : Microbes and microbial toxins : paradigms for microbial-mucosal interactions II. The integrated response of the intestine to *Clostridium difficile* toxins. Am J Physiol Gastrointest Liver Physiol, 2001 ; 280 ; G178-G183.
15) Cox M. J., Huang Y. J., Fujimura K. E. et al. : *Lactobacillus casei* abundance is associated with profound shifts in the infant gut microbiome. PLoS One, 2010 ; 18 ; 5 : e8745.
16) Kalliomäki M., Salminen S., Arvilommi H. et al. : Probiotics in primary prevention of atopic disease : a randomised placebo-controlled trial. Lancet, 2001 ; 357 ; 1076-1079.
17) Kalliomäki M., Salminen S., Poussa T. et al. : Probiotics during the first 7 years of life : a cumulative risk reduction of eczema in a randomized, placebo-controlled trial. J Allergy Clin Immunol, 2007 ; 119 ; 1019-1021.
18) Kukkonen K., Savilahti E., Haahtela T. et al. : Probiotics and prebiotic galacto-oligosaccharides in the prevention of allergic diseases : a randomized,

double-blind, placebo-controlled trial. J Allergy Clin Immunol, 2007；119；192-198.

19) Yao T. C., Chang C. J., Hsu Y. H. et al.：Probiotics for allergic diseases：realities and myths. Pediatr Allergy Immunol, 2010；21；900-919.

20) Weston S., Halbert A., Richmond P. et al.：Effects of probiotics on atopic dermatitis：a randomised controlled trial. Arch Dis Child, 2005；90；892-897.

21) Brouwer M. L., Wolt-Plompen S. A., Dubois A. E., et al.：No effects of probiotics on atopic dermatitis in infancy：a randomized placebo-controlled trial. Clin Exp Allergy, 2006；36；899-906.

22) Xiao J. Z., Kondo S., Yanagisawa N. et al.：Probiotics in the treatment of Japanese cedar pollinosis：a double-blind placebo-controlled trial. Clin Exp Allergy, 2006；36；1425-1435.

23) Tamura M., Shikina T., Morihana T. et al.：Effects of probiotics on allergic rhinitis induced by Japanese cedar pollen：randomized double-blind, placebo-controlled clinical trial. Int Arch Allergy Immunol, 2007；143；75-82.

# 第6章

# 経口免疫寛容を利用した食物アレルギーの治療

近藤直実*

## 1. はじめに

食物を摂取することにより起こる不利益な反応（adverse reactions）は，その機序が種々である。食物アレルギー〔food allergy，食物過敏症（food hypersensitivity)〕は免疫学的機序が関与するものを言う。このほかに食物の毒性，先天性代謝異常症などによる非免疫学的機序によるものなどがある。

本稿では，食物アレルギーの臨床と病態生理に触れ，次いで経口免疫寛容について述べたうえで，経口免疫寛容を利用した食物アレルギーの治療について概説する。このなかで，筆者らが取り組んでいる経口免疫寛容を誘導する牛乳アレルギーに対する新規治療法の開発（食べて治す食品）についても紹介する。

## 2. 食物アレルギーの臨床

食物アレルギーは，臨床的には即時型（食物摂取後，多くの場合1時間以内に症状が発現する。15分以内が多い）と非即時型（食物摂取後1～2時間以上，長い場合は24～48時間経過して症状が発現する。近藤らによる）に分けて把握することが有用である（図6-1）[1]。

食物アレルギーの診断には，①食物アレルゲンの診断，②症状発現時間の

* 岐阜大学大学院医学系研究科小児病態学

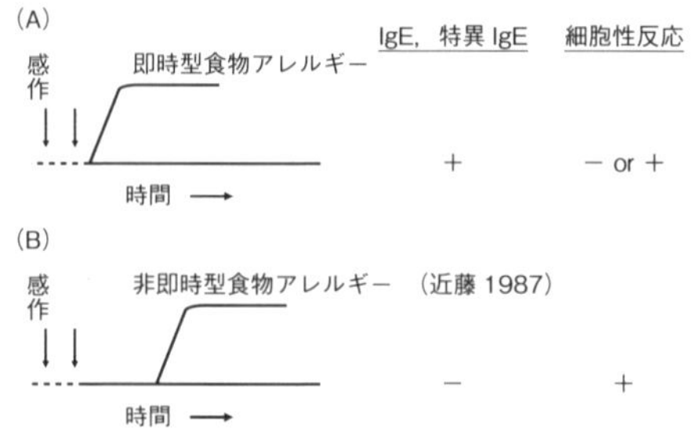


**図6-1　食物アレルギーの症状発現時間による分類**

A：即時型は食物摂取後，多くの場合1時間以内に症状が発現する。15分以内が多い。
B：非即時型は食物摂取後，1～2時間以上経過して症状が発現する。長いと24～48時間のこともある。
文献1）より引用して作図

診断，③病像（症状）の診断の3つの要素が含まれる。

食物アレルゲンの診断では，卵，牛乳，小麦，大豆，そば，えび，キウイフルーツなどの個々の食物アレルゲンを明らかにすることに加えて，一次食品のみがアレルゲンとして働くのか，加工食品あるいは熱処理を加えた食品もアレルゲンとして働くのかを明らかにすることも重要である。

症状発現時間の診断では，臨床的に即時型か非即時型かを明らかにする。免疫学的にはCoombs & Gellのアレルギー分類のⅠ～Ⅳ型および，その他のアレルギー・免疫反応のいずれかを明らかにする。

病像（症状）の診断では，①全身性にはアナフィラキシー，食物依存性運動誘発アナフィラキシー，②皮膚・粘膜ではじんま疹，血管浮腫（喉頭浮腫も含む），アトピー性皮膚炎，③消化管では消化管アレルギー，下痢，嘔吐，④神経系ではアレルギー性緊張弛緩症候群，頭痛，⑤呼吸器では気管支喘息，肺ヘモジデローシス，⑥眼ではアレルギー性結膜炎，結膜浮腫，⑦鼻ではアレルギー性鼻炎など，種々の部位で症状が発現しうる。

## 3．食物アレルギーの病態生理

いずれの食物アレルゲンも，消化管から消化吸収された後，抗原提示細胞

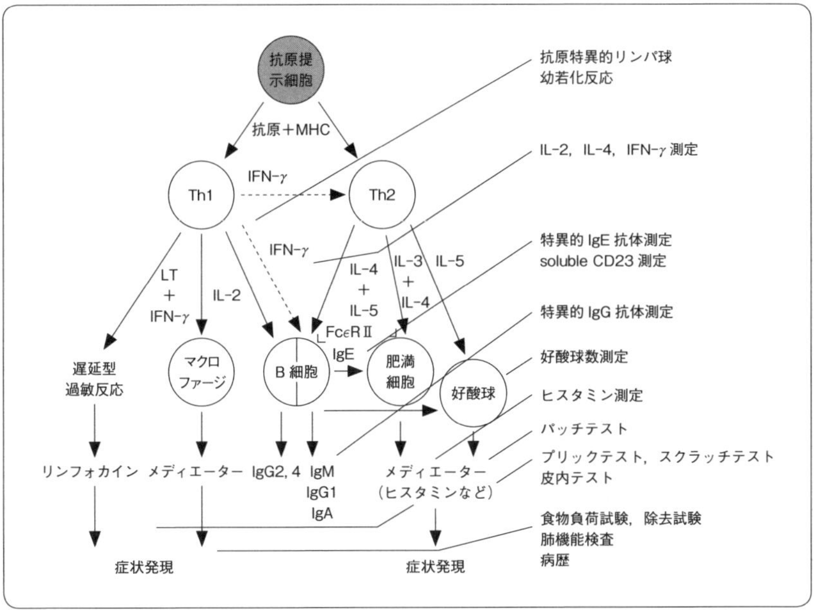


**図 6-2　2 種類のヘルパー T 細胞の反応系**

Th1 系と Th2 系の反応発現と検査。破線は抑制的に働くことを示す。

にエンドサイトーシスにより取り込まれ，カテプシン群によりさらに分解され（抗原プロセッシング），HLA class Ⅱ分子と共に細胞膜表面に提示される。これをヘルパー T 細胞が T 細胞レセプター $\alpha/\beta$ を中心に認識して，ヘルパー T 細胞が活性化される。ヘルパー T 細胞は産生されるサイトカインの種類によって図 6-2 のように分けられる。

筆者らの成績から，食物アレルギーにおいて，Th2 が優位に働くと interleukin（IL）-4 や IL-5 を産生し，このうち IL-4 は B 細胞に作用し，膜表面に FcεRⅡ分子を発現させたり，IgE 産生を誘導する。産生された IgE は肥満細胞や好塩基球に作用して種々のメディエーターを産生させ，おもに即時型の症状が発現される。Th1 が優位に働くと IL-2 や interferon（IFN）-$\gamma$ を産生し，また遅延型過敏反応も関与し，主として非即時型の症状が発現される。Th1 と Th2 のバランスの偏りにより，即時型の症状か非即時型の症状かが決まると考えられる[2)]。しかし，いずれの場合も多かれ少なかれ Th1 系と Th2 系の両者が働いている。

ある特定の食物により，このような一連のアレルギー反応が惹起される機序（抗原特異性：例えば卵ではアレルギー症状が出現するが牛乳では出現しないなど）および，どのような型の症状かを決定する機序が重要である。筆者らは，その重要なキーとなる部分は，①抗原認識部位と，②即時型で言えば過剰な IgE 産生の機序であり，さらに，③消化管機能および消化管の粘膜免疫の発達も食物アレルギーの発症と自然経過に重要であると考えている。

## 4．経口免疫寛容とその発現機序

経口摂取された食物は非自己であるが，基本的には自己に取り入れなくてはならないものである。したがって，消化機能が未発達などの理由によりタンパク質が高分子のまま吸収され，免疫系がこれを認識したとしても，これを排除しないような免疫寛容（免疫的に体が慣れること）が成立する必要がある。これには調節性 T 細胞（$CD4^+CD25^+$T 細胞）の活性化などが重要であるが，このような免疫寛容の不成立または破綻が，食物アレルギーの原因の主要な機序のひとつと考えられる。

経口免疫寛容の発現機序に関しては，現在のところ T 細胞を中心とした免疫担当細胞がかかわっていると考えられている。これにはいくつかの機序が考えられている。

まずは，免疫応答を抑制するような調節性 T 細胞による免疫反応の抑制である。これには，ヘルパー T 細胞（CD4 陽性細胞）の Th1 細胞と Th2 細胞のサイトカインを介する相互の抑制作用によるものや，近年報告されている細胞傷害性 T 細胞，CD8 陽性細胞における Tc1 細胞と Tc2 細胞の，やはりサイトカインを介する相互作用によるものが考えられる。この場合，IFN-$\gamma$ による IgE 産生抑制もおおいに重要である。さらに CD8 陽性細胞からの TGF-$\beta$ の産生により，これが抗原特異的免疫反応を抑制するという結果が示されている。

次に，ヘルパーT細胞の不応答化（アネルギー）または選択的な死（T細胞クローン除去）である。ヘルパーT細胞がヘルパー機能を失うのは，T細胞のアネルギー化あるいはアポトーシスによるクローナル除去による。抗原提示細胞により抗原はプロセシングされ，抗原ペプチドはMHCクラスII分子と共に提示され，これをヘルパーT細胞がT細胞レセプターを中心として認識することで，ヘルパーT細胞が活性化されるが，このときcostimulatory signalと呼ばれるsecond signalがないと不応答化することが報告されている。このsecond signalとしてはCD28，CTLA-4およびそのリガンドであるB7-1（CD80）とB7-2（CD86）が知られている。

さらに最近，粘膜系$\gamma\delta$T細胞が経口免疫寛容の成立時に粘膜面での抗原特異的な免疫応答，特にIgAの産生を維持する働きをもつことが示唆されている。

以上のような経口免疫寛容現象は，抗原の量に大きく依存している。高用量の抗原投与でアネルギーやクローン除去が引き起こされるが，低用量の抗原投与では調節性T細胞が誘導される。そのほか，遺伝要因，年齢など，生体側の条件もおおいにかかわっているものと考えられる。

## 5. 経口免疫寛容を誘導する牛乳アレルギーに対する新規治療法の開発——食べて治す

免疫とは本来，自分の体をつくりあげている以外のものが生体に入ってきたときにそれを非自己と認識してそれを排除し，自分を守る機構である。骨髄移植や腎臓移植では同種であるヒトとヒト同士の間で移植が行われるが，免疫による拒絶反応が起きないように免疫抑制剤などが使用される。

一方，“食”について考えると，ヒトは異種のタンパク質である鶏卵や牛乳，その他種々の食材を経口で摂取し，通常は拒絶することなく消化吸収して栄養とする。これは他の生物でも全く同様である。前述したように，これは生体が経口で摂取することにより免疫寛容が誘導されてきたことによると考えられる。その成立の時期は周産期前後までであると考えられる。これは，新生児が牛乳を飲んで多くの場合は拒絶することなく栄養としている事実をみれば明らかである。

食物アレルギーの患者ではこの経口免疫寛容が誘導されていないと考えることができる。そこで，食物アレルギー患者に対して積極的に経口免疫寛容を誘導する新規治療法の開発（食べて治す）を進めているので紹介する。その方法は，①経口減感作療法（極少量，牛乳1滴から），②抗原エピトープを修飾した新規食材の開発の2つである。

ヒトの生体の恒常性維持のために，食物栄養は必要欠くべからざるものである。特に小児期は成長・発達の著しい時期であるので，栄養の摂取は極めて重要である。

そのなかでも特に5大栄養素のバランスの取れた摂取が不可欠である。栄養の適切な摂取がなければ成長・発達，そして恒常性の維持は保たれない。食生活はまた，精神的な満足感をもたらす。このように食生活はヒトの心身の両面にとって最重要な事柄である。このような観点から，筆者らが食物アレルギーについて研究し，臨床応用し，診断，治療，予防に携わっている最大の目標は“いかに食べさせないか”ではなく，“いかに食べてもらえるか”というところにある。

そのような視点から減感作療法に加えて，筆者らは食物アレルギーの病態解析に基づき，治療戦略として，現在“食べて治す食品”を開発中であるので，併せて報告する。これは経口免疫寛容を誘導する食品の開発である。

### (1) 経口減感作療法（経口特異免疫療法）

この方法には，世界的には，急速に進める方法と，ゆっくり進める方法があるが，筆者らは後者の方法を進めている[3,4]。すなわち，牛乳アレルギー患児に対して，極少量の牛乳（1滴，0.025 mL）を10 mLの水で薄めたものを，1～3週間毎日投与し，症状の出現のないこと確かめながら，3週目以降，少量ずつ増量し，1日当たり100 mLの牛乳が飲めるまで進める。これを約6カ月間の予定で進める。この計画は倫理委員会での承認，および患児または家族のインフォームドコンセントを得て行う（図6-3）。

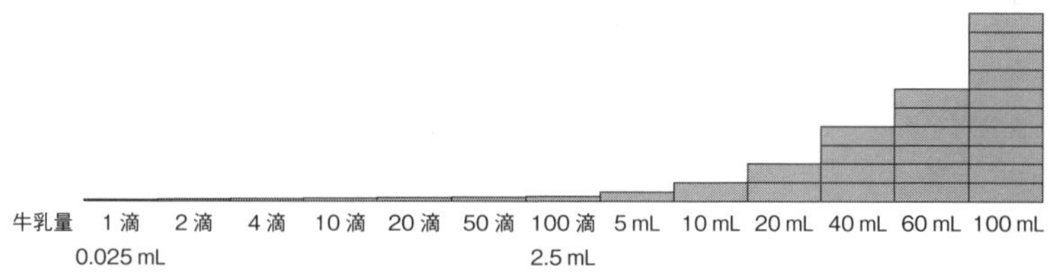


**図 6-3　経口減感作療法の投与方法**

牛乳1滴（0.0025 mL 相当）を水 10 mL で希釈したものから開始する。毎日，規定量を朝食前に摂取し，1〜3週間ごとに付加する量を増やす。増量するときは必ず外来で負荷試験を行う。

実際の検討では，牛乳アレルギーの即時型反応の既往があり，2歳までに自然寛解が得られていない患者12名を対象に，牛乳を少量ずつから投与し始め，寛解誘導を目指した。患児の投与前，投与中，投与後の $CD4^+CD25^+$ T 細胞の動向，サイトカイン（IFN-$\gamma$，TGF-$\beta$）を検討した。

その結果，12名の患児のうち9名で100 mL まで牛乳摂取が可能となった。最終量まで増量できなかった3名のうち1名は5 mL 摂取時にじんま疹が出現し，もう1名は20 mL まで増量時に口唇周囲に皮疹が出現した。いずれの症状も経過観察のみにて軽快した。いったん増量前の量にもどして2週間後に再び増量を試みたが，同様の症状が出現したため，中止とした。100 mL まで摂取可能となった9名のうち，4名においてそれぞれ，2.5 mL，5 mL，20 mL まで増量時に口唇周囲の皮疹が出現した。増量前の量にもどして2週間後に再度増量した牛乳を摂取させたが，症状の誘発は認められなかった。以後，通常の増量のスケジュールにより行ったが症状の誘発を認めず，最終量まで摂取可能であった。

100 mL の牛乳が摂取可能となった9名のうち採血のインフォームドコンセントの得られた4名について経口免疫寛容誘導前後の免疫学的データを比較した。牛乳特異的 IgE には減少傾向が認められた。また，$\beta$ ラクトグロブリン（$\beta$-lactoglobulin：BLG）特異的なリンパ球幼若化反応は，経口免疫寛容誘導前と比較し誘導中に増加傾向が認められ，誘導後では減少する傾向が認められた。また，IFN-$\gamma$の産生も経口免疫寛容誘導中にいったん増加傾向があり，誘導後は減少する傾向が認められた。TGF-$\beta$の産生に関しては，一定の傾向は認められなかった。調節性T細胞を含むと考えられているCD4$^+$CD25$^+$の分画は経口免疫寛容誘導後は誘導前と比較し増加傾向が認められた。

## （2）抗原エピトープを修飾した新規食材の開発

### 1）抗原認識部位における分子構造学からみた食物アレルギーの発症機序の解明

食物アレルギーの発現には図6-4に示す抗原認識の部位が重要である。特に，HLAクラスⅡ（HLA class Ⅱ）と抗原ペプチド（peptide）とT細胞レセプター（TCR）との関連がアレルギー発現にとって重要である。表6-1に示

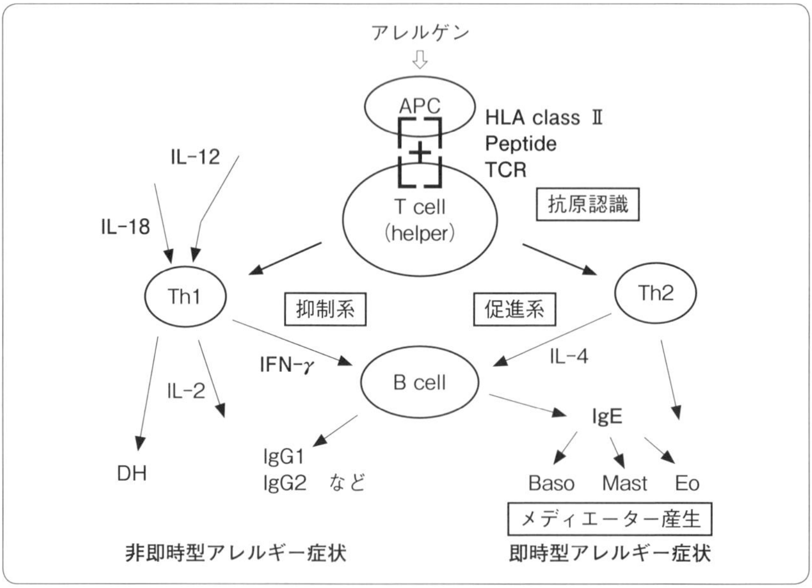


図6-4　アレルギー反応系

TCR：T cell receptor（T細胞受容体），Baso：basophil（好塩基球），Mast：mast cell（マスト細胞），Eo：Eosinophil（好酸球）

表 6-1　牛乳タンパク質とそのアレルゲン性

| タンパク質 | 牛乳タンパク質中の（%） | 分子量 | アレルゲン性 |
|---|---|---|---|
| カゼイン | 80 | | ++ |
| $\alpha_{s1}$ カゼイン | 30 | 23.6 k | ++ |
| $\alpha_{s2}$ カゼイン | 9 | 25.2 k | — |
| $\beta$ カゼイン | 29 | 24.0 k | — |
| $\kappa$ カゼイン | 10 | 19.0 k | — |
| $\gamma$ カゼイン | 2 | 12.0 k | — |
| 乳清タンパク質 | 20 | | ++ |
| $\alpha$ ラクトグロブリン | 4 | 14.2 k | + |
| $\beta$ ラクトグロブリン | 10 | 18.3 k | +++ |
| 血清アルブミン | 1 | 66.3 k | + |
| 免疫グロブリン | 2 | 16〜90 k | + |
| プロテオース・ペプトン | 3 | | — |

上野川修一

すように，牛乳タンパク質のなかでも BLG はアレルゲン性が高い。牛乳アレルギーの患者から BLG に特異的に反応する T 細胞クローンをいくつか樹立して，さらに図6-5のようにBLGのオーバーラッピングペプチドを作製し，T 細胞エピトープを決定した（図 6-6）。

その結果，図 6-7 のような HLA クラスⅡ，BLG ペプチド，T 細胞レセプターの組み合わせが，アレルギー発現にとって重要であることが明らかになった。この成果をもとに，図 6-8 のように“食べて治す食品”の開発を進めている。

### 2）経口免疫寛容を誘導する“食べて治す食品”の開発

この経口免疫寛容を誘導する“食べて治す食品”の免疫学的特長は，① T 細胞エピトープが保たれており T 細胞レセプターからのシグナルが入って免疫寛容誘導を促し，② IgE エピトープが分解されており IgE を介するアナフィラキシーを誘導しないこと，である。

そこで BLG を種々の酵素で処理して，いくつかの試作品が作製された。これらの試作品のペプチド分析を行う一方で，牛乳アレルギー患児の T 細

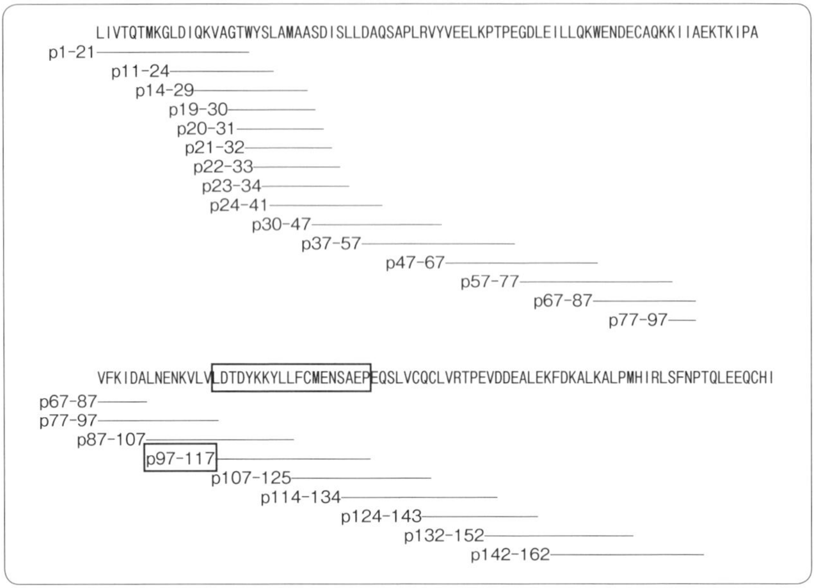
LIVTQTMKGLDIQKVAGTWYSLAMAASDISLLDAQSAPLRVYVEELKPTPEGDLEILLQKWENDECAQKKIIAEKTKIPA
p1-21
p11-24
p14-29
p19-30
p20-31
p21-32
p22-33
p23-34
p24-41
p30-47
p37-57
p47-67
p57-77
p67-87
p77-97
VFKIDALNENKVLVLDTDYKKYLLFCMENSAEPEQSLVCQCLVRTPEVDDEALEKFDKALKALPMHIRLSFNPTQLEEQCHI
p67-87
p77-97
p87-107
p97-117
p107-125
p114-134
p124-143
p132-152
p142-162

図6-5　BLGのオーバーラッピングペプチド配列
ラインで囲んだ部分は，T細胞エピトープ。

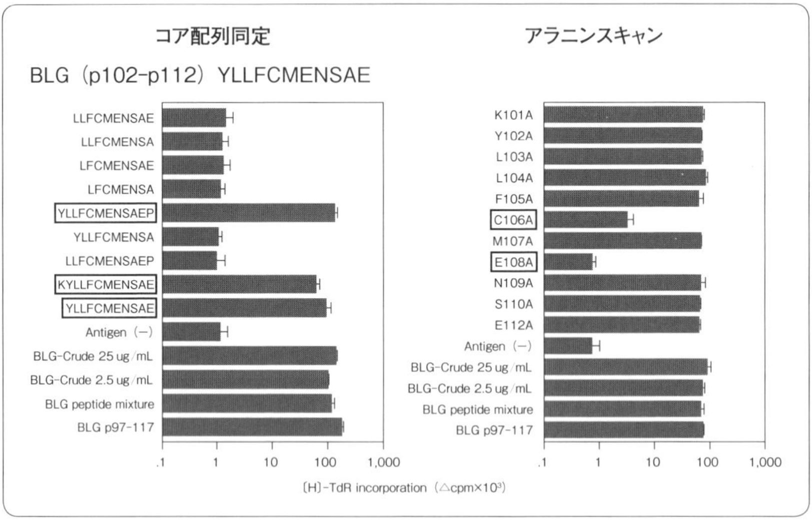
コア配列同定
アラニンスキャン
BLG（p102-p112）YLLFCMENSAE
LLFCMENSAE
LLFCMENSA
LFCMENSAE
LFCMENSA
YLLFCMENSAEP
YLLFCMENSA
LLFCMENSAEP
KYLLFCMENSAE
YLLFCMENSAE
Antigen（−）
BLG-Crude 25 ug/mL
BLG-Crude 2.5 ug/mL
BLG peptide mixture
BLG p97-117
K101A
Y102A
L103A
L104A
F105A
C106A
M107A
E108A
N109A
S110A
E112A
.1
1
10
100
1,000
〔H〕-TdR incorporation（△cpm×10³）

図6-6　コア配列の同定

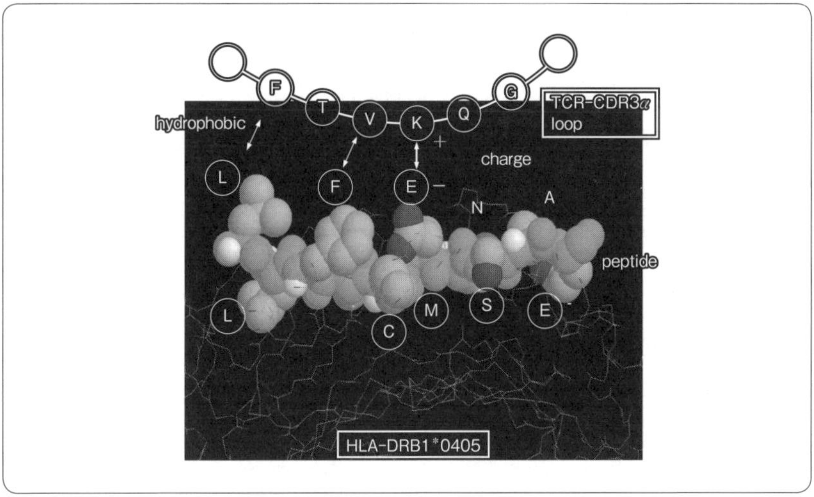


図 6-7　タンパク質立体構造特性

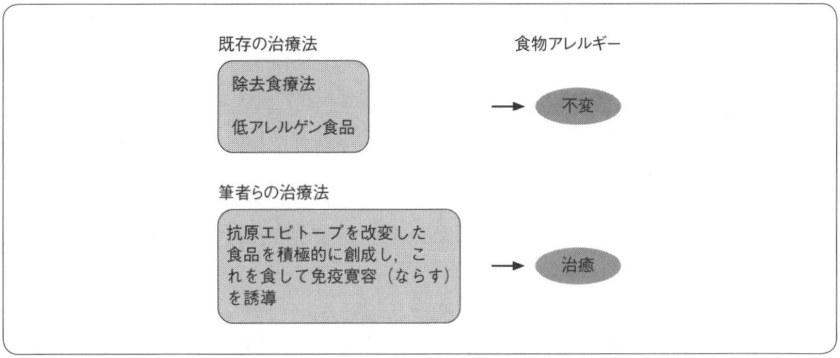


図 6-8　“食べて治す食品”の開発

“食べて治す”という新しい独創的発想に基づいている。

胞反応性と IgE 反応性を，それぞれ抗原特異的リンパ球反応と IgE ドットブロット（あるいはウェスタンブロット）で評価した。その結果，T 細胞エピトープが保存されており T 細胞反応は保たれているが，IgE 反応が消失している試作品が新規食材候補としてあげられた。食材の安全性評価を経たうえで倫理委員会の承認，さらに患者あるいは家族のインフォームドコンセントを得て，現在検討が進められている。IgE エピトープが分解されていることから，IgE を介するアナフィラキシーのような重篤な症状の発現は消失する。一方で，T 細胞エピトープからの刺激は保たれており，ひとつの機序として調節性 T 細胞の反応が進んで免疫寛容が誘導され，食べている間に牛乳アレルギーが治癒することが期待される。すでに，いくつかの症例でその傾向が示されつつある。

## 6．おわりに

経口免疫寛容を誘導する牛乳アレルギーに対する新規治療法“食べて治す”につき，筆者らが取り組んでいる研究も含めて紹介した。

### 引用文献

1) Kondo N., Agata H., Fukutomi O. et al.：Lymphocyte responses to food antigens in patients with atopic dermatitis who are sensitive to food. J Allergy Clin Immunol, 1990；86；253-260.
2) Kondo N., Fukutomi O., Agata H. et al.：The role of T lymphocytes in patients with food-sensitive atopic dermatitis. J Allergy Clin Immunol, 1993；91；658-668.
3) Skripak J. M., Nash S. D., Rowley H. et al.：A randomized, double-blind, placebo-controlled study of milk oral immunotherapy for cow's milk allergy. J Allergy Clin Immunol, 2008；122；1154-1160.
4) Shreffler W. G., Wanich N., Moloney M. et al.：Association of allergen-specific regulatory T cells with the onset of clinical tolerance to milk protein. J Allergy Clin Immunol, 2009；123；43-52.

# 第7章

# 日本人と食物アレルギー
# ——大豆アレルギーの低減化

小川　正*

## 1. はじめに

日本人の食生活は，戦後の極端な食糧不足・飢餓を経験し，1960年以降の復興に伴う食糧充足の時代を経て，そして先進国入りした現在，飽食の時代と言われるまでに急速な変遷を遂げてきた。しかし，アレルギー疾患の増加，なかでも花粉症や食物アレルギー患者の増加は，日本固有の問題でなく，先進国に共通する深刻な社会問題となっている。このアレルギー発症の原因究明，治療法の確立に向けた研究が活発に行われているが，十分解明されたとは言えず，有効な治療法や対処方法も確立されていないのが現状である。

本来，消化管を経由する食品の成分については，消化管免疫系が関与する"経口免疫寛容"と呼ばれる仕組みが機能しており無闇な抗体産生を抑えている。これが何らかの理由で破綻することにより，IgE抗体の産生を伴ったアレルギーが発症する。このようなアレルギー患者の増加に，学校や施設など集団給食の現場や，臨床の現場で直接患者の対応に当たる医師や管理栄養士にあっては，除去食などの対症療法で対処しているのが現状である。

先進国における食物アレルギーの増加の要因は国民の栄養状態の向上（高タンパク質・高脂肪食摂取など）[1]や衛生状態の改善（感染症の減少，寄生虫の完全駆除などに伴うTh1/Th2バランスの異常），並行して進行した生活環境,

＊　京都大学名誉教授・低アレルギー食品開発研究所

自然環境の悪化（ディーゼル排気による炭素微粒子汚染など）が共通の背景にあるとも言われている（衛生仮説：Hygiene hypothesis）[1]。

## 2. 食物アレルギー

### (1) 日本人における食物アレルギーの実態

日本人の食生活は米を主食（エネルギー源）とし，大豆，魚介類を中心に多彩な植物性食品素材を副菜として取り入れ，塩味・旨味を調味の基本とするいわゆる“日本型食生活”と称される食文化を構築してきた。食物アレルギーを惹起する原因物質（アレルゲン）は主としてタンパク質である。近年の日本人1人当たりの1日平均摂取タンパク質量の変遷をみると，アレルギー疾患が顕在化してくる過去30年以降は，約80 g/日/人程度で遷移している。その内訳として，魚，肉，卵，牛乳など主要な動物性食品素材の増加はみられるが，米の摂取量が大幅に減少しているとされる現在においても，日本型食生活の基本である植物性食品素材の米，小麦・小麦加工食品，大豆・大豆加工食品などを中心にそれぞれから約10%前後ずつを摂取しており，依然日本人の主要タンパク質供給源となっている（表7-1）。動物性タンパク質摂取の増加（牛肉，牛乳・乳製品，卵製品など）は動物性脂肪の摂取増加につながっており，脂肪エネルギー比率を約30%へと引き上げる原因ともなっていることが，若年アレルギー患者の増加の背景にある。このような食生活を反映して牛乳，卵，大豆，米，小麦の主要タンパク質供給食品素材が日本人の5大アレルギー食品となっていると考えられる[2]（表7-2）。

食物アレルギー患者の増加に伴い，加工食品中の隠れたアレルギー食品（覆面アレルゲン）の誤摂取によって患者が死に直面する事故が頻発することから，CODEX委員会（WHO：世界保健機関/FAO：国連食糧農業機関の合同食品規格委員会）の勧告により，厚生労働省は食品衛生法においてアレルギー物質を含む加工食品への表示を義務化した（2001年4月施行）。表示義務のある特定原材料は，厚生労働省による日本人のアレルギー誘発食品の継続的調査結果（図7-1）をもとに，重篤な症状を惹起する食品7品目（乳，卵，小

**表 7-1　日本人のタンパク質供給量**

| 食　品 | タンパク質摂取量<br>(g/ 日 / 人) |
|---|---|
| 魚介類 | 18.9 |
| 肉類 | 14.0 |
| 乳製品 | 6.6 |
| 鶏卵 | 5.5 |
| 米 | 13.2 |
| 大豆製品 | 10.0 |
| 小麦製品 | 9.0 |
| その他 | 7.0 |
| 総量 | 84.2 |

食料需給表（2000～2005 年平均値）

**表 7-2　アトピー性皮膚炎患者における主要アレルギー食品（RAST 法）**

| 食品素材 | 患者検出率（%） |
|---|---|
| 1. 卵 | 27.0 |
| 2. 大豆 | 19.1 |
| 3. 小麦 | 13.0 |
| 4. 牛乳 | 11.6 |
| 5. 米 | 8.2 |

$n$＝361 人，年齢：3 カ月～21 歳。

麦，そば，落花生，えび，かに）が指定されている（表 7-3）。2008 年 6 月に表示推奨品目であった“えび”と“かに”が表示義務食品に追加されたことは，日本人のアレルギー食品が飽食・グルメ嗜好などを反映した食生活の変化に対応して常に変化することを示すものとして興味深い。表示義務食品素材の選択は，患者数が多い日本人の 5 大アレルギー食品とは少し異なり，患者数は少ないが，死に直面するようなアナフィラキシーを伴う重篤な臨床症状を惹起する食品を優先してなされている。

食品成分が原因物質で，感作経路が消化管である食物アレルギーの発症は，乳幼児をはじめ若年層において増加傾向にある。一方，気道や皮膚粘膜を感作経路とする花粉，ダニ，ペットの毛，ラテックスなどの環境アレルゲンを原因とするアレルギー疾患は比較的高年齢層において増加の傾向にある。特に花粉症は成人において突然に発症するケースが多い。花粉アレルゲンと相同性の高いタンパク質分子（生物進化の観点から同一タンパク質ファミリーに属することが知られている）は生物界において広範に分布することから，気道や消化管などの感作経路とは無関係に，予想もつかない食品素材との間で交差反応を起こし，口腔アレルギー症候群（oral allergy syndrome：OAS）を引き起こす原因になっていることは注意すべき現象である。著者らは，食

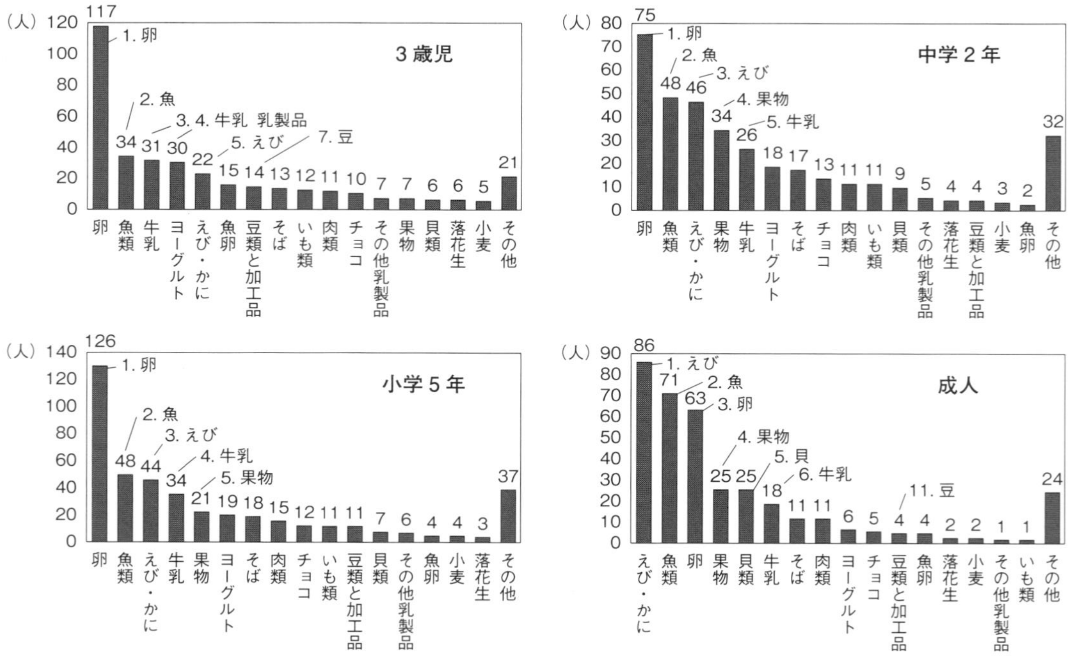


**図7-1　世代別にみた日本人のアレルギー食品**

受診者中のアレルギー発症人数：3歳児（3,036人中260人），小学5年生（4,775人中297人），中学2年生（4,234人中265人），成人（3,132人中290人）。

平成9年度厚生省食物アレルギー対策委員会報告（昭和大学医学部・飯倉ら）より筆者が整理し直したもの。

表 7-3　加工食品中のアレルギー食品（物質）の表示義務（2008 年 6 月改正）

| |
|---|
| 1）表示義務特定原材料（7 品目）<br>卵，乳，小麦，そば，落花生，えび，かに |
| 2）表示推奨原材料（18 品目）<br>大豆，キウイフルーツ，牛肉，ゼラチン，いくら，さば，いか，豚肉，鶏肉，さけ，もも，オレンジ，くるみ，やまいも，りんご，まつたけ，あわび，バナナ |

物アレルギーの顕在化に伴い，食品化学的見地から日本型食生活の基本食品である大豆を中心にアレルギー感作の実態，アレルゲンの探索，アレルゲンの除去法・低アレルゲン化食品の創出に力を注いできた。本章では，食物アレルギーの現状と対策について，大豆に関する基礎的研究から，いままでに得られた成果，および低アレルゲン化大豆食品の製造と流通システムの構築を取り上げて解説する。

なお，食物アレルギーに関する一般的な解説，詳細については文献欄に掲げた成書[3-5]が，アレルゲンの公式データベースについては，WHO/International Union of Immunological Society；Allergen Nomenclature Subcommittee（IUNS）によって管理されている登録アレルゲンのデータベース（http：//www.allergen.org）が参考になる。アレルゲンの正式名称は IUNS の規定する命名法によって命名されている（生物の分類学上の学名の属名の頭 3 文字と種名の頭 1 文字および整理番号よりなる。例えば大豆のアレルゲンは大豆の学名 *Glycine max*，と登録された順番により Gly m 1，2，3…となる）。また民間の団体が管理するもので，現在解析が進行中のアレルゲン物質のアップデートな情報が蓄積されているデータベース（http://www.allergome.org）や個々の食品素材（アレルギー食品）のグローバルな情報，特に疫学的・臨床学的情報（総説）を取り扱ったインターネット情報誌『Internet Symposium on Food Allergens』（http://www.food-allergens.de）が参考になる。

## （2）食物アレルギーの発症メカニズム

本項では食物アレルギーを，IgE 抗体が関与する I 型（即時型）アレルギーに限定して取り上げることとする。体外環境から体内に侵入した異物（抗原・アンチゲンと呼ばれる）を感知したマクロファージなどの抗原提示細胞により情報が最初にT細胞に提示される。T細胞はその情報に従って，機能を異にするTh1あるいはTh2に分化するが，Th2に分化したT細胞はインターロイキン4（IL-4）などを分泌し，B細胞に対して異物に特異的なIgE抗体の産生を促す。IgE抗体は，肥満細胞や好酸球などのリンパ球膜上のレセプター（FcεRI）に付着し，異物の再侵入に備える。このIgE抗体の産生誘導過程の成立を感作と呼び，この特異的IgE抗体の産生を誘導する抗原を特にアレルゲンと呼ぶ。たいていのアレルゲンは多価抗原であり，抗体が認識（結合）する複数の部位（エピトープ）を有し，対応する複数のポリクローナル抗体が産生される。再度異物が侵入すると肥満細胞上の複数の特異的IgE抗体がアレルゲンに結合（架橋）し，ひいては，FcεRIを架橋することにより肥満細胞内に情報が伝達されることによって肥満細胞中の顆粒が放出され（脱顆粒），化学伝達物質（例えばヒスタミンなど）が遊離するか，あるいは細胞膜リン脂質からロイコトリエンなどの起炎性の物質が生成・遊離することにより，アトピー性皮膚炎や喘息などの臨床症状を惹起する（図7-2）。

### （3）食品アレルゲン

アレルギー疾患にかかわる免疫機構の解析と並行して，原因アレルゲン物質の探索も精力的に進められている。アレルゲンタンパク質の構造解析の情報をもとにしたデータベースの構築が進み，バイオインフォマティクス情報としてその活用が期待できる。これまでの植物由来のアレルゲンに関する情報によれば，すべてのアレルゲンタンパク質に共通する一次あるいは高次構造は存在しないと考えられている。しかし，視点を変えて観察すると，アレルゲンタンパク質がある種の共通な性質をもってグループ化できることが示される。主要なグループのひとつは，植物病理学上注目を浴びている感染特異的タンパク質〔pathogenesis-related protein：PR-P，あるいは防御タンパク質（defense protein：DP）〕[6]と呼ばれているものである（表7-4）。そのほか，性質が似通った貯蔵タンパク質や構造タンパク質，特殊な機能タンパク質のグループに帰属されるものもある[6]。これらのうち，本来は食品由来ではない

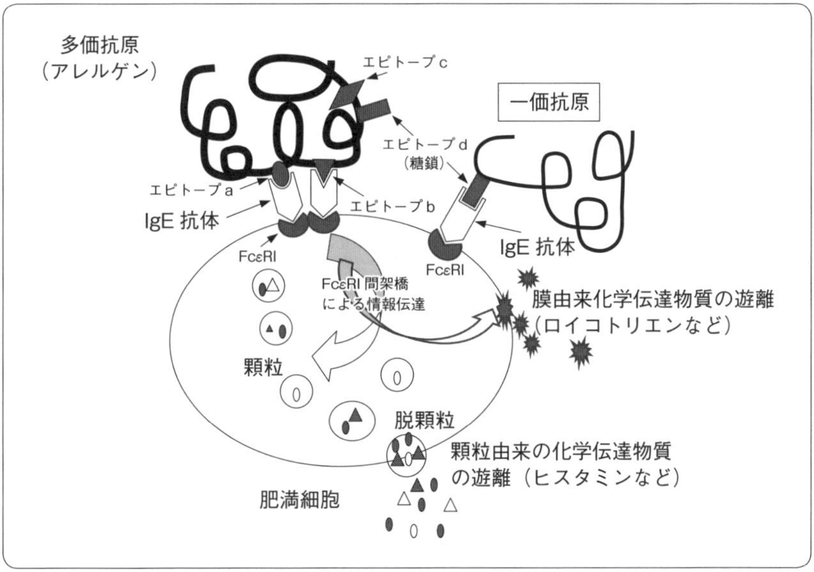


**図 7-2　多価抗原による肥満細胞上の特異的 IgE 抗体の架橋と脱顆粒**

が，気道・皮膚感作系の吸入・接触アレルゲン（主として花粉，菌類の胞子，植物を原材料とする化粧品や天然ゴム加工品）が注目されているのは，食品として経口摂取する果実類，野菜類，穀類，豆類などに含まれるタンパク質との間に高い相同性を示すことから，交差反応することによりアレルギー臨床症状〔口腔アレルギー症候群（oral allergy syndrome：OAS），ラテックス－果物症候群（latex-fruits syndrome）〕を惹起するからである。臨床の現場では，医師は重篤な患者に対してアレルゲンへの曝露の回避策として，アレルギー惹起食品の属する生物分類学上の近縁関係にある素材の除去を指導している（除去食）。しかし，このような従来の分類学に基づく除去指導によるだけでなく，その対象はアレルゲンが帰属される「生物界に広範に分布する一次構造の（あるいは生物学的機能の）相同なタンパク質のグループ（ファミリー）」というタンパク質レベルの概念が要求されるようになっている。特に，これらの情報は，遺伝子組換え作物の創出に当たって，導入された遺伝子の発現産物であるタンパク質のアレルゲン性を評価するうえで重要である。蓄積さ

表7-4　アレルゲンとしての感染特異的タンパク質*

| 分類 | 分子量(kDa) | 性質・帰属・分布 |
|---|---|---|
| PR-1 | 15～17 | 未知 |
| PR-2 | 25～35 | 抗カビ性/β1,3-グルカナーゼ（バナナ，ゴム：Hev b 1） |
| PR-3 | 25～35 | 抗カビ性/クラスⅠ・Ⅱ・Ⅲキチナーゼ（アボカド，バナナ，クリ） |
| PR-4 | 13～15 | 抗カビ性/クラスⅠ・Ⅱキチナーゼ（ゴム：Hev b 6） |
| PR-5 | 22～24 | 抗カビ性/タウマチン様タンパク質（チェリー，ピーマン） |
| PR-6 | 16 | プロテアーゼインヒビター/アミラーゼインヒビター |
| PR-7 | 69 | エンドプロテイナーゼ |
| PR-8 | 28 | クラスⅢキチナーゼ（ゴム，ヘバミン） |
| PR-9 | 39～40 | ペルオキシダーゼイソ酵素 |
| PR-10 | 17～18 | 未知/RNase 様酵素：Bet v 1 相同性（りんご，パセリなど） |
| PR-11 | 41～43 | クラスⅠキチナーゼ |
| PR-12 | 5 | ディフェンシン |
| PR-13 | 14 | チオニン |
| PR-14 | 9～12 | 非特異的脂質輸送タンパク質（nsLTP：りんご，ももなど） |
| PR-15，16 | | ペルオキシダーゼ（シュウ酸酸化酵素）類 |

*pathogenesis-related protein（PR-P）。感染，食害，低温，乾燥などのストレス負荷により植物において産生が誘導される防御タンパク質。

れたバイオインフォマティクス（生物情報学）のデータベースが有用な情報を提供することになるであろう。

## 3．大豆アレルギーとアレルゲン

### （1）大豆アレルギーの分類

アレルギーやアレルゲンをアレルギー感作経路や惹起される臨床症状などの特徴で分類する場合がある。表7-5には主として植物性食品素材に特徴的である感作経路や臨床症状の現れ方によって分類した一例を示した。

#### 1）　クラス1アレルギー

クラス1に分類される食物アレルギーは消化管感作が中心で，アレルゲンは特異的IgE抗体産生を誘導して感作を成立させると同時に，臨床症状の

表7-5　I型（即時型）アレルギーの2タイプ

| | クラス1食物アレルギー | クラス2食物アレルギー |
|---|---|---|
| 感作経路 | 経腸管感作：食物抗原による感作 | 経気道感作：花粉抗原による感作後，抗原の構造が似ている野菜・果実の抗原が交差反応を起こす |
| 発症年齢 | 主に乳幼児 | 花粉症に罹っている成人 |
| 症状 | 主に全身症状 | 主にOAS |
| アレルゲン | 卵，乳，小麦，大豆，米など<br>熱や消化酵素に耐性<br>（完全アレルゲン） | 野菜，果物<br>熱や消化酵素に不安定<br>（不完全アレルゲン） |
| 対処法 | 原因食品除去など | 加熱で除去可能の場合がある |

発症を惹起するタンパク質であることが基本である。臨床症状としてはじんま疹，下痢，嘔吐などが一般的であるが，アナフィラキシーショックなどの全身症状に至る場合も多い。このクラス1アレルゲンによるアレルギーは大部分が成長（10歳前後）と共に自然治癒（アウトグロー）する場合が多い。

### 2）クラス2アレルギー

クラス2アレルギーとは，花粉あるいはラテックス由来のアレルゲンタンパク質による気道（経粘膜）・皮膚感作が先行し，ポリクローナルIgE抗体〔1種類のアレルゲンタンパク質に対して結合部位（B細胞エピトープ）を異にする複数のIgE抗体が産生される〕の産生が誘導された患者において，大豆摂取時に体内に侵入した大豆由来のタンパク質のうち，花粉やラテックス由来のタンパク質と一次構造上相同性の高いもの（同一ファミリーに属するタンパク質群）がポリクローナル抗体中の複数のIgE抗体と交差反応をすることで臨床症状を惹起するケースである。この場合は花粉症やラテックスアレルギーに罹患した成人で発症し，アウトグローする例は少ない。臨床像としては口腔粘膜，咽頭周辺での異常（口腔アレルギー症候群；OAS）が中心であるが，顔面浮腫や気道狭窄，呼吸困難などの重篤なアナフィラキシー様の症例も少なくない。クラス1アレルゲンを完全アレルゲン（complete allergen），クラス2アレルゲンを不完全アレルゲン（incomplete allergen）と呼ぶ場合もある。

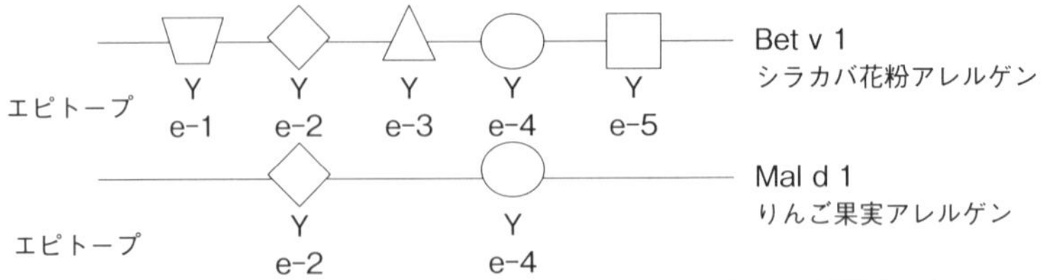


B mgvfnyetet tsvipaarlf kafildgdnl fpkvapqais sveniegngg pgtikkisfp
M mgvytfenef tseippsrlf kafvldadnl ipkiapqaik qaeilegngg pgtikkitfg

egfpfkyvkd rvdevdhtnf kynysviegg pigdtlekis neikivatpd ggsilkisnk
egsqygyvkh ridsideasy sysytliegd altdtiekis yetklvacgs gstiksish-

yhtkgdhevk aeqvkaskem getllraves yllahsdayn
yhtkgnieik eehvkagkek ahglfklies ylkdhpday

**図7-3　交差反応の概念**

Bet v 1およびMal d 1の一次構造（アレルゲンタンパク質のアミノ酸配列）比較，シラカバ花粉症患者血清中のBet v 1特異的IgE抗体のBet v 1およびりんごアレルゲンMal d 1分子上の認識部位（エピトープ）の関係を示す。
B：cDNAより解読されたシラカバBet v 1の一次構造，
M：cDNAより解読されたりんごMal d 1の一次構造。

しかしながら，すべての花粉症患者がOASを発症するわけではない。臨床症状を発症するには，交差するアレルゲンタンパク質間の一次構造の相同率と患者に産生された抗体の種類の組み合わせに依存する。この仕組みをシラカバ花粉症患者がりんごを食べてOASを発症する場合で示した（図7-3）。シラカバ花粉アレルゲン（Bet v 1）によって体内に産生されるIgE抗体は，アレルゲンタンパク質の複数のエピトープ（B細胞エピトープe-1～e-n）に対して産生される，いわゆる複数のポリクローナルIgE抗体（Ye-1～Ye-n）である。産生されるポリクローナル抗体のエピトープは一定であるが，どの種類の抗体が産生されたかは人によって異なる。この抗体が認識する部位がりんごタンパク質と相同な部位（少なくともアミノ酸残基として5～8残基程度）に複数（2種以上）存在する場合，肥満細胞上の複数のIgE抗体をりんごタンパク質アレルゲンが複数の位置（2カ所以上のエピトープ）で架橋することにより肥満細胞からの脱顆粒を誘導し，アレルギー症状を惹起する交差反応が成立する（図7-2参照）。しかし，相同でない部位に対して産生された抗体，あるいは認識抗体が1種類のみの場合は，IgE抗体間の架橋が成立せずアレルギー反応は惹起されない。したがって，花粉症の患者が常にOASを発症するとはかぎらない。発症するケースは確率的にはそれほど高くはないと言える。図7-3では，ある患者において，両タンパク質の2カ所の相同エピトープ部位e-2とe-4に対し産生されたYe-2とYe-4抗体により架橋が起こり交差が成立する例を示した。

## （2）大豆アレルゲン

### 1）クラス1アレルゲン

1980年Morozらは，大豆製品摂食後アナフィラキシーショックを繰り返す女性の主要抗原がクニッツ型大豆トリプシンインヒビター（KSTI）であることを，プリックテスト，RAST（radioallergo-solvent test；アレルギー感作食品の臨床検査法）およびRAST拮抗試験で証明し，これが最初の大豆アレルゲンの報告例となった。その後，わが国の研究者らによって，多くの大豆のアレルゲンタンパク質が同定されてきた。これまでに明らかにされた大豆中の主要なアレルゲン（候補）分子については表7-6にまとめた。1993年に著者ら[2]は，大豆摂取によりアトピー性皮膚炎を発症する患者の血清を用い，患者が高頻度（約60%）に保有するIgE抗体の認識タンパク質として約30 kDaのタンパク質分子を大豆の主要クラス1アレルゲンとして同定した。また，これはアミノ酸配列の解析から，アメリカ農商務省研究所のKalinskyらによってoilbody-associated proteinあるいはP34として報告されているタンパク質で，WHOによるアレルゲンの命名法に則り，Gly m Bd 30Kと命名された。興味深いことに，このタンパク質はハウスダスト中のダニアレルゲン（Der p 1）と一次構造上高い相同性を示し，分類上はパパインスーパーファミリーに属するチオールプロテアーゼの一種であるが，触媒中心のシステイン残基がグリシンに変異しており，プロテアーゼ活性は示さない。Helmらは複数のアメリカ人の大豆アレルギー患者の血清を用いて，アレルゲンタンパク質に対して産生された患者の特異的ポリクローナル抗体の

表 7-6 主要な大豆アレルゲン

| アレルゲン候補分子名 | 分子サイズ | 性質・帰属など | クラス分類 |
|---|---|---|---|
| 大豆 7S グロブリン<br>（別名：$\beta$-コングリシニン） | 68 kDa（$\alpha$ サブユニット）<br>66 kDa（$\alpha'$ サブユニット）<br>50 kDa（$\beta$ サブユニット） | 主要貯蔵タンパク質，糖鎖結合タンパク質 | クラス 1 関連抗原 |
| グリシニン A3 サブユニット | 43 kDa | 主要貯蔵タンパク質 | クラス 1 関連抗原 |
| Gly m Bd 30K | 30 kDa<br>（SDS-PAGE では 34 kDa） | チオールプロテアーゼ様構造（酵素活性なし） | クラス 1 関連抗原 |
| Gly m Bd 28K | 28 kDa | ビシリンファミリーに属する貯蔵タンパク質 | クラス 1 関連抗原 |
| オレオシン | 23～24 kDa | オイルボディー結合タンパク質 | クラス 2 関連抗原？ |
| クニッツ型大豆トリプシンインヒビター（KSTI） | 18～20 kDa | トリプシンインヒビター（酵素阻害タンパク質） | クラス 1 関連抗原<br>吸入抗原 |
| SAM 22 （別名：Gly m 4） | 16～17 kDa | Bet v 1 ホモログ，PR-10 ファミリー | クラス 2 関連抗原 |
| プロフィリン（別名：Gly m 3） | 13～14 kDa | アクチン調節タンパク質 | クラス 2 関連抗原 |
| Gly m 1 | 7.5 kDa | バルセロナ喘息の原因抗原として報告 | 吸入抗原 |
| Gly m 2 | 8 kDa | バルセロナ喘息の原因抗原として報告 | 吸入抗原 |
| 2S アルブミン | 9 kDa（大サブユニット）<br>5 kDa（小サブユニット） | プロラミンスーパーファミリー，菜種やナッツ，ごまにも類似タンパク質が存在 | クラス 1 関連抗原？ |

クラス分類に関しては一部推定を含む。

認識（結合）部位（B細胞エピトープと呼んでいる）を決定した。大豆とダニのアレルゲンの一次構造には約35%の相同性（54%の類似性）があるが，エピトープ間には共通な部分はない。

その他，約15種類のIgE結合タンパク質が存在することを見いだしているが[2)]，そのなかで約25%の患者が保有するIgE抗体によって認識される主要タンパク質が2種類ある。ひとつは大豆の主要貯蔵タンパク質の7Sグロブリン（$\beta$-コングリシニン）である。報告では，$\beta$-コングリシニンを構成する3つのサブユニット（$\alpha$，$\alpha'$，$\beta$）のうち，$\alpha$サブユニットのみと反応する特異抗体を保有する患者が見いだされたが[7)]，最近の研究によって，$\alpha'$，$\beta$サブユニットにも有意なIgE結合性が認められ，これら3つのサブユニットすべてがアレルゲン性を有することが示唆されている。この事実は，これら3つのサブユニットの一次構造上の相同性が高いことからも支持される。また興味深いことに，本アレルゲンは豆腐特異的に発症する食物依存性運動誘発性アナフィラキシー（food-dependent exercise-induced anaphylaxis：FDEIA）において，その原因アレルゲンとして発症に関与していることが報告された[8)]。FDEIAは豆乳では発症せず，豆腐特異的に発症することが明らかにされているが，その原因として，ゲル化食品である豆腐の消化管内での消化抵抗性が寄与している可能性が示され，これは大豆加工食品のさまざまな加工形態がアレルギー発症の症状の多様性に直接的に関与していることを示す興味深い例と言える。もうひとつ同定されているのは，ビシリン様貯蔵タンパク質Gly m Bd 28Kアレルゲンである。これもクラス1アレルゲンであり，かぼちゃやにんじんに存在するMP27/MP32と呼ばれるグロブリンタンパク質と関連がある。一方，7Sグロブリンと同様に大豆主要貯蔵タンパク質である11Sグロブリン（グリシニン）は抗原性が低いことが知られている。グリシニンの酸性サブユニットであるA3サブユニットに関してのみ，IgE抗体が報告されている。

### 2）　クラス2アレルゲン

クラス2アレルギーを引き起こすアレルゲンを含む原因食品は一般に果実や野菜などが多いが，大豆などの豆類にも存在する。原因アレルゲンは比較的低分子のタンパク質が多い。これは，口腔内での粘膜を介した吸収効率がOAS発症と深く関連しているためと考えられる。この場合はクラス1アレルゲンと異なり，消化管内に移行するまでに吸収され発症するため，消化酵素による消化抵抗性には関係ない。また，このクラス2では，花粉症やラテックスアレルギーとの交差反応を発症基盤としているため，広く植物界で普遍的に存在し，相同性の高いタンパク質がターゲットとなることが多い。また，これらのタンパク質は，前述の感染特異的タンパク質あるいはストレスタンパク質に属するものが多い。

大豆クラス2アレルギーが疑われる患者は，花粉症に罹患している成人，特に中高年の女性に多くみられ，豆乳や高濃度の手作り豆腐，ゆば，枝豆などの摂取で発症するケースが多い。逆に，醤油や納豆，みそなどの発酵食品や市販豆腐のようにタンパク質が十分に凝固した加工食品などでは反応を示さない場合が多い。この症例の患者ではクラス2の特徴として花粉アレルゲン交差性のタンパク質が発症の原因となっていると考えられている。また，豆乳に反応する成人大豆アレルギー患者の保有するIgE抗体が結合するアレルゲン候補として，20 kDa以下の低質量域において複数のタンパク質が見いだされている。これらは後述するプロフィリン（Gly m 3）や大豆のBet v 1ホモログ（相同タンパク質：SAM22：Gly m 4），nsLTP（non-specific lipid transfer protein），2Sアルブミンなどである。このように患者が反応するクラス2関連と思われる大豆アレルゲンはクラス1抗原とは異なり，花粉抗原や他の植物との交差反応性を有する汎アレルゲンがその原因抗原となっている。ただし，これらの低分子量抗原のうち，プロラミンスーパーファミリーと呼ばれる，含硫アミノ酸に富む一群のタンパク質に属するnsLTP，2Sアルブミンの2つに関しては，共にクラス1アレルギーの感作抗原となっている場合もある。

欧米では大豆タンパク質をそれほど頻繁に摂取する食習慣がなく，大豆アレルギーの研究は主として喘息を惹起する環境アレルゲンとして取り扱われてきた経緯がある。スペイン・バルセロナ港に入港したばら積みコンテナ船から大豆がベルトコンベアーで荷揚げされる際に，風によって市街地に飛散した大豆微粉末によって惹起された喘息の主要原因アレルゲンは，大豆種子薄皮に存在する7.5 kDaのタンパク質Gly m 1もしくはhydrophobic protein from soybean（HPS）として知られている8 kDaのタンパク質Gly m 2と同定されている。1981年から1987年にかけて688人が延べ958回喘息のため入院し，20人以上が死亡したことから，“バルセロナ喘息”と呼ばれている[9)]。大豆耕作地帯でも，特に収穫期の10～12月に空気中に大豆タンパク質抗原が検出されることが知られている。

2002年Kleine-Tebbe[10)]は，花粉症に罹患している患者が大豆製品を摂取後にOASを呈した症例を報告している。ほとんどの患者がシラカバ花粉症を発症しており，大豆製品を摂取した20分以内に顔面・咽喉頭浮腫，全身アナフィラキシー症状など典型的I型アレルギーを発症し，りんごに対してもOASを発症する。20例中15例の患者血清中IgE抗体が大豆17 kDaタンパク質（Gly m 4）に反応し，この結合反応は遺伝子組換え体として大腸菌で調製されたBet v 1（rBet v 1：別名rSAM22）によって拮抗的に阻害された。上述したように，豆乳におけるクラス2アレルギーによる口腔アレルギー症候群では，同様に花粉症や果実OASを併発している例が多く，プロフィリン相同タンパク質（Gly m 3）や大豆Bet v 1ホモログ（相同タンパク質：SAM22，Gly m 4）が関与していることは疑いのない事実である。また，シラカバ・ハンノキ花粉症においては，りんごやももなどバラ科の果物とも反応することがあり，実際にシラカバ花粉抗原Bet v 1のホモログはバラ科種間で相同性も高く，大豆のGly m 4に反応する患者はりんご中のBet v 1のホモログであるMal d 1にも反応する例が多い（図7-3参照）。

### 3） その他のアレルゲン（IgE抗体産生誘導アレルゲン成分）

最近，アレルギー食品の臨床検査法のひとつであるRAST法において，大豆アレルギー患者血清中のIgE抗体が種々の植物性食品素材抽出タンパク質を認識する，いわゆるタンパク質非特異的交差性が広く認められるようになったが，必ずしもその結果（陽性判定）が患者のアレルギー臨床症状を惹起する食品と一致しない（擬陽性）ケースが問題となっている。その原因は植物性糖タンパク質に特有のアスパラギン-N結合型糖鎖を認識部位とす

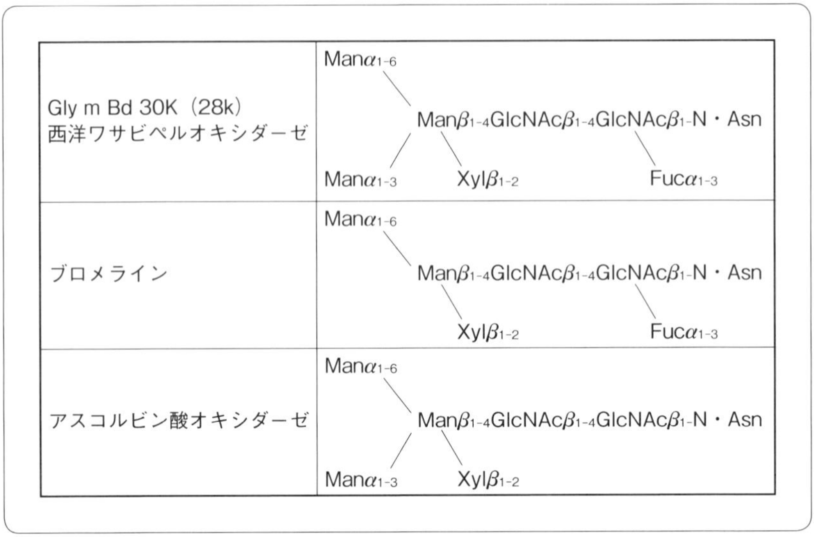


**図 7-4　IgE 産生を誘導する植物由来糖タンパク質糖鎖**

Man：マンノース，Xyl：キシロース，Fuc：フコース，GlcNAc：*N*-アセチルグルコサミン。

文献 10）より著者一部改変

る特異 IgE 抗体が患者において産生されていることに由来する[11]。IgE 抗体の産生誘導能を有する糖鎖はフコースまたはキシロース（あるいは両方）の分枝をもつアスパラギン-N 結合高マンノース型糖鎖であることが特徴である（図 7-4）。本抗体はこの糖鎖部分を抗糖鎖 IgG 抗体でマスクすることで反応しなくなることから，アレルゲンタンパク質のペプチド鎖部位認識抗体と区別できる。この現象は同一糖タンパク質糖鎖をもつ植物由来の多種類のタンパク質が共通抗原として反応し，RAST 法により大豆特異的アレルギー患者をスクリーニングするのに誤った判定（擬陽性）を与える原因となっている。(一価抗原であっても特異 IgE 抗体が存在するので臨床症状の発現とは無関係に RAST 検査は陽性になる)。この糖鎖特異的 IgE 抗体が関与する免疫反応ではアナフィラキシーやアトピー性皮膚炎などの臨床症状が現れないか，ごく弱い反応である。その詳細はまだ明らかになっていないが，この抗原は一価抗原かあるいは多価抗原として作用しても IgE 抗体と抗原（糖鎖エピトープ）間の結合力がペプチド部位エピトープに対する結合力より弱く，シグナルが細胞内に十分伝達されにくいのではないかと考えられている。しかしながら，本アスパラギン-N結合型糖鎖はほとんどの植物由来の糖タンパク質の糖鎖に共通する構造であるため，植物（食品素材）の分類学上の近縁関係はないにもかかわらず広範な素材間の非特異的交差反応は避けられず，RAST検査の陽性・偽陽性の判定には注意が必要である。大豆アレルギー患者では，本糖鎖は特異抗体が存在するにもかかわらず，臨床症状の惹起には関与しない（図7-2参照）。

大豆アレルギー患者の多くは本糖鎖認識IgE抗体を有しており，血清を用いるアレルギー食品特定のための臨床検査試験（RAST法）において擬陽性患者を選択してしまう原因となっている。有田ら[12]は，アスパラギン-N結合高マンノース型糖鎖特異的マウスIgG抗体を用いて本糖鎖をブロックする改良RAST法を実施することによって，アレルゲンタンパク質部位（糖鎖以外ペプチド部位）をエピトープとするIgE抗体のみを検出し，真のアレルギー患者を疑陽性患者から分別して，正確な診断が可能となることを示唆している。図7-5-Aに示される患者（P2003）はすべての食品のRAST値が糖鎖マスクで阻害されたが，図7-5-Bの患者（P2102）の場合は，大豆以外は阻害されるが，大豆のRAST阻害率が小さく，大半は大豆アレルゲンタンパク質のタンパク質ペプチド鎖部分を認識するIgE抗体であることを示し，この患者が真の大豆アレルギー患者であることを証明している。

#### 4)　大豆油のアレルゲン性

一般に大豆アレルギー患者が大豆油に反応するとの報告があるが，精製大豆油のDBPCT（二重盲検法）による被検者試験で陰性であることが立証されている。大豆油の酸化分解物（アルデヒド類）によるタンパク質リジン残基の修飾部位がハプテンとなりアレルゲン性（患者IgE抗体との反応性）を増すことが推察されているが，すべての植物油に共通の反応であることから，大豆油に特異的とする根拠はない。菅野の総説[13]における詳細な検証の結果から，精製大豆油そのもののアレルゲン性はないと結論されている。

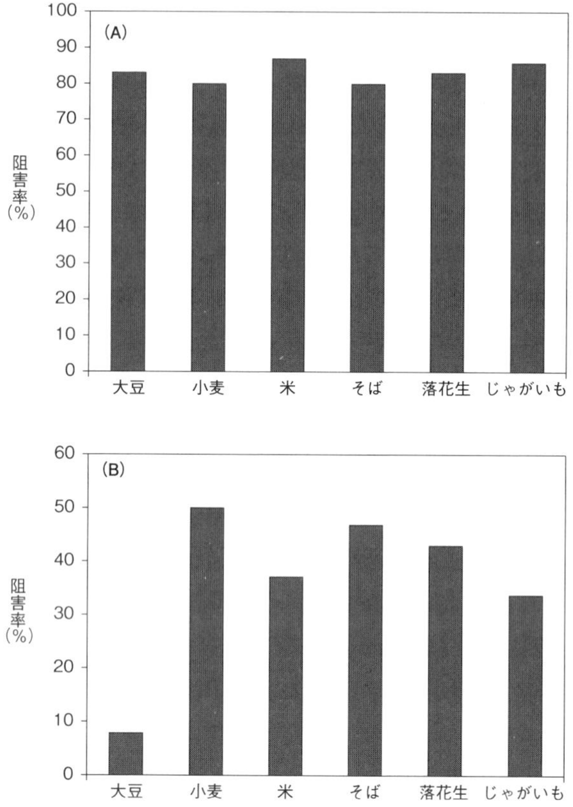


図7-5　改良RAST法によるアレルギー患者の判別
A：すべてのRAST値が糖鎖マスクで阻害されているため，擬陽性である。
B：大豆のRAST阻害率のみが小さいことから，真の大豆アレルギーである。

## (3) 大豆アレルギー対策

### 1) 低アレルゲン化食品の開発戦略

食物アレルギーの発症リスクを低減化させるためには，多面的な取り組みが必要である。すでに，著者ら[14,15]はさまざまな低アレルゲン化食品の開発を試みてきたが，ここでは，分子育種学的手法による低アレルゲン大豆の創出と，これを用いた食品加工学的手法による低アレルゲン化食品の製造について紹介する。

大豆食品のアレルゲン性を低減化するための戦略は，①アレルゲン成分（タンパク質）の正確な情報把握，②アレルゲンタンパク質の除去法の確立，③アレルゲン性の評価法の確立，④低減化素材の調製，⑤食品化，⑥チャレンジテストによる有効性評価，⑦商品化，⑧流通システムの構築，の手順を踏むことが要求される。

### 2) アレルゲン性の評価法の確立

大豆および大豆製品のアレルゲン性を簡便かつ選択的に，また半定量的に検定する方法を確立することは，低アレルゲン化大豆・大豆製品を開発するうえで重要である。低アレルゲン化の判定は，本来個々のアレルゲンの低減化を評価する必要があるが，非常に困難である。したがって，15種以上のアレルゲン候補タンパク質のなかから主要大豆アレルゲン（Gly m Bd 30K, 28K, 60K）をターゲットとして，その低減化の度合いを目安に評価する方法を採用した。特に大豆アレルギー患者の約6割がその特異的IgE抗体を保有する主要アレルゲン（Gly m Bd 30K）に対して調製されたモノクローナル抗体（F5mAb）を用いたELISA法（enzyme linked immuno-solvent assay；酵素結合免疫吸着法とも呼ばれる）による定量と免疫染色法を併用し，食品中の1 ppm程度の存在を検出限界とする判定法が確立された。一方，Gly m Bd 30Kに対して調製されたポリクローナル抗体を用いた特異性の高いアレルゲン検出キット（アレルギー食品検出キット・大豆用）が開発された[16]。このGly m Bd 30Kをターゲットとした評価法の優位性は，アメリカにおける約1万種に及ぶ大豆品種コレクションのスクリーニングの結果，Gly m Bd 30K超低濃度種は1品種のみであったこと，また，わが国の保存品種約5,000種のなかからは全く発見されていないことによる。一般的には，食用として栽培されている大豆においては品種の差に関係なく本アレルゲンが普遍的に分布すること，また，種々の加工処理を経ても他の主要大豆タンパク質と挙動をともにし，加工製品中に必ず検出される事実に立脚している[16]。

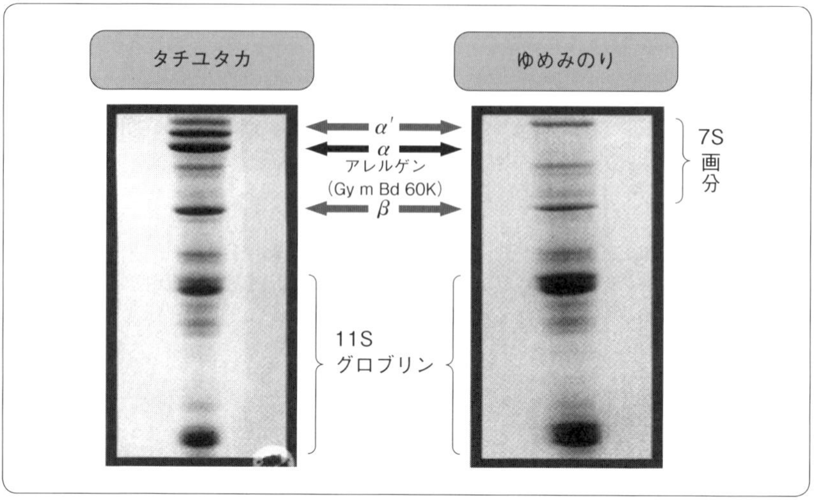


**図7-6　主要アレルゲン（β-コングリシニン）の比較**

左：通常の大豆（品種：タチユタカ）。
右：アレルゲン欠失大豆（品種：ゆめみのり）。
7S グロブリン（β-コングリシニンのα′，αサブユニット），Gly m Bd 28K が減少している。

## 4．低アレルゲン化戦略

### （1）低アレルゲン大豆の創出

主要アレルゲンのうち Gly m Bd 60K（β-コングリシニンのαサブユニット）は，大豆種子中における量的にも主要な成分であり，欠失品種創出のための成分（分子）育種（特定のタンパク質や低分子化合物をターゲットした品種改良）のターゲットでもある。旧東北農業試験場において刈系 434 より交配・放射線育種の組み合わせで開発された東北 124 号（β-コングリシニンα′，αサブユニット，Gly m Bd 28K 欠失品種：登録品種名：ゆめみのり）[17]，さらに最近農林水産省農業技術研究センター・豆類育種研究室において改良された関東 125（β-コングリシニンα，α′，βサブユニットおよび Gly m Bd 28K の欠失品種：登録品種名：なごみまる）は，低アレルゲン化大豆加工食品を調製する際に，アレルゲン性のリスクを最大限減少させうる点で優れている（図 7-6）。現在，上述のアメリカで発見されたGly m Bd 30K超低濃度品種と，なごみまるの交配による3種の主要アレルゲン（Gly m Bd 30K，28K，60K）低減化品種の成分（分子）育種による創出が進められている。

## （2）遺伝子組換えによる低減化

Herman[18]は，遺伝子組換え（アンチセンス法）によりGly m Bd 30Kの発現を抑えた品種を創出し，ハワイの隔離農場において栽培・収穫に成功している。

## （3）発酵食品のアレルゲン性

米麹味噌，麦麹味噌，豆味噌，共に製造過程における十分な醗酵・熟成に伴ってタンパク質が十分分解されることにより，アレルゲン性が減少することは，患者血清中のIgE抗体およびF5mAbに対する反応性の減少によって立証されている[12]。特に後述する低アレルゲン大豆品種（ゆめみのり，なごみまる）を用い，熟成処理を施すことにより，大豆アレルギー患者が問題なく有効利用できる製品を調製することが可能である。しかし，熟成工程が短い市販味噌の場合（例えば，白味噌，甘味噌，短期間熟成味噌など）にはかなりのアレルゲンタンパク質の残存が認められ，低アレルゲン食品とみなすことは難しい。納豆に関しては，通常の製法（30℃，20時間程度の醗酵）によってほぼ完全に大豆タンパク質特異抗体反応性が消失することから，市販納豆は大豆アレルギー患者にとっては低アレルゲン食品として利用可能である[15]。

## （4）物理化学的手法による低減化

Gly m Bd 30Kをターゲットとしたアレルゲン低減化分離大豆タンパク質調製法（特許）が確立されている。脱脂大豆粉末より調製した分離大豆タンパク質（SPI）を1M硫酸ナトリウム（$Na_2So_4$）および還元剤〔10mM亜硫酸ナトリウム（$NaSO_3$）〕を含むpH4.5の溶液に溶解することによって，7Sおよび11S-グロブリンを溶解させたままGly m Bd 30Kを特異的に沈殿させて除去（97〜99%）する方法である[19]。このSPIに油分（パーム油）を再添加して調製した豆腐，その豆腐を用いた加工品（油揚げ，がんもどきなど）の製法が特許として登録されている。この操作を新品種ゆめみのり・なごみまるに応用することで3種のアレルゲン（Gly m Bd 30K，28K，60K）を低減化した加工食品の調製が可能となっている。

## （5）酵素利用による低減化食品

上述した発酵食品において，タンパク質は分子量1万以下の低分子ペプチドにまで分解される。一方，納豆菌の産生するプロテアーゼ類（プロテアーゼN，プロレザー：天野エンザイム製）は大豆タンパク質を分解するのに適した酵素である。著者らは，納豆菌を使用する代わりに酵素処理のみで，患者血清中の大豆特異的IgE抗体およびF5mAbに対する反応性を消失した煮豆風製品を調製した。大豆アレルギー患者よるチャレンジテストにおいて約8割の患者に有効性および良好な嗜好性を認めている。AFT（アレルゲンフリーテクノロジー研究所）の開発した豆乳を酵素分解し，多糖類凝固剤で固化したプリン風豆腐製品のチャレンジテストによる有効性は上記の煮豆風食品よりは劣るが，約6割の患者には有効に利用可能とされている。

## （6）化学的修飾による低減化

大豆分離タンパク質（SPI）を多糖ガラクトマンナンで処理し，メイラード反応を利用してアレルゲンエピトープ部（近傍のリジン残基）を修飾したものは，患者血清IgE抗体・F5mAbに対する反応性を消失することから，低アレルゲン大豆食品加工素材として注目されている[20]。

## （7）エクストルージョンクッキング

加圧・加熱・混捏処理（エクストルーディング）によって大豆タンパク質の抗原性（大豆タンパク質特異的IgG抗体およびF5mAbに対する特異的反応性）が抑制されることが知られている。

# 5．食物アレルギー対策

## （1）食糧生産とアレルギー

食糧生産の条件や加工法などによって食品のアレルゲン性が大きく変動することが明らかにされている。野菜や果実のアレルギーに特徴的なクラス2アレルギーの場合，感染特異的タンパク質（表7-2参照）や，植物界に普遍的に存在し，相同性の高いプロフィリン（アクチン調節タンパク質の一種），イソフラボン還元酵素，糖タンパク質の共通糖鎖など（汎アレルゲンとも呼ばれる）が知られ，これらの多くのアレルゲンは花粉や野菜，果物に共通して存在し，それゆえ交差反応性を示しやすい。

感染特異的タンパク質（pathogenesis-related protein：PR-P）は，農作物への微生物感染，病害虫被害，物理的ストレス負荷（天候変化など）の大小によって影響を受け，そのアレルゲン性は大きく変動する。大豆アレルゲン（Gly m 4）に関しても，シラカバ・ハンノキ属花粉症（Bet v 1アレルゲン）との交差反応によるアレルギーの発症が多発する。大豆を無防除で栽培し，虫害を受けたものと受けていないものに分け（図7-7），大豆Gly m 4アレルゲンの変動を免疫染色法で解析した。その結果が図7-8に示されている[21]。通常の農薬散布で無被害の枝豆に比べて，無農薬栽培で虫害被害を受けた枝豆で

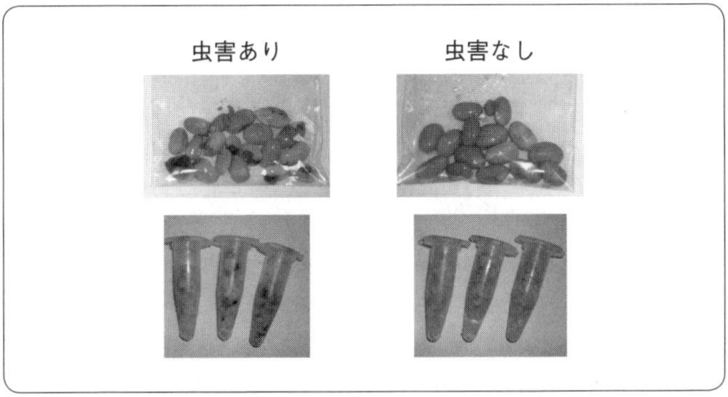


**図7-7　枝豆の虫害サンプルと無虫害サンプル**（3連で実験）
それぞれチューブ内でサンプルを破砕しアレルゲンタンパク質を抽出した。

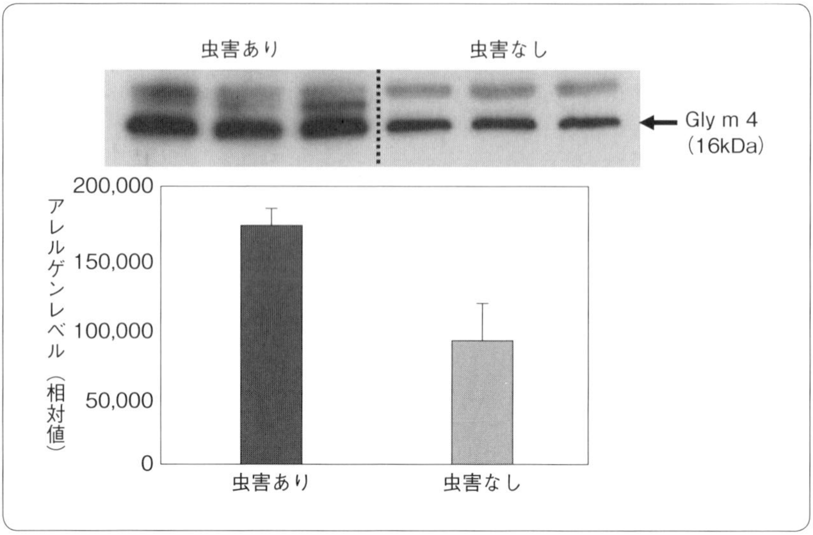


**図 7-8　虫害による大豆中の Gly m 4 アレルゲンの増加**（3 連で実験）
虫害のある大豆では Gly m 4 アレルゲンレベルが約 2 倍に増加している。
上図の免疫染色法による判定を数値化して下図に示した。

は，本アレルゲンが約 2 倍に増大している。この現象は，露地栽培と温室栽培の野菜・果物の間でも観察され，栄養強化かアレルゲン性の低減化かというアレルギー患者にとっては相反する選択を強いられることになる。

## （2）抗アレルギー食生活の提言

免疫疾患としての食物アレルギーに関しては，現在のところ有効な治療法は確立されていない。対症療法的な除去食は乳幼児において栄養摂取上の問題が指摘されている。これに代わって，低（脱）アレルゲン食品の開発も活発に行われており，健康増進法（旧栄養改善法）中に規定されている特別用途食品中に多くのアレルゲン低減化食品（例えば乳児用低アレルゲン化調製粉乳や低アレルゲン化米など）として実用化された加工食品も認可されている。また，食物アレルギーが日常の食生活の歪みに起因するとの見方から，抗アレルギーを目指した，あるいはアレルギー症状の抑制・緩和を指向した食生活の構築も考えられる。例えば，食後の消化管における消化促進，高分子量タンパク質の吸収阻止対策，経口免疫寛容力の亢進，肥満細胞などからの化学伝達物質遊離（脱顆粒現象）の抑制，抗炎症やT細胞分化比率（Th1/Th2），サイトカイン分泌制御などをターゲットとした有効食品成分の探索（例えば茶葉有効成分，乳酸菌プロバイオティクスなどの活用，食事中のn－3系/n－6系脂肪酸バランスの改善によるイコサノイド・PAF起因炎症の抑制），これらを組み合わせた食事・献立の構築，抗アレルギー食品の開発・抗アレルギー食生活の構築が期待される。さらに，加工食品中の加工助剤，添加物などのアジュバンド効果の解析，自然環境におけるアレルギー感作助長物質の探索，低減化など，期待される研究課題は多い。

## 引用文献

1）中川武正：総論：Hygiene hypothesisとは〔特集 Hygiene hypothesis（衛生仮説）〕. アレルギー・免疫, 2004；11；455-460.
2）Ogawa T., Bando N., Tsuji H. et al.：Investigation of the IgE-binding proteins in soybeans by immunoblotting with the sera of the soybean-sensitive patients with atopic dermatitis. J Nutr Sci Vitaminol, 1991；37；555-565.
3）上野川修一，近藤直実（編）：食品のアレルギー対策ハンドブック，サイエンスフォーラム，1996.
4）中村　晋，飯倉洋治（編）：最新食物アレルギー，永井書店，2002.
5）小川　正，篠原和毅，新本洋士（編）：抗アレルギー食品開発ハンドブック，サイエンスフォーラム，2005.
6）小川　正：食品アレルギーを誘発する植物起源アレルゲン．化学と生物，2002；40；643-652.
7）Ogawa T., Bando N., Tsuji H. et al.：$\alpha$-Subunit of $\beta$-conglycinine,an allergenic protein recognized by IgE antibodies of soybean-sensitive patients with atopic dermartisis. Biosci Biotechnol Biochem, 1995；59；831-833.
8）Adachi A., Horikawa T., Shimizu H. et al.：Soybean beta-conglycinin as the main allergen in a patient with food-dependent exercise-induced anaphylaxis by tofu：food processing alters pepsin resistance. Clin Exp Allergy, 2009；39；167-173.
9）Rodrigo M. J., Morell F., Helm R. M. et al.：Identification and partial characterization of the soybean-dust allergens involved in the Barcerona asthma

epidemic. J Allergy Clin Immunol, 1990；85；778-784.
10）Kleine-Tebbe J., Vogel L., Crowell D. N. et al.：Severe oral allergy syndrome and anaphylactic reactions caused by a Bet v 1-related PR-10 protein in soybean, SAM22. J Allergy Clin Immunol, 2002；110；797.
11）Hiemori M., Bando N., Ogawa T. et al.：Occurrence of IgE antibody-recognizing N-linked glycan moiety of a soybean allergen, Gly m Bd 28. Int Arch Allergy Immunol, 2000；122；238-245.
12）有田孝司，高松伸枝：IgE 産生を誘導する植物由来糖タンパク質糖鎖（講演要旨）．日本小児アレルギー学会誌，2005；19；632.
13）菅野道廣：大豆油はアレルギー反応を引き起こすか？　日本栄養・食糧学会誌，2006；59；313-321.
14）小川　正：低アレルゲン大豆品種（ゆめみのり）の創出と加工食品の開発．食品工業，2002；45；1-10.
15）Ogawa T., Samoto M. and Takahashi K.：Soybean allergen and hypoallergenic soybean products. J Nutr Sci. Vitaminol, 2000；46；271-278.
16）Morishita N., Kamiya K., Matsumoto T. et al.：Reliable enzyme-linked immunosorbent assay for the determination of soybean proteins in processed foods. J Agric Food Chem, 2008；56；6818-6824.
17）Takahashi K.：An induced mutant line lacking the $\alpha$ subunit of $\beta$-conglycinin in soybean（Glycine max（L）merril）. Breed Sci, 1994；44；65-66.
18）Herman E. M., Helm R. M., Junq R. et al.：Genetic modification removes an immunodominant allergen from soybean. Plant Physiol, 2003；132；36-43.
19）Samoto M., Fukuda Y., Takahashi K. et al.：Substantially Complete Removal of Three Major Allergenic Soybean Proteins（Gly m Bd 30K, Gly m Bd 28K, and the $\alpha$-Subunit of Conglycinin）from Soy Protein by Using a Mutant Soybean, Tohoku 124. Biosci Biotecnol Biochem, 1996；60；1911.
20）Babikwer E. E., Azakami H., Matsudomi N. et al.：Effect of polysaccharide conjugation or tranglutaminase treatment on the allergenicity and functional properties of soybean proteins, J Agric Food Chem, 1998；4；866-871.
21）森山達哉：病害虫被害による農作物アレルゲンの増加と農薬防除による抑制—リンゴと大豆を例に．今月の農業，2008；9；46-52.

# 第8章

# アレルギーワクチン米によるスギ花粉症の緩和戦略

高岩文雄*

## 1. はじめに

花粉症は花粉が原因物質（抗原）となって生じるアレルギー疾患であり，体内に入ってきた異物を排除するための防御システムが過剰に働き，くしゃみ，鼻閉，鼻汁，眼の痒みといった炎症症状として現れたものである。さらに，アトピー性皮膚炎や通年性鼻炎などの併発や気管支喘息など，アレルギーマーチを引き起こす主要な要因になっている。スギ花粉症は，わずか50年前に初めて報告されたにもかかわらず，国民病と言われるほど，日本では最も典型的なアレルギー疾患となっている。2008年度の大規模調査では26.5%の日本人が罹患しており，予備軍も全国民の50〜60%以上に達している。さらに注目すべきは，最近10年間において，スギ花粉症の有病率の割合は10%以上も増加しており，発症年齢も早まり，若年層で感作している割合も高くなっている点である。したがって，今後さらに患者数が増加するのは確実であることから，スギ花粉症の予防や根治的治療法の開発が早急に望まれている。すでにスギ花粉症の根治的治療法として，スギ花粉抗原エキスを用いた皮下注射による減感作療法があるが，患者にとって痛みや長期にわたる通院等による負担が大きいことから，あまり利用されていない。そこで，この療法に代わる新しい治療法として，患者にとって負担の少ない粘膜免疫を利用した舌下免疫療法の臨床試験が日本でも実施され，有効性が

*　農業生物資源研究所機能性作物研究開発ユニット

示されてきた。本章では，さらに安全で患者にとって負担が少なく，より有効性の期待される次世代型の治療法として，スギ花粉抗原を米の中に特異的に蓄積させ，経口摂取を通じてスギ花粉抗原に対する免疫反応の抑制を目的とするアレルギーワクチン米に関して，原理や開発状況を解説する。

## 2．スギ花粉症の発症機序

スギ花粉が鼻や眼の粘膜に付着すると，花粉より溶出された抗原タンパク質が，鼻上皮内や上皮中の抗原提示細胞の貪食により細胞内に取り込まれ，10〜20アミノ酸の抗原ペプチドとしてプロセス（消化）され，主要組織適合抗原（major histocompatibility complex：MHC）クラスII分子を介して，MHC-IIとの複合体として細胞表面に提示される。特異的な$CD4^{+}$T細胞はT細胞レセプターを介して，この複合体の抗原ペプチドを抗原情報（T細胞エピトープ）として認識する。その結果，抗原刺激を受けたことのない未感作（ナイーブ）な$CD4^{+}$T細胞（Th0）は活性化され，ヘルパーTh2細胞として分化・増殖する。Th2細胞はアレルギー反応と密接に関連するインターロイキン（interleukin：IL）-4，IL-13などのサイトカインを産生し，B細胞に作用して抗原特異的IgEを産生する形質細胞に分化させる。IgEは肥満細胞および好塩基球の膜表面上にIgEのFc部分に対する高親和性の受容体（FcεRI）を介して捕捉される。このIgEが結合した段階が，感作の成立した状況にあたる。こうした状態にある鼻粘膜下の肥満細胞や血液中の好塩基球上のIgEに，花粉飛散時に鼻や眼から花粉抗原が入り，隣り合ったIgEを架橋するように結合すると，続いてFcεRIが架橋され，これが引き金になって脱顆粒が起こり，即時的にヒスタミンやロイコトリエンなどの化学伝達物質が放出され，くしゃみや鼻汁，鼻閉といったアレルギーの炎症反応が現れる（図8-1）。さらに，花粉の曝露4〜6時間後には，遅発型反応として肥満細胞より産生されるIL-5やケモカインにより，好酸球や好中球などの活性化や炎症部位への遊走を誘導し，炎症細胞の浸潤が生じてくる。またいったんアレルギー反応が成立すると，抗原特異的Th細胞やB細胞は記憶細胞となって体内に

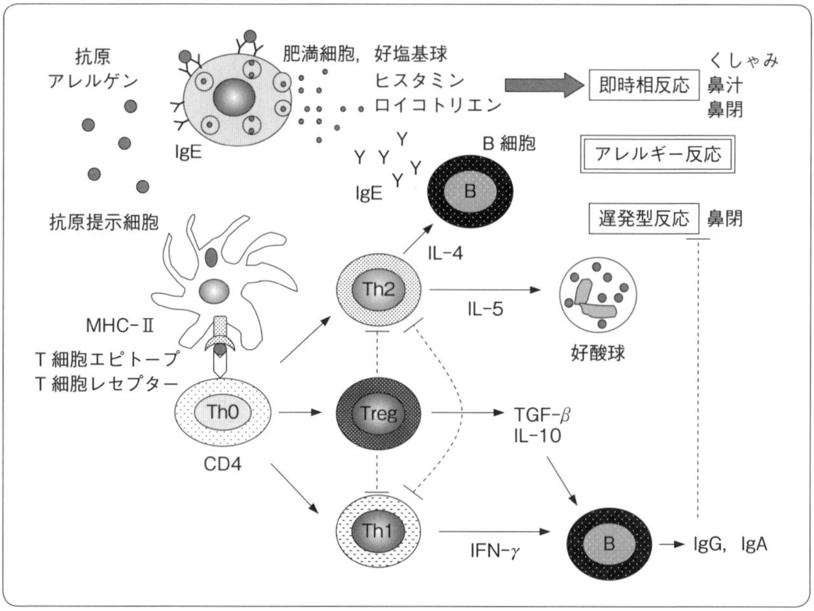


図 8-1　Ⅰ型アレルギーの発症機序

Treg：制御性 T 細胞

留まり，次回の抗原曝露においては，抗原特異的 B 細胞が抗原提示細胞として Th 細胞を刺激し，アレルギー反応が即座に生じることとなる[1]。

花粉症のような IgE を介したⅠ型アレルギーに対して，基本的に以下のような 3 つの対応策が取られている。まず，花粉の被曝を避けること，すなわち花粉抗原の回避や除去である。次に花粉症になった場合，薬物療法により，脱顆粒過程で放出される化学伝達物質の遊離や合成，またレセプターを標的にした抗ヒスタミン剤，抗ロイコトリエン剤，またステロイド剤など，アレルギー治療薬を服用して症状を緩和することである。しかし薬物療法は対症療法にすぎず，毎年薬物の服用が不可欠で，患者の生活の質（quality of life：QTL）の改善に効果をあげているが，長期間の投与で副作用を示すものも多い。唯一の根治的治療法は，約 1 世紀の実績を有している減感作療法と呼ばれている抗原特異的免疫療法である。この療法においては，アレルギー症状を起こす原因となっている天然の抗原エキスを，投与量を増やしながら繰り返し患者の体内に皮下注射で投与し，維持量に到達後には注射間隔を次第に伸ばして体質を改善し，抗原に対する反応性を低下させるものである。しかし，少なくとも3〜5年程度の通院治療が必要なこと，注射による苦痛，抗原そのものを投与するためアナフィラキシーショックなどの副作用があることから，症状が重篤な場合以外に積極的に利用する患者は少ない。

## 3．抗原特異的免疫療法の原理

皮下注射や舌下からの抗原エキスを用いた減感作療法での治療のプロセスにおいては，抗原特異的な$CD4^+$T細胞の細胞増殖活性の低下，Th2細胞からTh1細胞への変換，IL-10およびTGF-$\beta$を産生する制御性T細胞（Treg）の誘導（数や活性の増加）の結果，アレルギーに関連するIL-4，IL-5，IL-13などのサイトカイン産生が低下し，形質細胞から産生される抗原特異的なIgE量の低下が観察されている。一方，免疫抑制性のサイトカインIL-10やTGF-$\beta$の作用により，IgEの遮断抗体としての機能をもつ抗原特異的IgG4やIgAが，IgEに代わってクラススイッチによりB細胞から産生されてくる。これら一連の反応の結果，ヒスタミンなどの化学伝達物質の低下と共に症状の緩和がみられるようになる[2,3]（表8-1）。

こうした減感作療法における抗原特異的に誘導される免疫反応の不応答化（免疫寛容）に関して，以下のような分子メカニズムの関与が知られている[4]。高容量の抗原タンパク質をT細胞に提示すると，CD95リガンドを介した細胞死（アポトーシス）により，抗原特異的T細胞が消失する。また抗原特異的T細胞の反応が無反応状態〔アネルギー（T細胞のサイトカインの分泌能や増殖能の低下した状態）〕になる。このアネルギーの誘導は，抗原提示細胞とT細胞との細胞間相互作用に，T細胞エピトープを介した抗原シグナル伝達と共に必要とされる第二シグナル〔副刺激因子（B7/CD28）〕が入らないことと関係している。他方，低容量による持続的な抗原提示では，能動的抑制という現象により，末梢リンパ組織でナイーブな$CD4^+$T細胞から特定の条

**表 8-1　抗原特異的免疫療法の作用機序**

| |
|---|
| **作用部位** |
| 抗原特異的 T 細胞の増殖抑制 |
| 抗原特異的 IgE 抗体価の減少 |
| 遮断抗体価（IgG4，IgG1，IgA）の増加 |
| 制御性 T 細胞（iTreg，Tr1，Th3）の誘導・増加 |
| **作用結果** |
| Th2 細胞サイトカイン（IL-4，IL-5，IL-13）産生の抑制 |
| Th1 細胞サイトカイン（IFN-γ，IL-12）産生の増加 |
| 制御性サイトカイン（IL-10，TGF-β）産生の増加 |
| 遅発相反応の細胞浸潤（好酸球，好中球）の抑制 |
| メディエーターの遊離抑制 |
| **臨床症状** |
| 症状（くしゃみ，鼻水など）の緩和 |
| QOL スコアの改善 |
| 薬物の減少 |
| 新規アレルギーの感作・発症の予防 |

件下で，$Foxp3^{+}$誘導型制御性 T 細胞（iTreg）や Th3 細胞，Tr1 細胞といった Foxp3 を発現しない制御性 T 細胞が分化誘導される[5)]。これらの制御性 T 細胞より産生される TGF-β（Th3）や IL-10（iTreg, Tr1）といった抑制性のサイトカインは，アレルギー型の Th2 細胞の活性の抑制に関与する。また，胸腺細胞から直接分化する $Foxp3^{+}$ の内在性 $CD4^{+}CD25^{+}$ 制御性 T 細胞（nTreg）の場合，自己抗原に反応して免疫自己寛容に働くだけでなく，外来抗原に対する免疫応答も抑制する。この抑制は，細胞膜結合型 TGF-β を介し，Th2 や Th1 細胞との接触（細胞・細胞間相互作用）を通じて行われる。また，nTreg 細胞では免疫制御分子 CTRA-4 が恒常的に高発現されており，樹状細胞などの抗原提示細胞上の B7（CD80/86）から T 細胞上の CD28 への刺激を抑制することによって，T 細胞の活性が抑制されている。さらに，免疫抑制能をもつ細胞として CD122 発現を特徴とする細胞傷害性 $CD8^{+}$T 細胞や一部の NKT 細胞も同定されており，これらの細胞からも TGF-β が

産生されている。一方，制御性T細胞から産生されるIL-10やTGF-βなど免疫抑制性サイトカインは，特異的なTh2細胞への抑制のみならず周辺の免疫細胞を非特異的に抑制する場合も観察される（bystander抑制）。

さらに制御性T細胞から産生される抑制性のサイトカインを通じて，エフェクターT細胞のみならず，化学伝達物質の遊離や細胞浸潤の抑制を介して，末梢血中や炎症の鼻組織中の肥満細胞，血中の好酸球や好塩基球の増殖が抑制され，即時型のみならず遅発型のアレルギー反応も抑制されている。

## 4．次世代型の抗原特異的免疫療法――低アレルゲン抗原の作出

現在実施されている減感作療法において問題となっている，アナフィラキシーショックといった副作用による危険性や長期通院治療の煩わしさ，皮内注射による痛みなどの問題を解決するには，まず治療に用いられてきた天然の抗原エキスから，抗原特異的IgEとの結合性を低下させた安全性の高いリコンビナント（組換え）抗原に代える必要がある[6,7]。安全な抗原であればアナフィラキシーショックといった副作用もなく治療当初から高濃度の抗原投与が可能になり，治療期間を短縮できる。また投与ルートとして皮下注射から経口や経鼻などの粘膜系の免疫システムを利用することで，痛みの解消や安全性（副作用の低減化）を担保できる可能性も高い。

副作用のない安全性を高めた抗原タンパク質のデザインには，ホルムアルデヒドやグルタルアルデヒドによるクロスリンクでの抗原の多量体化や，プルナンのような多糖による修飾といった化学的な抗原処理によって，免疫原性を保ちながらIgEの結合性（抗原性）を阻害することで可能となる。また遺伝子組換えにより抗原タンパク質の立体構造の改変や酵素活性を低下させることでも可能となる。特に，抗原特異的IgEによる結合には，結合に関与する特定のアミノ酸配列（B細胞エピトープ）や立体構造が要求される。立体構造が関与する場合，単に抗原分子の連結によるポリマー化や断片化，ジスルフィド（S-S）構造にかかわるシステイン残基のアミノ酸置換，B細胞エピトープ配列や活性部位のアミノ酸置換や複数のアミノ酸置換による分

子シャッフル化，また抗原タンパク質を断片化し，それぞれの断片の位置を変えることで立体構造の改変に繋げる分子内ドメインのシャッフル化（モザイク化分子）を行うことで，IgE との結合能を低下させることができる。チモシーやライグラスといった牧草の花粉抗原ではモザイク化分子による改変抗原の開発が進められており，T 細胞反応性を低下させないまま（免疫原性の保持），IgE 結合活性を低下（抗原性の低減化）できることが報告されている。シラカバ花粉抗原の Bet v 1 では，断片化や 3 連結，また DNA 配列のシャッフル化を通じて IgE 結合活性を低下された改変抗原が開発されている。特に，抗原を複数直列に連結すると免疫原性が高まり抗原性が低下することから，臨床試験において 3 連結した Bet v 1 抗原を皮下注射したところ，多くの患者で症状の改善がみられ，有効性が確認されている。また分子シャッフル化した Bet v 1 では，複数の関連する抗原タンパク質に対して IgE 結合活性が低下しており，Bet v 1 関連抗原への免疫寛容剤としての有効性に期待がもたれている。一方，イラクサの花粉抗原 Par j 1 やダニアレルゲンの Der f 2 では，S-S 結合に関与するシステイン残基を改変することで立体構造を変化させ，IgE 結合性を低下できることが報告されている。また IgE 結合部位に相当する B 細胞エピトープが同定されている場合には，アミノ酸置換を介して IgE の結合性を低下できることがライグラス（Lol p 5）で報告されている。ダニの I 型抗原 Der p 1 では，抗原性に関与する酵素活性（システインプロテアーゼ）を低減化させるために，前駆体や活性中心を改変させた抗原の利用が報告されている。

一般に，花粉アレルギーに関しては，花粉に含まれる複数の抗原タンパク質が関与することが多い。こうした場合には，複数の抗原を連結して 1 分子として発現させることで立体構造を改変し，抗原性を低下させることが可能となる。すなわち，複数の抗原タンパク質に対して複数の抗原を 1 分子にした低アレルゲン抗原を発現させることで，効率よく複数の抗原に対して免疫寛容を誘導できる。こうした試みはイラクサやチモシーのような雑草や牧草の花粉抗原を対象にして進められており，複数抗原のハイブリッド化による抗原性の低下と汎用性について，患者血清の IgE 抗体との反応性を通じて

表 8-2　低アレルゲン化抗原の開発状況

| 改変デザイン | 抗　原（由来） | 改変構造 | 開発段階 | 文　献 |
|---|---|---|---|---|
| **抗原分子内** | | | | |
| 多量体化（ポリマー化） | Bet v 1（シラカバ） | 3 量体化 | ヒトでの臨床試験 | Vrtala ら（2001），Niederberger ら（2004） |
| | Dau c 1（ニンジン） | 2 量体化 | | Reese ら（2007） |
| 断片化 | Bet v 1（シラカバ） | 2 断片化 | ヒトでの臨床試験 | Reisinge ら（2005），Niederberger ら（2004） |
| | Phl p 6（チモシー） | 2～3 断片化 | | Vrtala ら（2007） |
| 変異導入 | Bet v 1（シラカバ） | アミノ酸置換 | | Holm ら（2004） |
| | Phl p 5b（チモシー） | アミノ酸置換，欠失 | | Schramm ら（1999） |
| | Phl p 7（チモシー） | Ca 結合部位のアミノ酸置換 | | Swoboda ら（2002） |
| | Lol p 5（ライグラス） | アミノ酸置換 | | Westritschnig ら（2004） |
| | Par j 1（イラクサ） | S-S 結合切断 | | Orlandi ら（2004） |
| | Ole e 1（オリーブ） | アミノ酸置換，欠失 | | Marazuela ら（2006） |
| | Der f 2（コナヒョウヒダニ） | S-S 結合切断 | | Takai ら（1997） |
| 分子シャッフル | Bet v 1（シラカバ） | | | Wallner ら（2007） |
| モザイク化（断片のシャフル） | Phl p 1（チモシー） | 4 断片 | | Ball ら（2008） |
| | Phl p 2（チモシー） | 3 断片 | | Mothes-Luksch ら（2008） |
| | Phl p 12（チモシー） | 5 断片 | | Westritschnig ら（2007） |
| **抗原分子間** | | | | |
| ハイブリッド分子 | Phl p 1＋Phl p 5（チモシー） | | | Linhart ら（2002） |
| | Phl p 2＋Phl p 5（チモシー） | | | Linhart ら（2002） |
| | Phl p 1＋Phl p 2＋Phl p 5＋Phl p 6 | | | Linhart ら（2005） |
| | Par j 1＋Par j 2（イラクサ） | 欠失の導入 | | Gonzalez-Rioja ら（2007） |
| | Bet v 1＋Phl（p 1＋p 5） | | | Wild ら（2007） |
| | Api m 1＋Api m 2（ハチ毒） | | | Kussebi ら（2005） |
| **抗原由来エピトープ** | | | | |
| 分子内 | Fel d 1（ネコ毛） | | ヒトでの臨床試験 | Pene ら（1998），Oldfield ら（2002） |
| | Api m 1（ハチ毒） | | ヒトでの臨床試験 | Muller ら（1998） |
| 分子間 | | | | |
| ハイブリッドエピトープ | Cry j 1＋Cry j 2（シラカバ） | 7Crp，5Crp | | Hirahara ら（2001），Sone ら（1998） |
| | Bet v 1＋Phl p 1＋Phl p 5 | | | Hufnagl ら（2005） |
| | Api m 1＋Api m 2＋Api m 3 | | | Karamloo ら（2005） |

評価が行われ，確認されている（表8-2）。

さらに抗原そのものの代わりに，抗原に由来する10〜20アミノ酸残基から成るT細胞による，抗原認識にかかわるT細胞抗原決定基配列（T細胞エピトープ）を用いても可能となる。すなわち，T細胞エピトープのみを抗原提示細胞に提示することで，抗原特異的なT細胞の反応が抑えられる。こうしたT細胞エピトープを利用したペプチド免疫療法では，完全に抗原特異的IgEによる結合を抑制できることから大量の投与が可能になり，治療期間を大幅に短縮できる[8]。しかし，抗原認識にかかわるT細胞エピトープは遺伝的バックグラウンドの違いにより（MHC分子の多型），すべての患者に適応できないという欠点もある。この問題に対しては複数のT細胞エピトープを連結したハイブリッドペプチドや複数のT細胞エピトープの混合体で対応が可能となる。すでにネコの毛アレルギーやハチ毒アレルギーに対して，Fel d 1やApi m 1に由来するT細胞エピトープペプチドを患者に皮下注射し，T細胞エピトープを用いたペプチド免疫療法がアレルギー治療に有効であることが報告されている。また複数の抗原に由来する数種類の主要T細胞エピトープを連結したハイブリッドペプチドを免疫寛容剤として利用する方法も，複数の抗原が原因となるスギ花粉やシラカバおよびチモシーアレルギーを併発した花粉症患者のために開発が進められている。

## 5．腸管免疫システムを利用した経口アレルギーワクチンの可能性

経口による抗原投与は苦痛もなく，安全な投与が可能になるにもかかわらず，いまだ一般的になっていない。これは抗原タンパク質を経口投与させた場合，体内の最大の免疫組織（末梢リンパ組織の6割を占める）である腸管関連リンパ組織（GALT）に到達する前に，大部分が胃や小腸など消化器を通過する過程で消化酵素により分解されるからである。こうした理由から，経口投与による目的抗原の腸管の免疫組織への搬送には，多量の抗原投与（注射の50〜100倍以上）が必要となる。一般に腸管の免疫組織において，経口

投与された食物タンパク質や腸内共生細菌は，生体にとって本来異種タンパク質であるにもかかわらず，異物排除のための中和抗体の産生（免疫反応）は行われず，免疫寛容のメカニズムを通じ不応答化して対処していることが知られている。実際，あらかじめ経口により抗原を投与しておくと，静脈や皮膚に注射する場合と異なり，次回に同じ抗原の投与により免疫寛容が効率的に誘導される。この原理に従い，アレルギーの原因となっている抗原タンパク質や抗原タンパク質に由来するT細胞エピトープを作物中で発現させた遺伝子組換え作物を作出し経口投与させれば，効率よく免疫寛容を誘導できると期待される。また粘膜免疫系を介して経口免疫寛容を誘導することで，粘膜免疫のみならず全身免疫を通じて，抗原に対する反応性を抑制できるという利点もあり，予防的効果や治療的効果を発揮させることが可能になる。

腸管免疫系のなかで，抗原の進入ルートとして重要なのがパイエル板と腸管上皮である[9)]。パイエル板ドームを被う上皮は，抗原のパイエル板内リンパ組織への運搬を容易にする特殊な上皮細胞層を形成し，濾胞関連上皮と呼ばれている。そこには抗原を取り込む特殊な細胞，M細胞が存在している。高分子の細菌や腸管中のタンパク質抗原などは主としてM細胞を通じて取り込まれる[5,9)]。一方，腸管上皮では，樹状細胞が腸管上皮細胞間より浸潤して管腔側の抗原を取り込む。また腸管上皮自身も抗原の取り込み口として機能する。このようにして腸管免疫組織に取り込まれた抗原はさらに抗原提示細胞の樹状細胞に取り込まれ処理された後，腸管膜リンパ節へ移行し，免疫寛容が誘導される。

植物細胞中に抗原タンパク質やT細胞エピトープを蓄積させた場合，植物細胞特有の細胞壁の存在により，強酸性条件下の蠕動運動を伴う厳しい環境下にある胃内でも植物細胞は分解を受けにくい。特に穀類の種子の場合，胚乳細胞中のタンパク質顆粒は貯蔵タンパク質を集積する細胞内小器官であることから，この細胞内小器官に抗原タンパク質を大量かつ安定的に蓄積させることが可能となる。例えば，イネ種子の胚乳細胞のタンパク質顆粒に抗原タンパク質を蓄積させることができれば，経口投与の場合，抗原タンパク質そのものを直接投与した場合より，細胞壁とタンパク質顆粒といった二重

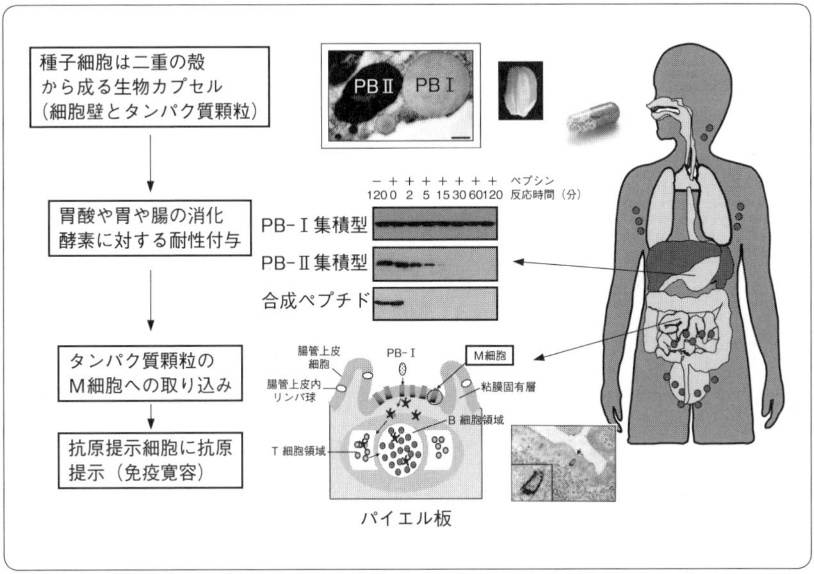


図 8-2　腸管粘膜免疫組織へのタンパク質顆粒の効率的なデリバリー機能

の膜のカプセルにより格段に消化酵素による分解から防御されるようになる。特に，小胞体由来のタンパク質顆粒（PB-Ⅰ）は，ゴルジ体やPAC（前駆体集積）小胞を経由して形成されるタンパク質貯蔵液胞（PB-Ⅱ）に比較して，人工胃液や腸液による分解を受けにくい。すなわち，PB-Ⅰ中に目的抗原を蓄積させることで，消化酵素からの分解に対する防御機能を有する自然の生物カプセルとして，GALTに効率よく搬送できる。PB-Ⅰのサイズは1～2 μmであり，難消化性の抗原取り込み口としてのパイエル板の腸管M細胞（10 μm程度のサイズまで取り込み可能）を通じて腸管内に取り込まれる。M細胞より取り込まれたタンパク質顆粒中の抗原は，GALTの抗原提示細胞である樹状細胞やマクロファージに貪食され，エンドソームからリソソームへと運搬される過程でタンパク質分解酵素により数～十数アミノ酸残基の長さに切断され，これによって生じた抗原ペプチドがMHCクラスⅡ分子上に乗って特異的T細胞に提示され，上記のメカニズムにより抗原特異的T細胞の反応性が抑制され，免疫寛容が成立すると考えられる（図8-2）。

こうした腸管でみられる経口免疫寛容には，パイエル板や粘膜固有層にみられるCD103$^+$樹状細胞やマクロファージの抗原提示細胞も関与することが知られている。これらの抗原提示細胞においてはビタミンAや$\beta$カロテンなどのプロビタミンからレチノイン酸の生合成にかかわるレチノイン酸合成酵素が特異的に発現されており，CD103$^+$樹状細胞から産生されるレチノイン酸およびTGF-$\beta$に依存して，ナイーブT細胞からIL-10を分泌する誘導性のFoxp3$^+$制御性T細胞（iTreg）の分化が誘導される。一方，レチノイン酸がない場合には炎症性のTh17細胞が誘導される。すなわちレチノイン酸はFoxp3$^+$iTreg細胞の分化誘導と炎症性Th17細胞の分化抑制を決定するキー因子として機能し，経口免疫寛容に関与していると考えられる。また粘膜固有層のCD11b$^+$CD11c$^+$やCD11c$^+$の樹状細胞においては，TGF-$\beta$や炎症性IL-6，IL-23が分泌され，粘膜固有層でナイーブT細胞より炎症性Th17細胞の分化が誘導される。TGF-$\beta$とIL-6はTh17細胞の分化に必須でIL-23が分化・維持に関与する。一方，IL-27はTGF-$\beta$とIL-6の共存により，IL-10を産生する制御性Tr1細胞を分化誘導し，Th17細胞への分化誘導を抑制する[10)]。以上のように，腸管免疫系においては，IL-10産生Foxp3$^+$誘導型制御性T細胞やTr1細胞が腸管免疫寛容に関係し，Th17細胞は自己免疫疾患や外来病原菌への対応に関与している。

また腸管上皮内リンパ球（IEL）には，胸腺由来とクロプトパッチを経由して発展・分化する胸腺非依存性のT細胞（CD8$\alpha\alpha^+\alpha\beta$-IELやCD8$\alpha\alpha^+\gamma\delta$-IEL）が存在する。IELから産生されるT細胞においては，全IELの30～60%がTCR$\gamma\delta$細胞であり，$\alpha\beta$T細胞と異なり，腸内細菌の有無に影響を受けない。$\alpha\beta$-IELが腸管感染防御に重要なのに対して，$\gamma\delta$-IELは食物由来抗原の免疫寛容に関係していることが知られており，経口から投与された花粉抗原に対する免疫寛容にも関与する可能性がある。

## 6．植物でのアレルギーワクチン生産の利点

植物で産生させたワクチンは，抽出・精製してから注射を用いて投与する

場合と，抗原を発現させた植物組織を直接そのままの形で投与する場合とに分けられる。抽出せず植物の形で経口ワクチンとして投与する場合，植物細胞に特異的に存在する細胞壁が胃液に対する防御壁として機能して分解を免れ，腸管に存在するGALTに代表される各種粘膜関連リンパ組織（MALT）に運ばれる。さらに抽出・精製を経ないことで，ワクチンを極めて安価（抽出精製に比較して1/10程度）に生産することができる。チャイニーズハムスターなどの高等生物の培養細胞をバイオリアクターとする従来のワクチン生産では，ヒトに感染する哺乳類細胞由来のウイルスやプリオンの混入，大腸菌や酵母などの微生物ではエンドトキシンの混入が問題となる。しかし，植物ではこうした問題がなく安全である。さらに，特別な培養施設を必要とせず，植物そのものを利用するため，必要に応じて組換え体の栽培面積を拡大・縮小することで，生産量を容易に調整することができる。以上のように，植物産生ワクチン（特に植物型経口ワクチン）は微生物や高等生物を用いた生産系と比較して，多くの優れた利点を有している。

## 7．アレルギーワクチンの種子での発現と蓄積

ワクチン遺伝子を導入した組換え植物がいままでに数多く作出されてきた。しかし，植物の核ゲノムに抗原タンパク質遺伝子を導入し，組換え植物の葉や茎などの増殖組織に発現させた場合，目的タンパク質の蓄積レベルは，実用化の目安とされる抽出タンパク質1%のレベル以下の場合が多い。こうした組換え体では，直接経口投与しても蓄積レベルが低いため，経口ワクチンとしての有効性を期待できない。さらに，こうした組織に発現させた組換え体において，発現が高い組換え体が得られても，成長や収穫量への影響がみられることも多い。また，葉や茎，果実などの組織では発現レベルが生理的条件で著しく変化することから，植物型経口ワクチンの場合，この発現レベルのばらつきは医薬品としての開発の障害になると思われる。

したがって，実用的な経口ワクチン生産のための組換え植物の開発においては，外来遺伝子産物を経口投与可能な組織に特異的かつ大量蓄積させ，植

物の成長や種子生産への影響をできるだけ少なくするように発現を制御することが極めて大切である。こうした観点から最適な植物での発現部位を判断した場合，種子中の貯蔵タンパク質の集積部位であるタンパク質顆粒中への特異的集積は，ワクチンの蓄積部位として理想的と言える。すなわち，種子登熟期での特異的発現，高度蓄積および長期間の常温での安定性という3拍子そろった優れた特徴を有している[11]。特に，種子にワクチン抗原などの付加価値のある医薬品を蓄積させた場合，室温下で数年間の長期保存が可能となる。つまり，医薬製剤であるワクチンの常温輸送や長期保存性が付与され，さらにワクチンの搬送形態として注射器を必要とせず，直接的な経口投与が可能となる[12]。

種子での高度蓄積を目指す場合，遺伝子の発現においては，まず転写で第一義的に調節されていることから，転写量を高める必要がある。そこでイネ種子における外来遺伝子発現に最適なプロモーターを検索するため，イネ種子での高発現が期待できる貯蔵成分や代謝に関係する遺伝子のプロモーターを単離してレポーター遺伝子に連結し，イネに遺伝子導入した後，形質転換イネでレポーター遺伝子の種子中での発現部位やプロモーター活性を調べた(図8-3)。その結果，イネ種子での高発現プロモーターとしてイネ種子の主要な貯蔵タンパク質である*GluB-1*や*GluB-4*グルテリン，26 kDaグロブリンや10 kDaや16 kDaプロラミン遺伝子のプロモーターが，イネ種子で極めて強く発現していることを見いだした。またこれら遺伝子の発現部位として，グルテリンではサブアリューロン組織，グロブリンでは内胚乳，プロラミンではアリューロン組織，オレオシンや胚グロブリンではアリューロン組織と胚で強く発現しており，これらのプロモーターを利用することで，種子内の特定部位に目的ワクチンを高度に発現できることが明らかになった。

次に種子中への外来遺伝子産物の高度蓄積化には，導入遺伝子のコドンの最適化やmRNAの安定化，ターミネーターなどの検討と共に，最適な細胞内局在部位として期待されるタンパク質顆粒に効率よく輸送・集積させ，安定的に蓄積させる手法開発が重要である[13]。タンパク質顆粒に蓄積させるには，分泌型タンパク質として小胞体を経由して発現させるため，N末端にシ

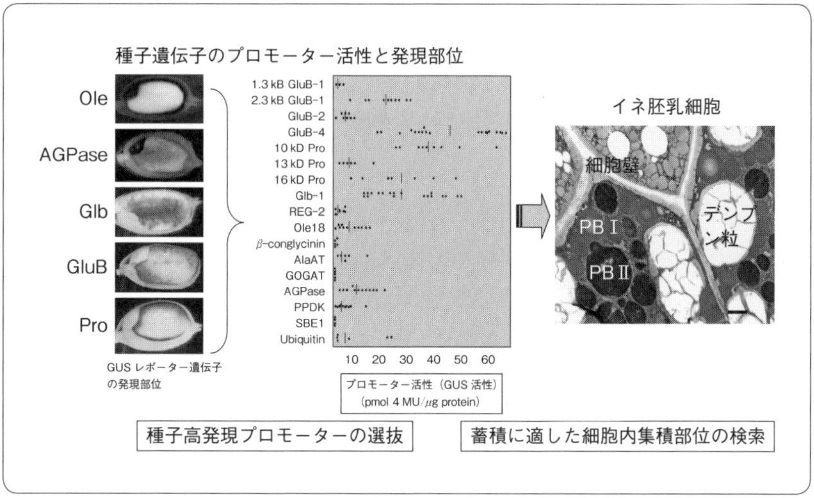


図 8-3　ワクチン発現に用いられた種子プロモーターの特性と種子胚乳細胞内の蓄積部位

グナルペプチドを付加させなければならない。また小胞体係留シグナル（KDEL）をＣ末端に付加して小胞体に係留させると，蓄積レベルが4倍以上高まることが知られている。そこで，Ｎ末端にシグナルペプチド，Ｃ末端にER係留シグナルを付加してワクチンを種子胚乳で発現させたところ，多くは小胞体由来のタンパク質顆粒（PB-Ⅰ）に蓄積された。特にイネ種子で胚乳中に発現させたところ，システイン残基に富む10 kDaや16 kDa，また一部の13 kDaのプロラミンとの間で相互作用（S-S結合）によりPB-Ⅰに蓄積されることが示されてきた。一方，貯蔵液胞として知られるPB-Ⅱへの蓄積の場合には，PB-Ⅱに蓄積するグルテリンの可変領域に挿入し，グルテリンとの融合タンパク質として発現させることで可能になった（図8-4）。さらに，外来遺伝子産物の種子への蓄積の場合，貯蔵タンパク質の低下している突然変異体の種子に導入することで，貯蔵スペースなどの関係で外来遺伝子産物の蓄積量が高まることが知られてきた。

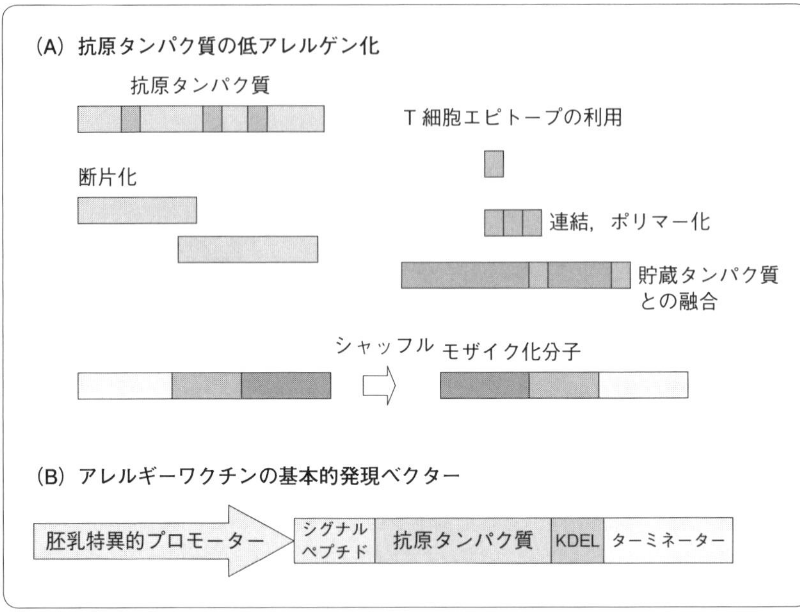


図 8-4　抗原タンパク質の低アレルゲン化と種子胚乳組織への特異的発現

## 8．ペプチドワクチンを蓄積させたスギ花粉症緩和米の作出と有効性

スギ花粉症を引き起こす主要な抗原として，スギ花粉より Cry j 1（スギ花粉症患者の 95%以上の反応性）および Cry j 2（約 70%程度の反応性）と命名された花粉抗原タンパク質が単離されている。これらの抗原はそれぞれ 45～50 kDa および 45 kDa の分子量をもつ糖タンパク質であり，花粉中の細胞壁外層やデンプン顆粒中に局在しており，細胞壁の分解に関与するペプテートリアーゼやポリガラクチナーゼの酵素活性を有している。さらにこれら抗原の T 細胞エピトープについて，マウスや多くのスギ花粉症患者の血液を用いて T 細胞エピトープが同定されている[14]。

そこでまず，これら抗原タンパク質に由来する T 細胞エピトープを蓄積させた組換え米の経口投与によるスギ花粉症の緩和や治療への有効性を調査するため，スギ花粉抗原 Cry j 1 および Cry j 2 に由来するマウスの主要 T 細胞エピトープペプチドを米の可食部の胚乳中に特異的に蓄積させたマウス用花粉症緩和米を作出した。これら抗原の主要な T 細胞エピトープは 14 アミノ酸残基の長さであることから，この短いペプチドを発現させるため貯蔵タンパク質（ダイズのグリシニン）の可変領域（酸性および塩基性サブユニットの C 末端の可変領域）に挿入し，融合タンパク質として胚乳特異的プロモーターの制御下でイネ種子胚乳中に蓄積させた[15)]。

有効性を評価するため，まず T 細胞エピトープを蓄積させた組換え米をマウスに経口投与し，その後スギ花粉抗原を腹腔に注射で免疫した。その結果，非組換えの普通米を食べさせたマウスではスギ花粉抗原の免疫でスギ花粉症が誘導されるのに対し，組換え米の投与では抗原特異的な T 細胞増殖反応性，抗原特異的 IgE や IgG，ヒスタミンの産生が低下していた。さらにアレルギーに関連する Th2 型の IL-4 や IL-5，IL-13 といったサイトカインの産生も特異的に低下していた。また症状への影響として，5 分間のくしゃみの数を測定したところ，普通の米を食べていたマウスと比較して組換え米では 1/3 以下に低下しており，花粉症の症状緩和に有効であることが示された。これらの結果から，T 細胞エピトープを蓄積させた組換え米は経口免疫寛容を誘導でき，スギ花粉症に対して予防効果をもっていることが明らかになった[15)]。

次に抗原の細胞内蓄積部位の違いによる，免疫寛容の誘導能への影響について調べた。T 細胞エピトープの種子中の細胞内蓄積部位として，小胞体由来の消化耐性の高い PB-Ⅰ およびゴルジ体を経由して蓄積する貯蔵液胞 PB-Ⅱ に特異的に蓄積させた組換え米を作出した[16)]。前者への特異的蓄積の手法として，スギ花粉抗原 Cry j 1 および Cry j 2 由来のマウスの T 細胞エピトープを 3 連結した 3Crp エピトープの N 末端にシグナルペプチドを，C 末端には小胞体係留シグナル（KDEL 配列）を結合させた。後者については，PB-Ⅱ に蓄積する米の主要貯蔵タンパク質グルテリンに挿入し，グルテリンとの融合タンパク質という形にした。これら T 細胞エピトープの種子胚乳での特異的な発現には，グルテリン *GluB-1* プロモーターに連結し，その制御下で行った。種子胚乳細胞内の抗原の蓄積部位は免疫電顕により確かめた。

作出した組換え米を用いて投与する抗原量を変え，IgE 産生量の低下を指標にして調査したところ，免疫寛容を誘導するために必要な抗原量は，PB-Ⅰに蓄積させた場合，PB-Ⅱ蓄積に比較して 1/3 倍程度の抗原投与量で IgE 産生量を有意に低下させることができた。一方，ペプチドそのものを投与する場合，免疫寛容を誘導するのに PB-Ⅰ蓄積と比べ，約 20 倍の抗原量が必要とされた[16]。これらの結果より，消化酵素に耐性を示す PB-Ⅰに特異的に蓄積することで，より効果的に腸管免疫組織に搬送でき，少ない抗原量で免疫寛容を誘導できることが明らかになった。

さらに，腸管粘膜免疫組織へのアジュバントとして解析が進んでいる毒性のないコレラ毒素Bサブユニット（CTB）を用い，これにマウスのT細胞エピトープを 3 連結した 3Crp を連結して発現させた米を開発した。CTB-3Crp の直接発現ではイネ種子胚乳の PB-Ⅰに蓄積しており，この米をマウスに食べさせたところ，PB-Ⅱに蓄積させたグルテリン融合型 3Crp ペプチド量の約 1/50 の容量で免疫寛容を誘導できることから，PB-Ⅰそしてアジュバントを利用することでより効率的に経口免疫寛容の誘導が可能となることが示された。

そこでこれらの知見に基づき，ヒト型のスギ花粉症緩和米の開発を進めた。スギ花粉抗原 Cry j 1 および Cry j 2 に由来するヒトの主要な 7 個の T 細胞エピトープを連結した 7Crp ペプチド（96 アミノ酸残基）を抗原ペプチドとし，これを高度にイネ種子胚乳中の PB-Ⅰに蓄積させることを目指した。まず，7Crp ペプチドをイネ種子中に効率的に発現・蓄積させるため，最適化コドンを用いた 7Crp 遺伝子（96 アミノ酸残基）の人工合成を行った。さらに消化耐性を通じて GALT へ優れた搬送を示す PB-Ⅰに蓄積させるため，この 7Crp ペプチドの N および C 末端に，小胞体移行シグナルや小胞体係留シグナル（KDEL 配列）を付加し，グルテリン遺伝子（*GluB-1*）のプロモーターの制御下で発現させ，胚乳中に蓄積させた[17]。7Crp ペプチドは免疫電顕による組織化学的な観察から，期待通り主として PB-Ⅰに集積していた。

作出したイネ組換え系統のなかで最も集積量の高い組換え系統では，種子1粒当たり50〜60 μgの7Crpペプチドが蓄積されていた。この蓄積のレベルは全種子タンパク質の約4%に相当していた。さらに世代を進め，遺伝的にホモ化し，T9世代までの発現レベルを比較したところ，各世代，各種子間で±15〜20%の範囲内で安定的に蓄積していることが確かめられた。

次にこのヒト型花粉症緩和米の免疫寛容誘導能の有無を調べるため，7個のT細胞エピトープ中1個を認識するB10.Sマウスに，7Crp蓄積米を毎日10粒ずつ1カ月食べさせ，その後スギ花粉抗原タンパク質（Cry j 1）を鼻から1日おきに9回免疫した。その結果，普通の非形質転換の米を食べさせたマウスに比較して，T細胞増殖反応は1/2強に，IgE抗体の産生量は約1/3程度に低下することが示された[17)]。さらに，100℃，20分間沸騰水中やオートクレーブで加熱処理した米から抽出した7Crpペプチドで T細胞増殖活性を調べた。その結果，加圧・加熱処理後もT細胞増殖活性に影響がないことから，7Crp蓄積米は炊飯米としての利用が可能であることが明らかになった。

ヒト用のスギ花粉症緩和米である7Crp蓄積イネについては，遺伝子組換え作物であることから，環境安全性に関して，農業生物資源研究所の隔離圃場で2005年から2年間，生物多様性影響評価試験を実施した。遺伝子導入に用いた非形質的転換のイネと組換えイネとの間ではいくつかの形質で統計的差異がみられたが，日本で栽培されているイネの範囲内であり，環境に影響を及ぼす可能性は極めて低いと判断した。また種子のミネラル，ビタミン，アミノ酸成分などの栄養成分の分析や，マウスやカニクイザルを用いた慢性毒性試験，ラットを用いた生殖・発生毒性試験，培養細胞を用いた遺伝毒性試験を行い，対象として非組換えイネを食べさせた結果と統計的差異がないことも明らかになった。

## 9．汎用性のあるスギ花粉症緩和米の開発

主要なT細胞エピトープを連結した7Crpは，すべてのスギ花粉症患者を

カバーすることができない。そこでCry j 1およびCry j 2の立体構造を改変し，IgEとの結合性を低下させ，すべての両抗原のアミノ酸配列を含む汎用性の高い組換え米の開発を進めた。方法として，Cry j 1についてはそれぞれお互い末端が重なった3断片に分割し，3種類の異なるグルテリン（GluA, GluB, GluC）の酸性サブユニットのC末端の可変領域を部分置換して挿入し，融合タンパク質として発現させた。一方，Cry j 2に関しても3断片化して，3断片の配列位置を変えたシャッフルCry j 2とした。これら改変型のCry j 1およびCry j 2の全領域の発現には，Cry j 1については*GluB-4*グルテリン，10 kDaおよび16 kDaプロラミンプロモーターに，シャッフルしたCry j 2については*GluB-1*グルテリンプロモーターに連結し，これら4個の発現カセットを1つのTiプラスミドのバイナリーベクターに挿入した後，アグロバクテリウムを介してイネの核遺伝子に導入した。イネ品種として，食味および外来遺伝子産物の高度蓄積を目指して，低グルテリンのコシヒカリ系統（a123）に導入した。選抜マーカーもイネ由来の遺伝子を用い，選抜時期のみカルス増殖期に発現するプロモーターを用いた。

高発現系統をスクリーニングしたところ，SDS-PAGEのゲルを染色するだけで目的産物がみえる程度に蓄積していた。またCry j 1断片およびシャッフルCry j 2のスギ花粉抗原は共にPB-Ⅰに蓄積していた。次に，この改変スギ花粉抗原含有組換え米をマウスに経口投与したところ，スギ花粉抗原の腹腔からの免疫に対して，抗原特異的T細胞の反応性，特異的IgEやヒスタミン産生が普通の非組換え米を食べたマウスのものに比較して低下しており，免疫寛容により予防的効果が確認された（図8-5）。

## 10. スギ花粉症緩和米の実用化への取組み

スギ花粉症緩和米は最初特定保健用食品として開発されたが，2007年3月，「組換え体を用い減感作療法の原理に基づき緩和や治療を目的に開発したもの」という理由で，厚生労働省より医薬品として開発するように指導を受け，医薬品としての開発が開始された。しかし，米を剤形とした医薬品の

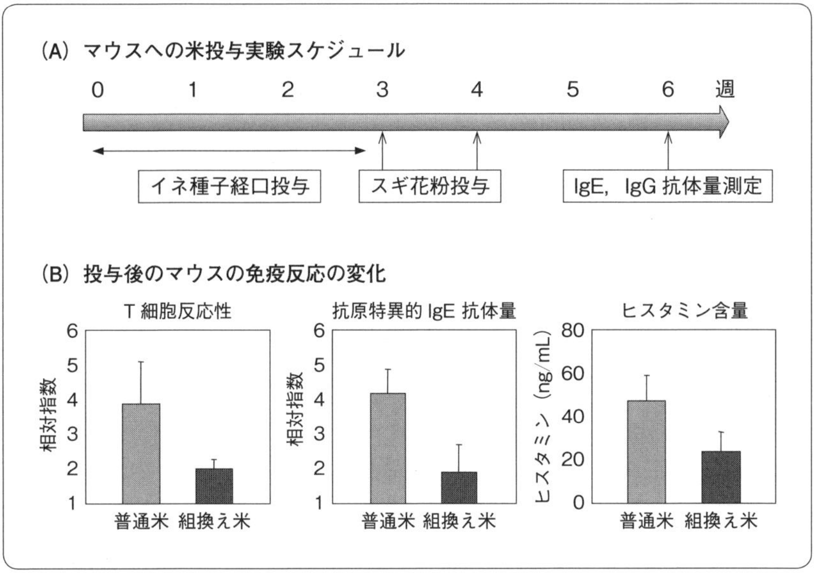


図 8-5　組換え米の経口投与によるスギ花粉抗原特異的免疫反応の抑制

前例はなく，減感作療法の原理を用いた経口型のアレルギーワクチン米もWHO で認められていない。したがって，医薬品としての剤形や投与経路について，いままでにないタイプの医薬品であることから，医薬品として製造するためには，原材料となる米の栽培に関して，品質の管理・保持のため有効成分である抗原量を安定化する栽培手法の確立，その栽培のマニュアル化，米のパック化（医薬品としての最終形態）といった一連の製造工程に対して，GMP（医薬品製造の品質管理基準）に準拠した品質の管理・保持のための規格・基準を，医薬品医療機器総合機構（Pharmaceutical and Medical Devices Agency：PMDA）や厚生労働省と協議して作成していく必要がある。

一方，医薬品生産のための組換え作物の栽培に関しては，生態系への影響および食品への混入に十分注意しなければならない。特に，花粉飛散による非組換え作物への遺伝子拡散の防止や種子の流通過程での混入を，完全に防止しなければならない。こうした問題に対して，万が一に混じっても検出できるシステムとして，着色粒など識別マーカー遺伝子などの導入や，花粉の飛散しない閉鎖花の形質を導入し，花粉の飛散しないシステムを構築することも必要がある。

今後，Cry j 1およびCry j 2の全領域を含む汎用性のあるスギ花粉症緩和米を用いて，亜慢性毒性試験や抗原成分の体内動態試験などの前臨床試験，またヒトに近い自然発症の花粉症ニホンザルへの経口投与による治療効果や安全性試験を通じて，スギ花粉症患者での臨床試験をできるだけ早い段階に開始し，有効性や安全性を調べていきたいと計画している。

## 引用文献


1）Larche M., Akids C. A. and Valenta R.：Immunological mechanisms of Allergy. Nat Rev Immunol, 2006；6；761-771.
2）Frew A. J.：Immunotherpy of allergic diseases. J Allergy Clin Immunol, 2003；111；S712-S719.
3）Akidis M. and Akidis C. A.：Mechanisms of allergen-specific immunotherapy. J Allergy Clin Immunol, 2007；119；780-789.
4）Faria A. M. and Weiner H. L.：Oral tolerance. Immunol Rev, 2005；206；232-259.
5）Mayer L. and Shao L.：Therapeutic potential of oral tolerance. Nature Rev Immunol, 2004；4；407-419.
6）Linhart B. and Valenta R.：Molecular design of allergy vaccines. Curr Opin Immumnol, 2005；17；645-655.
7）Valenta R., Ferreira F., Focke-Tejkl M. et al.：From allergen genes to allergy vaccines. Ann Rev Immunol, 2010；28；211-241.
8）Larche M.：Peptide immunotherapy for allergic diseases. Allergy, 2007；62；325-331.
9）Neutra M. R. and Kozlowski P. A.：Mucosal vaccines：the promise and the challenge. Nat Rev Immunol, 2006；6；148-158.
10）Mucida D. and Salek-Ardakani S.：Regulation of Th17 cells in the mucosal surface. J Allergy Clin Immunol, 2009；123；997-1003.
11）Takaiwa F.：Seed-based oral vaccines as allergen-specific immunotherapies. Human Vaccines, 2011；7；357-366.

12) Nochi T., Takagi H., Yuki. et al. : Rice-based mucosal vaccine as a global strategy for cold-chain- and needle-free vaccination. Proc Natl Acad Sci USA, 2007 ; 104 ; 10986-10991.
13) Kawakatsu T. and Takaiwa F. : Cereal seed storage protein synthesis : fundamental processes for recombinant protein production in cereal grains. Plant Biotech J, 2010 ; 8 ; 939-953.
14) Takaiwa F. : A rice-based edible vaccine expressing multiple T-cell epitopes to induce oral tolerance and inhibit allergy. Immunol Allergy Clin North Am, 2007 ; 27 ; 129-139.
15) Takagi H., Hiroi T., Yang L. et al. : A rice-based edible vaccine expressing multiple epitopes induces oral tolerance for inhibition of Th2-mediated IgE responses. Proc Natl Acad Sci USA, 2005 ; 102 ; 17525-17530.
16) Takagi H., Hiroi T., Hirose S. et al. : Rice seed ER-derived protein body as an efficient delivery vehicle for oral tolerogenic peptides. Peptides, 2010 ; 31 ; 1421-1425.
17) Takagi H., Saito S., Yang L. et al. : Oral immunotherapy against a pollen allergy using a seed-based peptide vaccine. Plant Biotech J, 2005 ; 3 ; 521-533.

# 第9章

# 植物を利用したワクチンの開発と生産

的場伸行*

## 1．はじめに

いまから200年以上前の西暦1796年，イギリスのEdward Jenner博士が牛痘ウイルス接種による天然痘の予防法を開発した。これは，家畜の牝ウシからヒトが低病原性の牛痘ウイルスに感染すると，近縁の天然痘ウイルスに対して有効な免疫が得られるという観察に基づいた医学史上の一大発明であった。この予防法は後に，“牝ウシ由来の”に相当するラテン語“*vaccin-us*”から，“ワクチン”と呼ばれた。以来，ワクチンは人類の感染症予防に多大な貢献を果たしてきた。1980年には世界保健機関（World Health Organization：WHO, www.who.int）により天然痘の撲滅が宣言された。また1988年以降，ポリオ感染者数は大幅に減少し，その流行はアフガニスタン，インド，パキスタン，ナイジェリアなどの数カ国を除いてほぼ根絶された。2010年に世界ワクチン免疫同盟（the Global Alliance for Vaccines and Immunizations, www.gavialliance.org）が発表した報告によると，ワクチン接種推進運動により過去10年間で発展途上国に住む2億5,000万人以上の子供たちがジフテリア，百日咳，B型肝炎，ヘモフィルスインフルエンザb型菌，麻疹，髄膜炎，黄熱病，破傷風，ポリオのワクチン接種を受け，これにより少なくとも540万人の命が救われたという。以上の統計が示すように，今後も人類の健

* ケンタッキー州立ルイビル大学医学部薬理学毒性学科，ブラウン癌センターオーエンズボロ癌研究プログラム

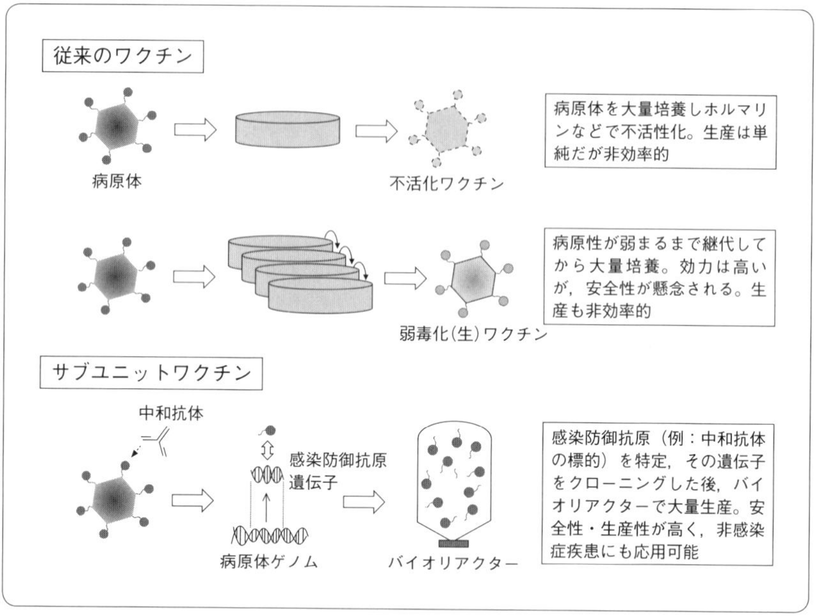


図9-1　従来のワクチンとサブユニットワクチンの比較

康を維持促進するうえでワクチンが重要な役割を担うことは疑いない。

では，現在使われている感染症予防ワクチンはどのようにして作られているのだろうか。実は，上述のものを含め，現行のワクチンのほとんどが，病原のウイルスやバクテリア（あるいはその成分）を不活化あるいは弱毒化したものである（図9-1）。こうした方法は概して生産効率が低い。例えば，鶏卵（胚形成過程にある受精卵）を使って作られている現行のインフルエンザワクチンの場合，3日間の培養で得られるのは卵1個当たり1〜3投与分ほどでしかない[1)]。一方，弱毒化（生）ワクチンは不活化ワクチンよりも効果が高く投与量も少なくてすむが，弱いながらも増殖力を保持していることから，低栄養や病気のために免疫力が低下している人では重篤な症状を起こす懸念がある。また突然変異による病原性の再獲得の可能性も否定できない。生産効率や安全性以外にも，従来のワクチン製法には根本的な欠点がある。それは，がん（感染に起因するものを除く），アレルギー，自己免疫疾患や，アルツハイマー病をはじめとする神経変性疾患などの非感染性の病気には適用できないことである。また感染症であっても，後述のヒト免疫不全ウイルス（human immunodeficiency virus：HIV）やマラリア原虫など，抗原に著しい変異や変化を伴う病原体に対しては，不活化・弱毒化法では有効なワクチンを作ることが極めて難しい。したがって，今後ワクチンによる疾病予防の範囲をさらに広げるためには，ワクチンの生産効率，安全性の改良に加え，新しい開発方法の確立が強く望まれる。本章では，これらの問題点を解決しうるひとつの手段として近年注目されている，サブユニットワクチンの開発とその植物を用いた生産について，著者らの研究を交えて紹介する。

## 2．バイオテクノロジーの発展とサブユニットワクチンの登場

近年の分子生物学の発展は，バイオテクノロジーの飛躍的な進歩をもたらした。特に微生物や培養細胞などの生体触媒を用いた“生物生産システム”あるいは“バイオリアクター”が開発されことにより，化学合成が不可能で天然の生物素材からもわずかしか得られないさまざまな有用タンパク質の生産が可能になった。この結果，いまではインスリンやモノクローナル抗体などの生理活性タンパク質に基づいたさまざまな医薬品がバイオリアクターで生産されている。その市場規模は2008年現在で80億米ドルを超えて，全処方薬市場の3分の1近くを構成するに至り，今後もその割合はさらに増えると予想されている[2)]。特にモノクローナル抗体はすでに30種類以上が承認され，がんや自己免疫疾患の治療薬として高い効力を発揮している。このようにバイオテクノロジーを用いて医療用に開発されたタンパク質は，“protein pharmaceuticals（タンパク質医薬）”，“biopharmaceuticals（バイオ医薬）”，“biologicals（バイオロジカルズ）”，“biologics（バイオロジックス）”などと称されているが，本章では“タンパク質医薬”と呼ぶ。

一方，分子生物学の発展は，ウイルスやバクテリアの感染メカニズムや病原成分の特定，そして各病原に対する防御免疫の仕組みの解析を分子レベルで行うことをも可能にした。これにより，病原体の構成要素のうち免疫防御

表 9-1　承認済みサブユニットワクチンの種類

| 病原 | 対象疾患 | 感染防御抗原 | 生産システム |
|---|---|---|---|
| B 型肝炎ウイルス | B 型肝炎 | B 型肝炎表面抗原 | 酵母菌（ビームゲンなど） |
| ヒトパピローマウイルス | 子宮頸癌 | 外殻タンパク質 L1 | 酵母菌（ガーダシル），<br>昆虫細胞（サーバリックス） |

の標的となる成分，すなわち“protective antigen（感染防御抗原）”が次々と発見された。これら感染防御抗原をもとにバイオテクノロジーを用いて開発されるワクチンの一種が，“サブユニットワクチン”である。換言すると，病原体の一部のみを接種することで感染防止に必要な免疫反応を誘導するのがサブユニットワクチンである。したがって弱毒化ワクチンと異なり，非感染・非増殖性のため副作用の心配が少ない。感染防御抗原の多くは，タンパク質で構成されている（ただし細菌性の病原の場合は細胞壁を構成するリポ多糖が感染防御抗原となることもある）。したがって理論的には，どのような病原に対しても感染防御抗原となるタンパク質因子さえ判別できれば，それをもとに組換え DNA 技術を使ってサブユニットワクチンを開発し，バイオリアクターで効率よく生産することができる。つまりサブユニットワクチンは，近年発展がめざましいタンパク質医薬の一範疇を形成している。

表 9-1 に，実際にバイオテクノロジーを用いて開発され，すでにヒトでの使用が承認されたサブユニットワクチンをあげた。このうち B 型肝炎ワクチンは，“B 型肝炎表面抗原”と呼ばれる感染防御抗原を酵母菌のバイオリアクターを使って生産したものであり，1986 年にアメリカ食品医薬品局（Food and Drug Administration：FDA）によりはじめて承認された（現在では哺乳動物細胞に生産させたものも一部海外で使われている）。B 型肝炎ウイルスは慢性肝炎を引き起こし，肝細胞がんの原因ともなる。WHO の報告によると，2009 年現在 177 カ国がこの B 型肝炎表面抗原ワクチンを採用しており，その結果，多くの国で子供の B 型肝炎ウイルス感染率を 1% 未満に抑えることに成功している。

一方，Gardasil（ガーダシル®，アメリカ Merck 社）と Cervarix（サーバリックス®，イギリス Glaxo Smith Kline 社）は子宮頸がん予防用のサブユニットワクチンである。子宮頸がんは女性の悪性腫瘍のなかで乳がんに次いで多く，ヒトパピローマウイルスによる感染がその主な原因（99%）として知られている。これらのワクチンはいずれもヒトパピローマウイルスの“L1”と呼ばれる外殻タンパク質を感染防御抗原として用いており，接種することでウイルス感染を防ぐ抗体が誘導される。ガーダシル®はB型肝炎ウイルスワクチンと同様に酵母菌で生産されているが，サーバリックス®は昆虫（*Trichoplusia ni*，ガの一種）由来の細胞を用いてバイオリアクターで生産されている。いずれのワクチンも極めて高いヒトパピローマウイルス感染予防効果が認められており，今後の子宮頸がんの発症率の大幅な減少が期待される。日本では 2009 年にサーバリックス®が厚生労働省により国内初の子宮頸がん予防ワクチンとして承認された（アメリカではガーダシル®も 2011 年に承認され，同年 9 月より公費助成の対象となっている）[3)]。

上述の B 型肝炎ワクチンと子宮頸がんワクチンが高い予防効果を示したことは，サブユニットワクチンの有効性を証明したと同時に，ワクチン開発に大きな革新をもたらした。その理由は，従来“病原体を直接培養する”という“empirical（経験的）”な方式に多くを頼ってきたワクチン学の分野に，“rational vaccine design（理論的ワクチン設計）”という分子生物学，微生物学および免疫学に基づいた科学的アプローチの扉を拓いたからである。理論的ワクチン設計では，単に病原体の感染防御抗原を特定して生産するだけでなく，免疫反応をより効果的に制御し，ワクチンとしての機能を高めることも可能となる。例えば，感染防御抗原を病原体の構成成分のなかからうまく特定することができても，それを単独で接種したときに目的の防御免疫を満足に誘導できない場合がある（これを“免疫原性が低い”という）。こうした場合でも，後述の著者らが行ってきた HIV ワクチン開発研究のように，感染防御抗原を適切な免疫賦活作用をもつ他のタンパク質分子と“合体”させることで，低免疫原性の問題を克服することが可能になる。こうしたタンパク質工学的手法の理論的ワクチン設計への応用を，著者は“サブユニットワクチン工学”と呼んでいる。

表 9-2　サブユニットワクチンの登場によって拓かれた可能性

| |
|---|
| 生物生産システム（バイオリアクター）を用いた安全なワクチンの大量生産 |
| 分子生物学，微生物学，免疫学のワクチン開発への応用（理論的ワクチン設計） |
| 効果的に免疫反応を制御するための分子デザイン（サブユニットワクチン工学） |
| 非感染性疾患（がん，自己免疫疾患など）に対するワクチンの開発 |

一方，「防御抗原（あるいは目的免疫反応の標的分子）をみつけ，それをワクチンとして接種する」というサブユニットワクチン開発の方法論は，他のさまざまな疾患に対しても応用できる。例えば，第8章ではスギ花粉抗原を発現させた米の開発をスギ花粉アレルギーの緩和戦略として紹介しているが，これはアレルギーに対するサブユニットワクチン開発の代表例である。また，上記の子宮頸がんワクチンは予防専用であり，すでにヒトパピローマウイルスに感染しているヒトには効果がない。実際にこのウイルスは非常に高頻度で性感染し一般成人の感染陽性率は極めて高いため[3)]，予防ワクチンの普及に加えて感染後のウイルス駆除に効果的な“治療型ワクチン”の開発も子宮頸がん撲滅のためには重要な課題とされている。これを受けて著者らの研究グループでは，細胞傷害性T細胞を誘導してウイルス感染後腫瘍化した細胞を駆除する治療型サブユニットワクチンの開発を行っている。他の非感染由来のがんについても，“腫瘍関連抗原”と呼ばれる各々のがん細胞に特有の分子を用いたサブユニットワクチンの開発が世界中で試みられている。ただし，腫瘍関連抗原はほぼ共通して低免疫原性であるため（なぜなら外来性の病原と異なり免疫システムにより“自己”とみなされるため），非感染由来がんに対するワクチンの開発は概して非常に難しい。その対策の一環としてサブユニットワクチン工学が用いられている。例えば，免疫の司令塔と呼ばれる樹状細胞に結合するモノクローナル抗体と腫瘍関連抗原の融合タンパク質を作る試みがなされているが，これは獲得免疫の司令塔である樹状細胞による抗原取り込みおよび抗原提示効率を高めるための工夫である[4)]。以上述べたサブユニットワクチンの可能性を表 9-2 にまとめた。

## 3．遺伝子組換え植物を用いたサブユニットワクチンの生産

### (1) なぜ植物を用いるのか

人類の黎明以来，植物は衣食住のすべてにおいてわれわれに最も重要な資源を提供してきた。薬もまた然りである。何千年も前から薬草が多くの病気の治療に使われ，近年に至ってはその薬効成分を抽出し，あるいは化学合成によりそれらを模倣・改良して使用してきた。最新の化学合成法やコンピュータを使ったドラッグデザインが進歩してきた今日でさえ，少なくとも25％の医薬品は天然の植物由来の低分子化合物と言われている[5)]。したがって，植物に医薬品を作ってもらうという概念そのものは古くから人類と共に歩み発展してきた歴史がある。一方，植物はヒトと同じく真核生物に属しており，両者の細胞は非常によく似たタンパク質発現機構をもっている。したがって，植物細胞はモノクローナル抗体などの複雑なタンパク質を合成し組み立てることができるし，得られた産物はヒト細胞由来のものと基本構造上の区別がつかない（糖鎖修飾の違いについては後述）。さらに植物は光合成に基づく独立栄養生物である。その意味では，もし植物を有用タンパク質生産のバイオリアクターとして使うことができれば，「極めてエネルギー効率のよいタンパク質合成システム」と言うことができるであろう。以上の2点だけをとっても，植物を使ったサブユニットワクチンなどのタンパク質医薬生産の意義は大きい。さらに，植物を使う利点はこれだけではない（表9-3）。

タンパク質医薬はたいへん高価である。例えば，上述の子宮頸がん予防ワクチンサーバリックス® の場合，日本では3回の接種に対し45,000～52,000円の費用がかかる[3)]。なお，モノクローナル抗体はさらに著しく，年間治療費は実に数万米ドルに及ぶ[6)]。このようにタンパク質医薬が高価なのは，生

**表9-3　植物を用いたサブユニットワクチン生産の利点**

| |
|---|
| 真核生物特有の高次タンパク質発現機構 |
| 安価な天然資源および光合成独立栄養に基づく低生産コスト |
| 初期設備投資の経済性 |
| 高い生産拡張性 |

産そのものにかかる費用だけでなく，開発コストと生産性にも原因がある。実は現在までに承認ずみのタンパク質医薬は，すべてバクテリア，酵母，昆虫細胞，哺乳動物細胞のいずれかを培養し生産されている。そのために必要な培養タンクはFDAの厳格な審査基準を満たす必要があり，建造には最大で数百億円にも上る大規模な設備投資と数年以上の時間がかかる。したがって，中小規模のバイオベンチャーや製薬会社はもとより，業界大手にとってもタンパク質医薬開発のハードルは高く，そのため自然と開発対象が限られてくる。さらに，生産量は稼動中の培養タンクの容量で決定されるため，その限度を超える需要に対応することが困難である。これらの理由により，タンパク質医薬は発展途上国において何千万もの人々を苦しめている後天性免疫不全症候群（acquired immunodeficiency syndrome：AIDS），結核，マラリア，コレラのようないわゆる“diseases of poverty（貧困の病）”に対しては，採算性，生産能力の両面から開発が難しいのが現状である。特に，貧困の病に対するサブユニットワクチン開発の実現性は極めて低い。なぜなら，ワクチン予防が主目的であり，治療薬よりはるかに多くの人々への供給を想定しなければならないからである。

一方，植物の栽培には，細胞培養においては不可欠な病原ウイルスなどの混入や微細な培養条件を精密に監視・制御するための高価なシステムを導入する必要がない。もちろん，タンパク質医薬を植物で生産するには，安全性を保つための適切なバイオセーフティレベルを備えた閉鎖系のグリーンハウスを使うことが望ましいが，その建設はFDA基準の培養タンクよりはるかに安価かつ短時間ですむと考えられる。これは開発に伴う初期投資とリスクの低減を意味しており，研究開発の促進とさまざまな疾病に対するタンパク質医薬開発へと繋がるであろう。また，生産量の調節も基本的に栽培面積の増減により比較的容易かつ迅速に対応できる。すなわち，“真核生物特有の高次タンパク質発現機構”，“生産コスト”，“設備投資”，“生産拡張性”の観点から，植物によるサブユニットワクチン生産が試みられるようになったのは，まさに自然の成り行きであると言える。

### （2）“食べるワクチン”構想の登場

遺伝子組換え植物を使ったサブユニットワクチン生産の可能性がはじめて実験的に証明され，学術誌に発表されたのは1992年のことである。当時アメリカテキサスA&M大学に在籍していたCharles Arntzen博士らのグループは，遺伝子組換え技術を用いてタバコにB型肝炎表面抗原を発現させた。タバコ細胞内で蓄積した表面抗原を電子顕微鏡で観察したところ，上述の承認ずみB型肝炎ウイルスワクチンと同様の構造（ウイルス様粒子）を形成していることを発見した。この知見に基づき，同博士は新しいワクチンの可能性を提唱した。すなわち，遺伝子組換え技術によって農作物の可食部にサブユニットワクチンを発現し，そのワクチン発現作物そのものを経口ワクチンとして用いるという，いわゆる“edible vaccine（食べるワクチン）”の構想である。これがうまくいけば，ワクチン成分を精製せずにすむため，さらなるワクチンのコストダウンが可能になる。また，注射に必要な器具や医療スタッフに依存せずにワクチンの接種が可能になる。このことから，食べるワクチンは貧しい国々への予防接種普及に役立つ可能性を秘めた新技術として大きな注目を集めた。

食べるワクチン構想の可能性を実証するため，Arntzen博士のグループは大腸菌易熱性エンテロトキシンBサブユニット，ノーウォークウイルス（ノロウイルス）外殻タンパク質，B型肝炎表面抗原を発現するジャガイモを相次いで開発した。そして，それぞれを毒素性大腸菌，ノロウイルス急性胃腸炎，B型肝炎に対する試験的な経口ワクチンとして位置づけ，動物実験を経て第I相の臨床試験を行った[7]。このうち，毒素性大腸菌とB型肝炎ウイルスワクチンの試験結果を以下に詳述する。

エンテロトキシンBサブユニットを発現させた遺伝子組換えジャガイモ（以下，組換えジャガイモ）の臨床試験では，合計16人の成人ボランティアが50 gまたは150 gの組換えジャガイモ，あるいは50 gの非組換えジャガイモ（いずれも非加熱）を実験初日，7日目，21日目の合計3回摂取した。組換えジャガイモを摂取した人は，1回当たりおよそ0.4～1.1 mgのエンテロトキシンBサブユニットを接種した計算になる。なお，エンテロトキシン

Bサブユニットは毒素（エンテロトキシン）を中和する抗体を誘導する防御抗原タンパク質である。この試験の結果，組換えジャガイモを摂取した11人中10人において血中に免疫グロブリンG（IgG）クラスの抗毒素抗体が，さらに5人からは大便中に分泌型IgAクラスの抗毒素抗体が検出された。さらに，抗毒素IgGが検出された10人中7人の血清試料が実際に毒素を中和することを試験管内で示した。一方，通常のジャガイモを摂取したボランティアからは全く抗毒素抗体の誘導は認められなかった。

B型肝炎表面抗原を発現させた組換えジャガイモでは，現行の承認ずみB型肝炎ウイルスワクチンを過去に接種し，血中に1 mL当たり115 m国際単位（mIU）以下の抗B型肝炎表面抗原IgGをもつボランティア（合計42人，いずれも成人）に対して試験が行われた。そして9人が100～110 gの非組換えジャガイモ（非加熱）を実験初日，14日目，28日目の合計3回摂取し（グループ1），17人が同量の組換えジャガイモを実験初日と28日目，非組換えジャガイモを14日目に摂取し（グループ2），残りの16人が同量の組換えジャガイモを実験初日，14日目，28日目の合計3回摂取した（グループ3）。この結果，血中の抗B型肝炎ウイルス表面抗原IgGの力価が，グループ3の16人中10人，グループ2の17人中9人において上昇した。一方，グループ1では9人全員に変化がなかった。また抗体力価の平均値を比較したところ，その上昇幅はグループ2よりもグループ3のほうが大きかったことから，組換えジャガイモを3回摂取したほうが2回摂取よりも抗B型肝炎ウイルス抗体のレベルがより上昇する傾向が示唆された（図9-2，ただし反応の個人差が大きく，統計的に有意な差は認められなかった）。

以上の結果により，B型肝炎表面抗原を発現するジャガイモの経口摂取により，現行ワクチン接種によりすでに誘導されていた血中抗B型肝炎ウイルス抗体の力価をさらに高めるという，いわゆる“ブースター効果”が得られることが判明した。

以上の臨床試験の結果から，サブユニットワクチンを発現する農作物を経口摂取することで目的の免疫反応の誘導が可能であることが証明された。またいずれの試験においても顕著な副作用が認められなかったことから，まず

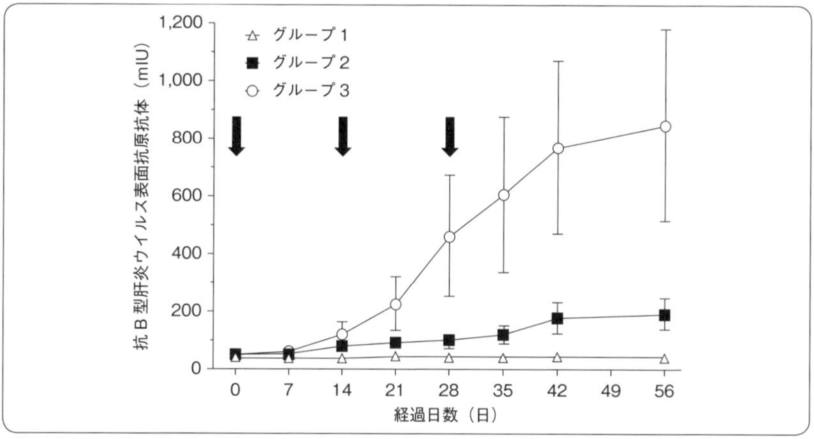


**図 9-2　B 型肝炎表面抗原を発現した組換えジャガイモの第Ⅰ層臨床試験における血清抗 B 型肝炎ウイルス抗体の力価の推移**（Charles Arntzen 博士より提供）
図中矢印は経口投与が行われた時点を示している。
グループ 1：プラセボ（非組換えジャガイモ）投与群。
グループ 2：組換えジャガイモ 2 回，プラセボ 1 回投与群。
グループ 3：組換えジャガイモ 3 回投与群。

は初歩的段階での安全性が確認されたと言える。なお，上述の研究でジャガイモが使われた理由は，それらの研究が行われた 1990 年代初頭においてジャガイモは容易に遺伝子組換えが行えた数少ない食用農作物であったためである。植物組織に発現させたサブユニットワクチンが変性してしまわないように，臨床試験では非加熱のジャガイモが使われた。しかし生のジャガイモを経口ワクチンとして実用化することは当然できない（ただし家畜用としては実用可能かもしれない）。したがって，上記の組換えジャガイモを使った第Ⅱ相以降の臨床試験はその後も行われていない。それでも食べるワクチン構想の“proof of concept（概念証明）”を得たという意味において，ワクチン発現ジャガイモを用いた第Ⅰ相試験は十分にその目的を達成したと言える。事実，最初の組換えジャガイモ臨床試験の結果が発表された直後から食べるワクチンの研究は世界中に広がり，現在も多くの研究機関においてさまざまな疾病に対して食べるワクチンの開発が続けられている[8)]。これまでに臨床試験の行われた食べるワクチンを表 9-4 に示した。農作物の組織培養および遺

表9-4　食べるワクチンの臨床試験

| 感染防御抗原 | 作物 | 対象病原 | 開発段階 |
|---|---|---|---|
| エンテロトキシンBサブユニット | ジャガイモ<br>トウモロコシ | 大腸菌エンテロトキシン | 第I相試験終了 |
| ウイルス外殻タンパク質 | ジャガイモ | ノロウイルス | 第I相試験終了 |
| B型肝炎表面抗原 | ジャガイモ<br>レタス | B型肝炎ウイルス | 第I相試験終了 |
| ウイルス包膜糖タンパク質抗原 | ホウレンソウ* | 狂犬病ウイルス | 第I相試験終了 |

*この試験では，感染防御抗原をウイルスベクターにより一過的に発現したホウレンソウ（非遺伝子組換え体）を用いた。　引用文献7)，8）より

伝子組換え技術が進み，ジャガイモに加えてトウモロコシ，ホウレンソウ，レタスなどがワクチン発現に使われ，いずれの試験においても目的の抗体の誘導と安全性が確認された[7)]。

次項では，著者らが行ってきたHIVに対する理論的ワクチン設計，サブユニットワクチン工学および食べるワクチン開発研究の実際を紹介する。

## (3) HIV感染予防へ向けた食べるワクチンの開発

### 1)　世界のHIV感染とAIDS流行の現状

WHOと国連AIDS計画（UNAIDS, www.unaids.org）の年次報告によると，2009年末現在HIV感染者数は全世界で約3,300万人に上る。2009年には年間におよそ260万人が新たに感染した。このうち約37万人が子供であり，出産・授乳過程で感染したとみられている。近年の新規感染の大半は発展途上国に集中している。特にサハラ砂漠以南のアフリカの国々では，成人（15～49歳）のHIV感染率が25%以上にもなる地域もある。その結果，HIV感染により発症するAIDSは，アフリカにおける死亡原因の第1位となっている。いまなおAIDSにより1日に約5千人が死亡しており，このうち98%以上が発展途上国に住む人々である。これらの地域では働き手の減少による経済のさらなる悪化，売春の蔓延，貧困と栄養失調，他の疾病の増加，孤児の増加という悪循環をもたらしている。AIDSは，まさに“貧困の病”の代

表的な存在である。一方，日本やアメリカをはじめとした先進国では抗ウイルス薬が次々と開発され，それらを複数組み合わせて服用することで，HIVを完全に体内から駆除することはできないものの，その増殖を低く抑えてAIDSの発症を防ぐことができるようになった。しかし，発展途上国の多くは医療設備の不足と貧困のため，そのような治療が行き届かない。近年では国際協力やゲイツ財団などの慈善事業により抗ウイルス薬の普及が進められているが，いまだにHIV新規感染のペースに追いついていない。したがって，発展途上国における“HIVパンデミック”を止めるためには，安価なワクチンの開発が不可欠である。

### 2）世界のHIVワクチンの開発状況

HIVは人類史上最も予防および治療が困難なウイルスとも言われている。その理由は，驚異的な変異速度とそれに伴う変異体の多さ，免疫システム（特にヘルパーT細胞）の破壊，レトロウイルス特有の潜伏感染，適切な動物実験モデルの欠如，などがあげられる（表9-5）。その発見から25年以上を経ても，候補として名乗りをあげたワクチンはことごとく臨床試験で失敗に終わり，もはやHIVに対しては最新の理論的ワクチン設計をもってしても防御免疫の誘導は不可能かという悲観論さえささやかれた。しかし2009年秋，ついにワクチン候補のひとつが第Ⅲ相の臨床試験（RV144試験）でその悲観的観測を覆した[9]。この試験はタイに住む約1万6千人の健常な男女（18～30歳）を対象に行われた。試験されたワクチンは，3種類のHIV由来遺伝子（*env*, *gag*, *pol*）を組み込んだ弱毒化カナリアポックスウイルスベクターワクチンとHIV包膜糖タンパク質gp120サブユニットワクチンを組み合わせたものである。試験参加者は2群に分けられ，この組み合わせワ

**表9-5　HIVワクチン開発における問題点**

| |
|---|
| HIVの驚異的な変異速度（複製時にほぼ毎回変異体が出現） |
| 変異体が多すぎ防御免疫抗原の特定が極めて困難 |
| 免疫システム（特にヘルパーT細胞）の破壊 |
| レトロウイルス特有の潜伏感染 |
| 動物実験モデルの欠如 |

クチンあるいはそれを模した対照サンプル（プラセボ）を複数回注射投与された後，3年間にわたってHIV感染を追跡調査された。その結果，組み合わせワクチンを接種された群では，プラセボを接種された群よりも約30%感染者数が少なかった。この結果は，2009年10月にフランスのパリで開催された国際AIDSワクチン会議において世界中の研究者と報道関係者から盛大なスタンディングオベーションをもって迎えられ，世界にAIDS撲滅の希望を与えた。

ところが，“これで問題が解決”とは残念ながらなっていない。RV144試験で使われたワクチンの構成と投与の複雑さ，低い有効性（統計学的にかろうじて有意と判定），そして何よりも感染防御に決定的となった詳細な免疫の仕組みがいまだに特定できていないことがその理由である。実はRV144試験以前に，上記3種類のHIV構成因子（*env*，*gag*，*pol*遺伝子産物）を標的にした類似のウイルスベクターワクチンとgp120サブユニットワクチンは別々に試験されており，それぞれ単独では効果がないことがわかっていた。前者はHIVに感染した（すなわちHIV製造工場と化した）細胞を殺す機能をもつ細胞傷害性T細胞を，後者はHIVによるヘルパーT細胞をはじめとするCD4陽性細胞の感染を防ぐ抗体（CD4陽性細胞感染中和抗体）の誘導を主目的にしたワクチンである。RV144試験の結果を単純に考えると，これら両方の免疫装置を同時に誘導すればよいということになる。しかし，両者が実際に相乗的に働いたという証拠はみつかっていない。つまり，ワクチンを改良しようにも，いまだ決定的な手がかりがみつからない状況である。

### 3) HIV粘膜伝播を阻止するワクチンの開発

HIVは主に生殖器や消化管の粘膜を介して体内に侵入し，まず粘膜近傍（特に腸管関連リンパ組織）に存在するCD4陽性細胞への感染を確立した後，やがて全身に感染を拡大していくことが知られている。前述のように，これまでのHIVワクチン開発戦略は，細胞傷害性T細胞もしくはCD4陽性細胞感染中和抗体の誘導を主目的としている。しかし，これらの方法はいずれも“すでに体内に侵入したウイルスを叩く”というものであり，それがいかに難しいかはこれまでの多くの研究が示している。そこで著者らは従来のアプ

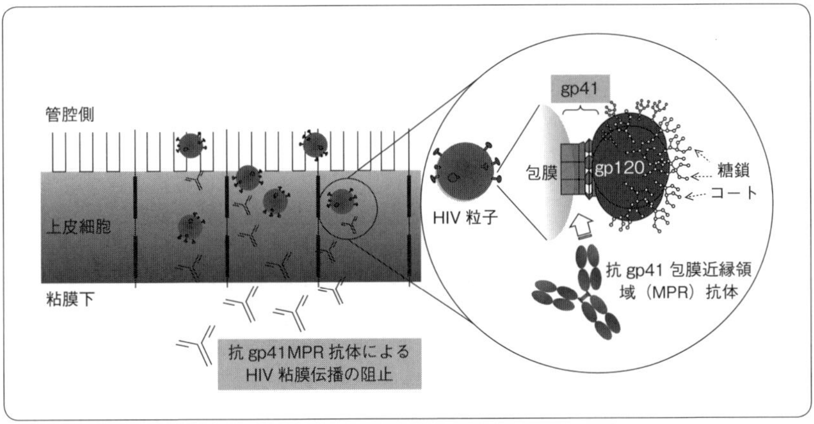


**図 9-3　HIV ワクチン開発へ向けた著者らの作業仮説**
HIV の粘膜を介した伝播に包膜タンパク質 gp41 の膜近縁領域（MPR）が重要な役割を担っているという知見に基づき，ワクチンをもって粘膜部において抗 gp41MPR 抗体を誘導すれば HIV 感染を防げると考えた。

ローチと異なり，「HIV の体内への侵入過程，すなわち粘膜を介した伝播を阻止する抗体（粘膜伝播中和抗体）を誘導する」ワクチンの開発を目標にした。その詳細は次のとおりである。

HIV の包膜上には，粘膜伝播や CD4 陽性細胞の感染を直接担うタンパク質構造が存在する。これは“gp120”と“gp41”と呼ばれる 2 種類の糖タンパク質から構成されている（図 9-3）。著者らは，gp41 の包膜近縁領域（membrane proximal region：MPR）が HIV の粘膜伝播に重要な役割を果たしているという知見に基づき，ひとつの仮説を立てた。それは，「生殖器や消化管の粘膜において抗 gp41MPR 抗体を誘導すれば，それらが粘膜伝播中和抗体として機能し HIV の感染を阻止できる」というものである[10)]。つまり gp41MPR を“感染防御抗原”と位置づけ，ワクチンの開発を模索することにした。

粘膜組織において抗 gp41MPR 抗体を誘導するには，粘膜に付随するリンパ組織（粘膜免疫システム）に直接 gp41MPR 抗原を提示しなければならない（これを“粘膜免疫法”と呼ぶ）。通常の注射による抗原接種では粘膜部で免疫反応を誘導しにくいからである。そこで著者らは，まずはじめにgp41MPRに相当する合成ペプチド（36アミノ酸残基）をマウスに経鼻投与し，鼻腔粘膜下の粘膜免疫システムを介して抗gp41MPR抗体が誘導できるかどうかを調べた（経鼻投与は少量のサンプルで粘膜免疫応答を調べられるため，新規ワクチン候補の初期検証に適する）。しかし予想どおり，アジュバント（免疫賦活剤）と混合して投与しても抗gp41MPR抗体の誘導が確認できなかった（つまりこのペプチドは免疫原性が低い）。このことから，なんらかの方法でgp41MPRの免疫原性を高める工夫が必要と考えられた。

そこで著者らは，前述のサブユニットワクチン工学の手法を用い，gp41MPRとコレラ毒素の非毒性部分（cholera toxin B subunit：CTB）との融合タンパク質の構築を試みた（以下，この融合タンパク質を“CTB-MPR”と呼ぶ）。CTBは腸管毒性をもたないにもかかわらず非常に高い免疫原性を発揮し，強い抗体反応を誘導することが知られている。実際にこの性質により，CTBは国際的に認可ずみの経口コレラワクチン（Dukoral®，Crucell社）の成分として使用されている。したがって，gp41MPRをCTBと融合することで抗gp41MPR抗体の誘導が促進されると考えたのである。

CTB-MPRがワクチンとして機能するためには，MPRを融合しても上述のCTBの性質が失われないことが必要条件である。その性質は，主にCTBの構造的特性（5量体構造）と“GM1ガングリオシド”と呼ばれるレセプターへの特異的結合によって担われている。そこで著者らは，まず大腸菌を用いてCTB-MPRを発現・精製してその生化学的および免疫学的性質を検証することにした（著者らがこの研究を開始した2000年代の初めごろは，遺伝子組換え植物を用いて予備的実験を行うことは時間がかかりすぎて現実的ではなかったため，大腸菌を用いた）。その結果，gp41MPRをCTBのC末端側に結合すればCTBの構造的特性がうまく保たれることが判明した。さらに，GM1ガングリオシドレセプターへの結合能力を競合酵素結合免疫測定法（競合ELISA法）によって検討した。その結果，CTB-MPRはCTBと同程度のレセプター結合親和性を保持していることが確認された。一方，CTB-MPRのMPR部分も元のgp41にみられる構造的特性（自己会合性）も有している

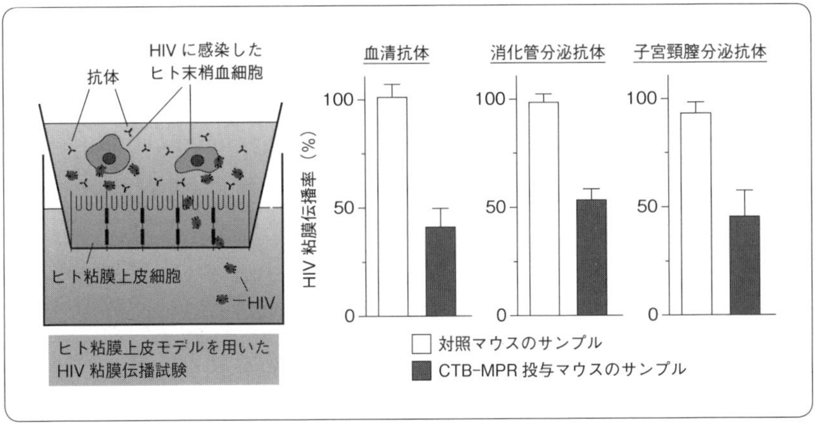


**図 9-4　二槽式ヒト粘膜上皮モデルを用いた HIV 粘膜伝播試験の概略（左）と CTB-MPR を投与したマウスの抗体による HIV 粘膜伝播阻害効果（右）**
抗 gp41MPR 抗体が HIV の粘膜伝播を防ぐことが示された。

ことが示された。

以上の生化学的実験の結果から，CTB-MPR によって抗 gp41MPR 抗体を誘導できる可能性が強く示唆された。これを受け，著者らは次にマウスを使った免疫試験を開始した。詳細な免疫方法の検討の結果，4～5 回の経鼻投与に続いて 1 回の注射投与によって，血清，消化管，および子宮頸膣分泌物中に抗 gp41MPR 抗体の誘導を認めることができた。一方，CTB と gp41MPR ペプチドを単純に混合して投与した場合は，抗 gp41MPR 抗体は誘導されなかった。したがって，実際に gp41MPR を CTB との融合タンパク質として物理的に結合したことが，抗 gp41MPR 抗体誘導の鍵であることが示された。

次に，誘導された抗 gp41MPR 抗体が実際に HIV の粘膜伝播を防止するかどうかを試験管内で調べた。その概略と結果を図 9-4 に示す。CTB-MPR を接種されたマウスの血清，消化管，子宮頸膣抗体は，HIV 粘膜伝播を効果的に阻害した。これらの試料から gp41MPR に結合する抗体を取り除くと，その阻害効果は消失した。一方，対照マウスの試料では HIV 粘膜上皮透過阻害効果は全く認められなかった。以上の結果から，CTB-MPR の粘膜免疫法により得られた抗 gp41MPR 抗体が HIV の粘膜伝播を防ぐことが明らかとなった。すなわち，図 9-3 に示した著者らの作業仮説に対してひとつの“proof of concept”を得たのである。

免疫試験での有望な結果を得て，著者らは次に CTB-MPR を発現する作物の開発，すなわち HIV 感染を予防する食べるワクチンの開発に着手した。まず，形質転換が容易で，発現したタンパク質の大量調製が可能なタバコの近縁種（*Nicotiana benthamiana*；ベンサミアナタバコ）を用いた。食用農作物の遺伝子組換えを行う前に，植物細胞が実際に免疫学的活性のある CTB-MPR を発現することができるかどうかを確かめるためである。そこで CTB-MPR が恒常的に発現し，植物細胞の小胞体内部に蓄積するように遺伝子を設計構築し（小胞体はタンパク質を比較的安定に保つことが知られている），アグロバクテリウム法を用いてベンサミアナタバコの核ゲノム形質転換を行った（図 9-5）。組織培養により，1 回の遺伝子組換え作業で 100 あまりの形質転換体を得ることができた。これらの形質転換体は 1 つひとつ CTB-MPR の発現量が異なっていたため，ELISA 法により最も多く発現しているものを選別した。こうして最終的に得られた組換えベンサミアナタバコは，平均約 20 mg の CTB-MPR を 1 kg の葉組織中に発現していた（およそ 0.1％の全可溶性タンパク質に相当）。次に，葉組織から CTB-MPR を抽出・精製し，その生化学的および免疫学的性質を検討した。その結果，ベンサミアナタバコに発現させた CTB-MPR は大腸菌由来のものと同様に 5 量体を形成していることが判明した。また競合 ELISA 法による分析から，CTB と同様の強い GM1 ガングリオシドレセプター結合親和性を保持していることが示された。さらに，マウスを用いた免疫実験を行い，抗 gp41MPR 抗体が誘導されることを確認した（図 9-6）[11]。

以上の結果から，植物にワクチンとして活性のある CTB-MPR を発現できることが証明され，遺伝子組換え食用農作物を作製することへの科学的根拠を得た。これ以後の研究は現在も進行中であるが，これまでに得られた知見を以下にまとめる。

著者らは CTB-MPR を発現させる作物としてトマトを選んだ。その理由

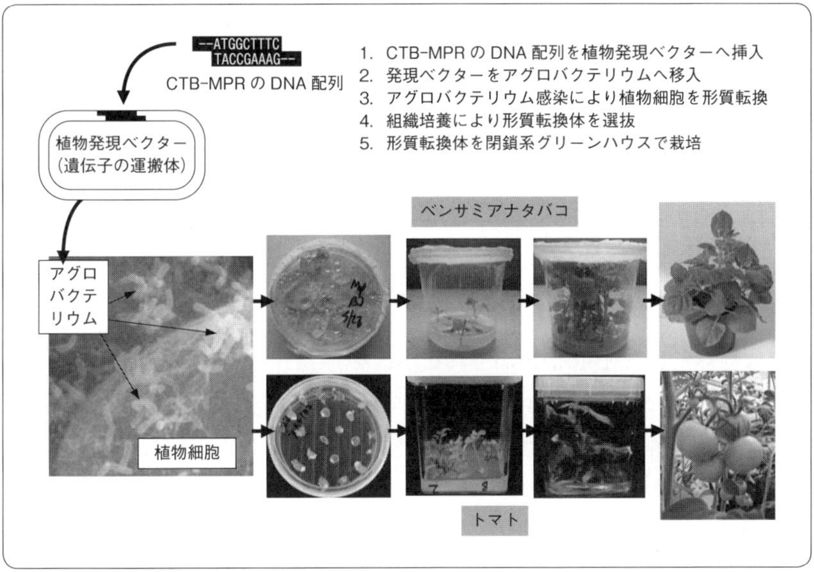


**図 9-5　アグロバクテリウム法を用いた CTB-MPR を発現する遺伝子組換えベンサミアナタバコとトマトの作製**

アグロバクテリウム法では，土壌細菌の一種であるアグロバクテリウムが植物細胞に感染する際に自己遺伝子を送り込む性質と組織培養技術を利用し，目的の遺伝子（ここでは CTB-MPR の遺伝子）を発現する組換え体を作製する。これは最も幅広く用いられている植物の形質転換方法である。

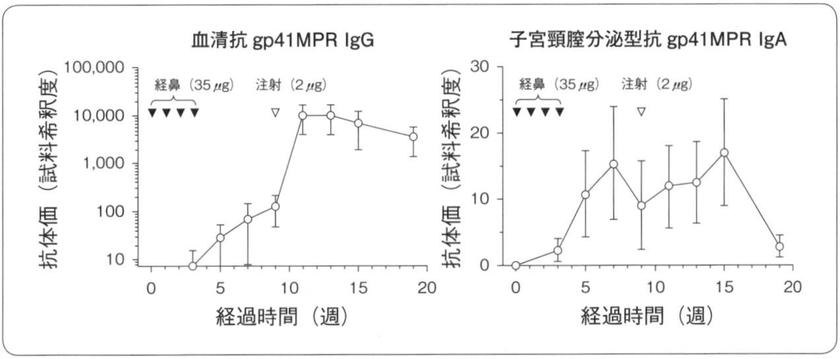


**図 9-6　マウスにおけるベンサミアナタバコに発現させた CTB-MPR の免疫試験**

抗 gp41MPR 抗体の誘導が確認されたことから，植物を使った CTB-MPR サブユニットワクチンの生産が可能であることが証明された。

は，①生食可能である，②形質転換および組織培養方法が確立している，③ハウス栽培に適しており，安全性に配慮した閉鎖型グリーンハウスで栽培できる，そして，④バイオマス（すなわちワクチン収量）に優れていることからである。上述のアグロバクテリウム法（図9-5）により，ベンサミアナタバコの形質転換に用いたものと同じCTB-MPR発現遺伝子をトマト（TA234栽培品種）に導入した。約80あまりの形質転換体から選抜された組換えトマトは，平均約10 mgのCTB-MPRを1 kgの未成熟果実組織中に発現していた（およそ0.5%の果実内全可溶性タンパク質に相当）。ところが，成熟果実中では全くCTB-MPRが検出されなかった。CTB-MPRの遺伝子発現（メッセンジャーRNA量）そのものは成熟果実中にも十分に検出されたことから，果実の成熟過程で生じる生理条件の変化（pHなど）によりCTB-MPRの安定性が損なわれたものと推察された。したがって，未成熟果実（成熟果実同様に生食可能）をワクチンとして使うこととした。果実組織中のCTB-MPR含量を均一にし，かつ常温で安定に保つため，凍結乾燥した後，粉末化し混合した（図9-7）。現在，マウスにこの凍結乾燥粉末を経口投与し，抗gp41MPR抗体誘導活性を検討している。

この組換えトマトの試験を行う傍ら，著者らは上述のCTB-MPRの免疫試験で明らかとなった課題の克服も試みている。それは以下のとおりである。

上述のマウスにおける免疫試験で示されたように，CTB-MPRは粘膜部位において目的の抗gp41MPR抗体を誘導したが，そのためには複数回の経鼻投与に続き1回の注射という，かなり煩雑な手順を要した。また，得られた抗gp41MPR抗体の力価（すなわち抗体量）が比較的低く，持続性も限られていた。したがって，これらの結果は，「CTBとの融合によりgp41MPRの低免疫原性がある程度改善されたものの，いまだ不十分」ということを意味している。そこで著者らはCTB以外の高免疫原性タンパク質を用いてgp41MPRとの融合タンパク質をいくつか作製したが，これまでにCTB-MPRよりも優れたものは得られていない。ところがごく最近，2種類のMPR融合タンパク質を組み合わせて使うことで抗gp41MPR抗体反応の誘

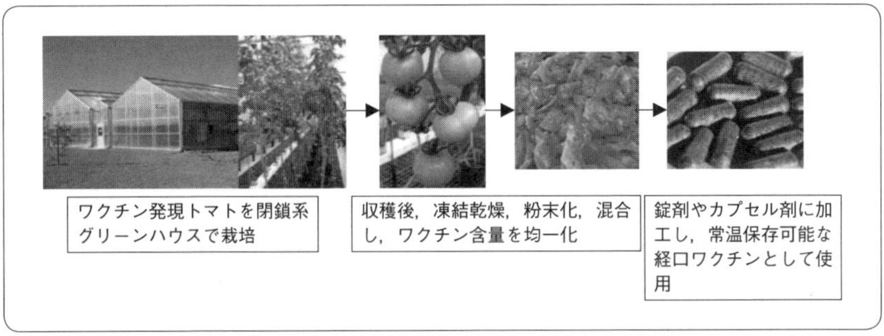


**図 9-7　ワクチン発現トマトを用いた経口ワクチン製造工程（案）**

CTB-MPR サブユニットワクチンを発現するトマトは，厳重に管理された閉鎖系グリーンハウスで栽培される。未成熟果実を収穫した後，凍結乾燥を経て粉末化，混合することでワクチン含量を均一にする。現在，この凍結乾燥粉末のワクチン効力を動物実験で検討中である。

導を著しく改善することができるという結果を得た。以上のことから，最終的には複数の MPR 融合タンパク質を同時に発現する作物が著者らの目指す"HIV 粘膜伝播阻止型食べるワクチン"として最も有効かもしれないと考えている。

## 4．植物ウイルスベクターによるワクチンの迅速生産

### （1）ウイルスベクターの利点

遺伝子組換え以外に植物に有用タンパク質を生産する手段として，植物ウイルスベクターを用いた発現法がある。これは植物ウイルスのもつ強い増殖性をタンパク質発現に利用したものであり，ここ数年その発展が特にめざましい。その多くはタバコモザイクウイルス，ジャガイモウイルス，ササゲモザイクウイルスなど，RNA をゲノムとしてもつウイルス（RNA ウイルス）を基盤にしている。ウイルスのゲノムに直接目的遺伝子を挿入したものから，ウイルスの感染性因子を除去し増幅因子のみを利用したものまで，さまざまなウイルスベクターがこれまでに開発されている。こうしたウイルスベクターの利点は，植物の遺伝子を組み換えることなく短期間でタンパク質を大

量に発現できることにある。さらに最新のベクターを用いれば，モノクローナル抗体のように複雑で複数のポリペプチドから成るタンパク質の発現も可能である。ただし，ベクター遺伝子の増幅性（すなわち目的タンパク質の発現量）とバイオマス（すなわち目的タンパク質の収量）の観点から，現時点で使用されている宿主植物は*Nicotiana*（ニコチアナ）種が主流となっている。特に，多くのウイルスベクターに対し高い許容性を示すベンサミアナタバコがよく使われている。したがって，発現したタンパク質は葉組織から抽出・精製された後に製品となる。この点で，遺伝子組換え農作物にワクチンを発現し精製せずに用いる食べるワクチンとは極めて対照的と言える。

ウイルスベクターによるタンパク質の迅速大量発現方法の確立は，前述の植物独特の長所である“低コスト”と“高い生産拡張性”と合わせて，他のワクチン生産法では実現が困難な新しい可能性を拓いた。それは，昨今話題の鳥インフルエンザや2009年に流行した新型インフルエンザによってより現実的懸念となった“パンデミック”や，患者1人ひとりに適した治療を施す“personalized medicine（個別化医療）”へ対応することのできるサブユニットワクチンの開発である（図9-8）。いずれの事例においても，目的タンパク質の迅速な生産が必要不可欠である。

例えば，万一インフルエンザパンデミックが全世界規模で起こった場合，現行の鶏卵を用いたインフルエンザワクチン製造方法では，生産容量・スピード共に到底追いつかない[1]。この問題を解決するひとつの可能性として，インフルエンザウイルスの感染防御抗原，すなわちウイルス中和抗体を誘導する“ヘマグルチニン”と呼ばれるタンパク質の植物ウイルスベクターによる生産が注目されている。現在，北米の複数の非営利研究機関やバイオテク企業において実際に試験されており（例：Kentucky BioProcessing社，www.kbpllc.com），そのいくつかはすでに第I相臨床試験に入った[7]。これら現在試験中のヘマグルチニンは，いずれも閉鎖系グリーンハウス内で栽培されたベンサミアナタバコの葉組織中に生産され，アメリカFDAの定める現行医薬品等製造品質管理基準（Current Good Manufacturing Practice：cGMP）を満たす施設と工程に基づいて精製・品質点検を経た後，製品化されている。

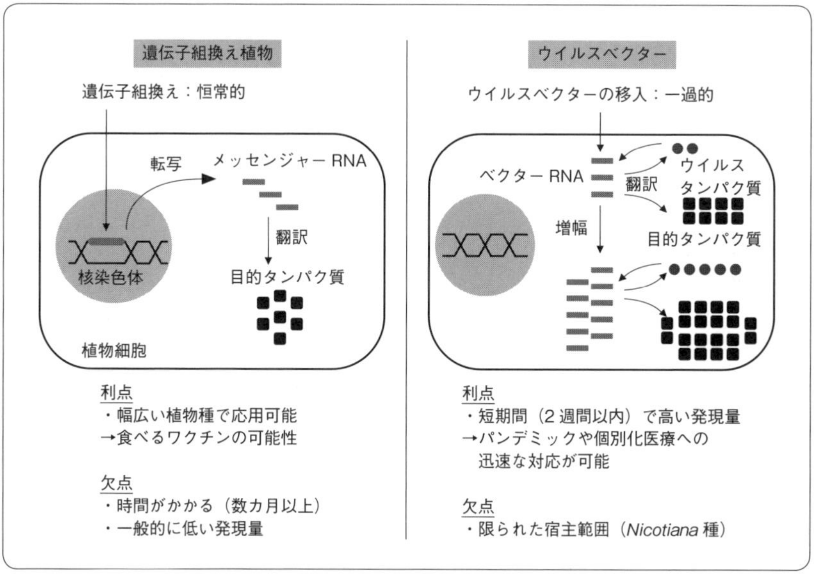


**図 9-8　遺伝子組換え植物とウイルスベクターによるタンパク質発現方法の比較**

これまでに著者が得た知見を総合すると，理論的には，アメリカ疾病管理予防センター（Center for Disease Control and Prevention：CDC）から流行の兆しを示すインフルエンザの DNA 配列情報を得た後，2〜3 週間でヘマグルチニン DNA 合成，ウイルスベクターへのクローニング，ベンサミアナタバコへのベクターの導入が開始できる。著者らが使用しているトバモウイルス由来の非感染性ベクター（magnICON®；ICON Genetics 社，www.icongenetics.com）を例に取ると，ベクターの導入から 6〜10 日以内におよそ 150〜300 mg のヘマグルチニン（H1N1，A/California/07/2009）を 1 kg のベンサミアナタバコの葉に発現することができる。これは，現行の季節性インフルエンザワクチンが 15 $\mu$g のヘマグルチニンを含有しているとして，1 万〜2 万回分の投与量に相当する。著者らの研究所にある 14 $m^2$ 弱（約 4 坪）の栽培室は最大で約 15 kg のベンサミアナタバコを栽培できることから，この小型の栽培室でさえ理論的には 15 万〜30 万投与量分のインフルエンザワクチンを生産できることになる。実際の収率は精製過程で少なくとも 2〜3 割低くなるとしても，大規模グリーンハウスを使えばパンデミックに対応しうるインフルエンザワクチンの迅速大量生産が十分に可能と考えられる。

一方，個別化医療への植物ウイルスベクターの応用例としてあげられるのが，follicular B-cell non-Hodgkin's lymphoma（濾胞性非ホジキンリンパ腫）に対する治療型ワクチンとして開発中の idiotype（イディオタイプ）ワクチンである。濾胞性非ホジキンリンパ腫は免疫細胞のうち抗体産生を担当するB細胞の腫瘍の一種で，“イディオタイプ”とは個々のB細胞が発現する免疫グロブリンの特異性のことを指す。すなわち，腫瘍化したB細胞ではそのイディオタイプが腫瘍関連抗原となる。それに対して免疫を誘導して腫瘍化B細胞を駆除するというのがイディオタイプワクチンの概念である。具体的には，該当するイディオタイプ免疫グロブリンをバイオリアクターで生産し，免疫賦活物質と共に注射投与して“抗イディオタイプ抗体”の誘導を図る。この抗イディオタイプ抗体が標的の腫瘍化B細胞を攻撃するという仕組みである。ところが，腫瘍B細胞のイディオタイプは1人ひとりの患者で異なるため，個別にその構成を特定し生産しなければならず，従来の細胞培養法では対応が困難であった。しかし，タバコモザイクウイルス由来の植物ウイルスベクターを用いることにより，患者の腫瘍組織の解析からわずか 12〜16 週間で必要量のイディオタイプワクチンを cGMP 条件下で生産することが可能であったと報告されている[12)]。これまでに2種類のウイルスベクターを使ってそれぞれベンサミアナタバコで生産されたイディオタイプワクチンが第Ⅰ相臨床試験で効果を検討され，現在も実用化へ向けて研究が進められている[7)]。

ほかにも植物ウイルスベクターにはタンパク質医薬の研究開発において従来のタンパク質生産システムより優れた点がある。新薬開発には多大な試行錯誤を要する。したがって，タンパク質医薬の候補の構造活性相関研究や活性の改良を行うために，必要量を素早く生産できるシステムは極めて重要である。また一方で，得られた新薬候補の活性・毒性の評価や製剤方法の検討など，第Ⅰ相臨床試験までを含む“feasibility study（実行可能性研究）”には，大量の試料の調製を必要とする。植物ウイルスベクターを使用することにより，これら初期段階の研究開発での時間と費用を大幅に節約できる。例えば抗体医薬の場合，哺乳動物細胞による生産と比べて1/10〜1/6の費用，1/2〜2/3の時間で第Ⅰ相臨床試験に必要な量を生産できると試算されている[6)]。すなわち，植物ウイルスベクターを用いたタンパク質の迅速大量生産は，商業レベルだけではなく研究開発段階においても他のシステムより大きな優位性をもっているのである。

上述の利点を活かし，著者らの研究グループでもウイルスベクターを用いてさまざまなワクチンや抗ウイルス薬の開発を行っている。次項でその一例を紹介する。

## (2) ウイルスベクターを用いた研究の実際

著者らは上述の"HIV粘膜伝播阻止型食べるワクチン"の開発で登場したCTBに着目した。このタンパク質は現在WHO公認の経口コレラワクチンDukoral®の一成分として利用されていることはすでに述べたとおりである。コレラも典型的な"貧困の病"であり，日本などの先進国では近年みられなくなったものの，衛生環境が悪く安全な飲料水が得にくい発展途上国においては，いまだに大きな脅威となっている。最近ではジンバブエおよびその周辺アフリカ諸国（2008〜2010年），パプアニューギニア（2009〜2010年），ハイチ（2010〜2011年）などでコレラの大流行が起こり，多数の犠牲者を出した。WHOの推定では，年間に300〜500万人がコレラに罹り，10〜13万人が命を落としている。こうした状況がなかなか改善されないことから，コレラの流行が懸念される地域や国々においてワクチン集団接種の必要性が国際的に議論されている。しかし，そのためには安価なワクチンの大量生産が必要不可欠である。"食べるコレラワクチン"はこの意味において理想的な解決策のひとつと考えられる。その開発へ向けた試みとして，日本でもCTBを発現する米の研究が行われている[13)]。

一方，著者らは，ウイルスベクターを用いてCTBの迅速大量生産が可能かどうかを検討した。その結果，CTB遺伝子に改良を施すことで，5日間で約1.2 gのCTB（Dukoral®ワクチン1,200本分に相当）を1 kgのベンサミア

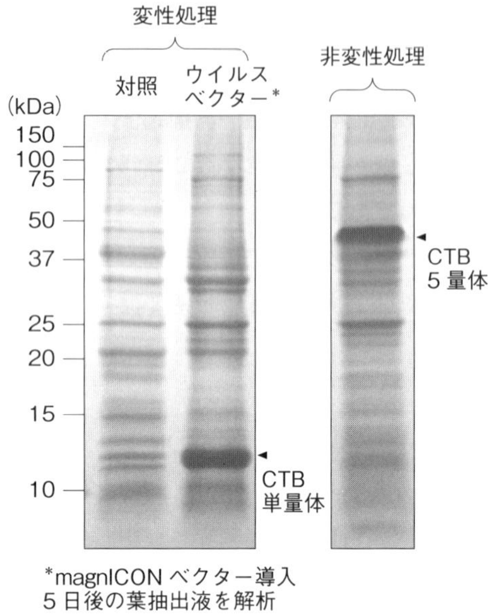


**図9-9　ウイルスベクターによりベンサミアナタバコに発現させたCTBのSDS-PAGE解析**

ベクター導入から5日間で，1 kgの葉当たり1 g（Dukoralコレラワクチン1,200本分に相当）以上のCTBを発現することができた。発現したCTBは，ワクチンとしての活性に必要な5量体構造を形成し（図右），GM1ガングリオシドレセプターへの結合能力も保持していることが実験的に示された。

ナタバコ葉に発現することができた（図9-9）。これは葉抽出液中の総タンパク質の実に55%以上に相当し，同時に作製した遺伝子組換えベンサミアナタバコから得られた量の20倍以上であった（表9-6）。さらに著者らは，抽出・精製工程の最適化によりCTBの高効率生産系を確立した。これらの結果をもとに試算すると，著者らの14 $m^2$ 弱の栽培室を用いた場合，ベンサミアナタバコの播種，ベクター導入，抽出，精製を含めて5週間でDukoral® コレラワクチン約12,000本相当のCTBを得ることができる。大型のグリーンハウスを用いれば，一度にさらに大量生産が可能になる。常に一定量のベンサミアナタバコの栽培を行って有事に即応できるシステムを確立しておけば，

表 9-6　ベンサミアナタバコによる CTB 発現量比較

| 発現システム | 葉 1 kg 当たりの発現量 |
|---|---|
| 遺伝子組換え | 0.05 g |
| ウイルスベクター | 1.2 g |

初動から生産に必要な時間は実質 1 週間である。ベンサミアナタバコは他のタンパク質の生産にも使えるので，常時栽培しても無駄にならない体制を作ることが可能である。このシステムを用いれば，流行発生の兆しを捉えてから素早く CTB を生産して流行周辺地域に送ることができるため，何百万本もの大量のワクチンをあらかじめ製造し貯蔵しておく必要がなくなる。特に，WHO によれば現行の CTB 含有コレラワクチンの効果は接種してからわずか 4〜6 カ月までとされているため，このように必要なときに必要な量を素早く生産し提供できることの意義は大きいと著者は考えている。

コレラワクチンだけに限らず，CTB のワクチンとしての潜在的用途はほかにもある。上述の HIV ワクチン開発で例証したように，CTB はその効果的な免疫調節作用からほかの疾病に対するワクチンの“土台”として使用できる可能性を秘めている。特に CTB がコレラワクチンとしてヒトでの使用がすでに認められていることは，それをもとに新規ワクチンを開発することへのひとつの大きな論理的根拠となる。著者らは現在，この“CTB 迅速生産システム”をパンデミックワクチンや個別化医療へ応用できないかを模索している。

## 5．植物を用いたサブユニットワクチン開発の今後の展望

以上，サブユニットワクチンの開発とその植物を用いた生産について実例をあげて紹介した。表 9-7 に食べるワクチンと植物ウイルスベクターの利点をまとめた。表 9-3 と合わせてご覧いただきたい。低生産コストと高い生産拡張性に加え，遺伝子組換え農作物を用いた食べるワクチンの開発とウイルスベクターによる迅速タンパク質生産は，他の生物生産システムにはない植

**表 9-7　食べるワクチンとウイルスベクターの比較**

| 生産体系 | 利点 |
|---|---|
| 食べるワクチン | 精製の省略（または簡略化）による生産コストの削減<br>作物の乾燥保存による開発途上地域へのワクチン普及の促進 |
| ウイルスベクター | 迅速大量生産によるパンデミックや個別化医療への迅速対応<br>初期段階の研究開発の促進 |

物ならではの特質を顕著に示しており，今後の発展が極めて有望であると著者は考えている。

2011 年 7 月現在，FDA から承認された植物生産タンパク質医薬はまだ存在しないが，まもなく第 1 号が誕生する見込みである。これは，イスラエルの Protalix Biotherapeutics 社（www.protalix.com）がニンジン細胞を使って生産したグルコセレブロシダーゼ（糖脂質分解酵素の一種）であり，第Ⅲ相の臨床試験をすでに終えて FDA による承認への最終手続きに入っている。この酵素はゴーシェ病という遺伝性の難病治療を目的にしている。この承認を機に，今後さらに植物を用いたタンパク質医薬開発研究は加速し，植物由来のサブユニットワクチンも実用化がいっそう進むであろう。

食べるワクチンは，発展途上国へのワクチン普及を可能にする，まさに夢の技術である。その構想が発表されて 20 年近く経った現在では，より多くの農作物の組織培養および遺伝子組換え技術が確立しており，今後もさらに選択の幅が広がると考えられる。実用化を考えた場合，米やトウモロコシなどの乾燥種子を用いるか，あるいは生食用の果実や葉菜類などを用いる場合は収穫後すぐに凍結乾燥することが望ましい。なぜなら，乾燥状態に置くことでワクチン成分を常温でも安定に保つことができるからである。これにより運搬・貯蔵過程において低温を維持する，いわゆる“cold chain（低温流通体系）”の必要がなくなる。特に“貧困の病”に対してワクチンを開発するうえで，cold chain の回避が極めて重要であることは想像に難くない。ただ，いずれの植物を使うにしても，投与に際しての安全性はもとより，ワクチンの発現量，作物の収量，環境や社会の受容度などさまざまな観点から最も適切な作物を選ぶことが必要である。しかし，ほかにもこの夢の技術の実用化にはまだまだ解決しなければならない問題がある。

そのなかでも最大の課題は，ワクチン効果の向上と副作用の包括的検討があげられる。上述の抗 gp41MPR 抗体誘導の試みでも示されたように，一般的にサブユニットワクチンを用いて高レベルかつ持続的な免疫反応を誘導することは難しい。また，食べるワクチンに限らず経口でワクチンを接種する場合は，防御免疫と免疫寛容（特定の抗原に対する免疫反応が欠如もしくは抑制された状態）の釣り合いをいかに制御するかが極めて重要である。したがって，適切な免疫調節物質の混合か，注射ワクチンとの併用などの手法を駆使し，それぞれのワクチンに適した投与方法を注意深く検討することが必要である。また，副作用の可能性として，食べるワクチンに含まれる防御抗原以外の成分（すなわち作物）への予期せぬ免疫の誘導に注意しなければならない。上述のジャガイモを用いた第Ⅰ相臨床試験では，ジャガイモタンパク質のひとつであるパタチンへの血清 IgG 抗体の誘導が起こらなかったことを確認しているが，アレルギー誘導の可能性なども含めてさらに徹底的な調査が必要と考えられる。

食べるワクチン実用化へのもうひとつの大きな課題は，FDA や厚生労働省などが定めるワクチン製造に関する規制にどのように対応するかである。すべての医薬品の製造に際しては品質および製造工程を厳密に管理することが義務付けられているが，植物に発現させた未精製のワクチンに cGMP を適用できる（とみなされる）かどうかは，前例がないため不明である。例えば図 9-7 に示した工程が実際にワクチンの質と量の均一性を保証するかどうかを科学的に立証すると共に，規制機関の担当関連部署および研究のスポンサーとの粘り強い交渉が必要であろう。

現在，食べるワクチンの概念の発祥地であるアメリカでは，残念ながら上述の課題に阻まれて食べるワクチン研究開発への熱はすっかり冷め，ウイルスベクターを用いた方法に大きく傾斜してしまった感がある。しかし，今後も研究と改良を重ねて上述の腸管免疫の制御に関する課題と副作用の懸念を克服することができれば，この夢の技術の実現への機運が再び巡ってくるものと著者は信じている。

一方，ウイルスベクターを用いたワクチンやモノクローナル抗体の迅速大量生産は，現在アメリカで精力的に研究されている。上述のインフルエンザパンデミックに対応したヘマグルチニンの生産は商業的に，また公衆衛生の観点からも，大きなチャンスがあるとみられている。また，数年後にはさまざまなモノクローナル抗体医薬の特許期限が切れはじめるため，植物を用いた“biosimilar”（バイオシミラー；タンパク質医薬版のジェネリックあるいは後発医薬品と考えてよい）としての抗体生産は実用化への大きなチャンスを迎える。この際にひとつの鍵となるのが，タンパク質に付加される“糖鎖”の問題である（ヘマグルチニンのモノクローナル抗体は糖鎖が付加した，いわゆる糖タンパク質である）。植物細胞がタンパク質に付加する糖鎖はヒトのそれとは若干異なっており，それがタンパク質医薬の活性や副作用にどのように影響するかについてはまだ完全に解明されていない。しかしこの点については，植物の糖鎖を完全にヒトのものと同等にする研究が日進月歩であり，いずれ問題とならなくなると推測される。

以上のように，植物を用いたサブユニットワクチンなどのタンパク質医薬の生産は，人類の健康維持に大きく寄与する新しいバイオ産業として大きな可能性を秘めている。日本においても関連の研究が進められているが，まだまだ発展の余地がある。例えば，新しいサブユニットワクチンや抗体医薬のデザインだけでなく，生産の基盤となる植物の改良や栽培条件・グリーンハウスの最適化なども重要な研究領域である。これらは日本が得意とする研究分野でもある。したがって，今後の日本がこの新しいバイオ産業において世界のリーダーとなる可能性を十分に有しているものと思われる。

## 引用文献

1）Ulmer J. B., Valley U. and Rappuoli R.：Vaccine manufacturing：challenges and solutions. Nat Biotechnol, 2006；24；1377-1383.

2）Strohl W. R. and Knight D. M.：Discovery and development of biopharmaceuticals：current issues. Curr Opin Biotechnol, 2009；20；668-672.

3) 吉川裕之：子宮頸癌予防ワクチンの世界における現状と日本の問題点．癌と化学療法，2010；37；971-975.
4) Palucka K., Ueno H. and Banchereau J.：Recent developments in cancer vaccines. J Immunol, 2011；186；1325-1331.
5) Schmidt B., Ribnicky D. M., Poulev A. et al.：A natural history of botanical therapeutics. Metabolism, 2008；57；S3-S9.
6) Whaley K. J., Hiatt A. and Zeitlin L.：Emerging antibody products and Nicotiana manufacturing. Hum Vaccin, 2011；7.
7) Yusibov V., Streatfield S. J. and Kushnir N.：Clinical development of plant-produced recombinant pharmaceuticals：Vaccines, antibodies, and beyond. Hum Vaccin, 2011；7.
8) 的場伸行，Arntzen C. J.：アメリカにおける分子農業の現状．生物工学会誌，2005；83；519-521.
9) Rerks-Ngarm S., Pitisuttithum P., Nitayaphan S. et al.：Vaccination with ALVAC and AIDSVAX to Prevent HIV-1 Infection in Thailand, N Engl J Med, 2009.
10) Matoba N., Magerus A., Geyer B. C., et al.：A mucosally targeted subunit vaccine candidate eliciting HIV-1 transcytosis-blocking Abs. Proc Natl Acad Sci USA, 2004；101；13584-13589.
11) Matoba N., Kajiura H., Cherni I. et al.：Biochemical and immunological characterization of the plant-derived candidate human immunodeficiency virus type 1 mucosal vaccine CTB-MPR (649-684). Plant Biotechnol J, 2009；7；129-145.
12) McCormick A. A., Reddy S., Reinl S. J. et al.：Plant-produced idiotype vaccines for the treatment of non-Hodgkin's lymphoma：safety and immunogenicity in a phase I clinical study. Proc Natl Acad Sci USA, 2008；105；10131-10136.
13) 幸　義和，清野　宏：コメ発現システムを応用した経口ワクチン開発．日本臨床免疫学会会誌，2008；31；369-374.


## 参考文献


1) Strohl W. R.：Therapeutic Monoclonal Antibodies：Past, Present, and Future. *In*：Therapeutic Monoclonal Antibodies：From Bench to Clinic (ed. by An Z.), John Wiley & Sons, Inc., 2009, p. 1-50.
2) 松村　健：密閉型遺伝子組換え植物工場システム．科学と工業，2010；3月号；35-41.

3）Matoba N., Davis K. R. and Palmer K. E.：Recombinant Protein Expression in Nicotiana. Methods Mol Biol, 2011；701；199-219.

# 第10章 がんとペプチドワクチン

宇高恵子*

## 1．従来の悪性腫瘍の治療法と免疫療法

悪性腫瘍は，2人に1人が一生の間に罹り，3人に1人にとってはそれが命取りとなる，ありふれた病気となってしまった。悪性腫瘍の治療は，早期診断・早期治療に尽きる。腫瘍が発生した臓器内に留まっている間にみつかれば，手術，放射線などにより完治が望めるが，不幸にして遠隔転移がみつかり，全身的な治療が必要となれば，ことは深刻である。

全身的な治療には，一般にはホルモン療法と抗がん剤による化学療法がある。ホルモン療法は深刻な副作用が比較的少ないが，前立腺がん，乳がんなど，限られた種類の腫瘍にしか有効ではない。しかも，治療中にホルモン非依存性腫瘍の割合が増して治療効果が減弱することが，しばしば観察される。抗がん剤には，異なる作用機序をもつ薬が開発されているが，いずれも細胞の増殖や分裂，あるいは代謝を阻害する原理に基づいたものであり，腫瘍細胞に限った作用ではないため，正常の細胞に対しても大なり小なり毒性をもつ。このため，長期あるいは反復使用により，正常細胞の疲弊や障害が無視できないほど進行してくることが一般的である。一方，抗がん剤による治療の過程で，次第に抗がん剤に耐性をもつ腫瘍細胞の割合が増え，当初のような腫瘍抑制効果がみられなくなることが，しばしば起こる。最近は，分子標的治療薬と呼ばれる抗腫瘍薬の開発が進み，腫瘍細胞が生じた特定の細

＊　高知大学医学部免疫学教室

胞系列のみが影響を受ける薬剤や，腫瘍化の原因となる代謝経路のみを選択的に抑える薬剤が出てきた。また，抗体の先鋭な見分けの能力を利用して，腫瘍細胞を含む特定の細胞系列のみを除去する抗体や，腫瘍の増大や血管新生に必要な増殖因子の機能を阻害する抗体製剤が開発されている。これらは，傷害を受ける組織や分子が限られるため，正常組織への害が少ない点が有利であるが，これらとて，腫瘍と細胞系列や増殖因子，代謝経路を共にする正常の組織は同様に傷害される。

一般には，副作用のせいで抗がん剤が悪者のように理解されがちであるが，臨床試験で有用性が示されたものが薬として認可されている。抗がん剤の最大の問題は，腫瘍細胞を根絶やしにできるとは限らない点である。いくら副作用が強くても，一時しのぎをすれば腫瘍が完治するのであれば，もっと抗がん剤の使用は受け入れられるであろう。

悪性腫瘍細胞は，従来考えられていたような，常に増殖・分裂を繰り返している細胞ばかりではないことがわかってきた。抗がん剤の多くは，細胞の増殖や分裂をしている最中の腫瘍細胞には有効であるが，静止期の腫瘍細胞には有効ではない（図10-1）。一般に高濃度を一時的に投与するタイプの抗がん剤では，こうして一部の腫瘍細胞が生き延びてしまう。一方，常用タイプの抗がん剤では正常細胞への害を避けるため，十分な濃度が使えないことが一般的である。さらに，腫瘍幹細胞という概念が導入され，腫瘍のなかには，自己複製能があり増殖速度はそれほど速くない，腫瘍の“種”に相当する細胞が存在することが明らかになってきた[1)]。大半の腫瘍細胞が死んでも，腫瘍幹細胞が生き残れば，この“種”から腫瘍細胞が分化して増えてしまう（図10-1-B）。困ったことに，この腫瘍幹細胞の多くは，多剤耐性（multidrug resistanse：MDR）をもたらす輸送タンパク質を高発現する。一般に抗がん剤は細胞の増殖・分裂を阻害する活性をもつため，増殖能の高い細胞ほど効きやすい傾向がある。腫瘍幹細胞は，それほど分裂速度が速くなく，また，MDRが抗がん剤を速やかに細胞外に運び出すため，生き残りやすいのである。抗がん剤により，腫瘍細胞の数を一時的に減らして腫瘍の進展を遅らせることはできても，腫瘍の種を根絶やしにすることできなければ，抗がん剤

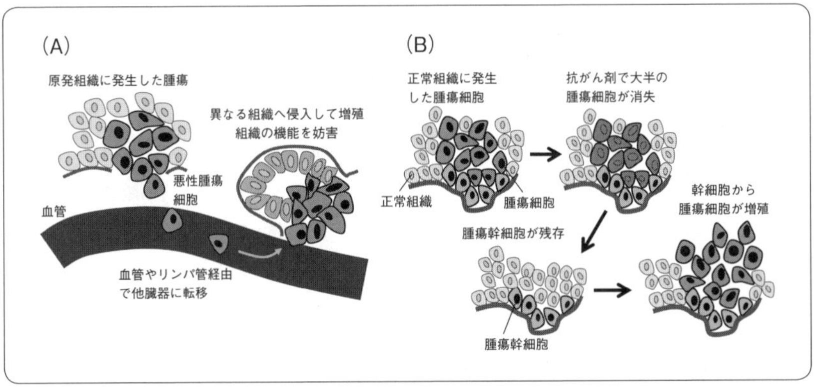


**図 10-1　悪性腫瘍の進展**

A：増殖の歯止めがきかなくなった悪性腫瘍は，元の組織の境界を破って増殖し，血管やリンパ管を経由して異なる組織へと侵入し，組織の機能を妨害する。

B：腫瘍細胞の一部には，腫瘍幹細胞と呼ばれる腫瘍の“種”に当たる細胞が存在する。抗がん剤により，増殖の盛んな腫瘍細胞が大半死んでも，腫瘍幹細胞は生き残り，それから増殖能の高い腫瘍細胞が増える。

を続けざるをえず，正常の細胞が疲弊したり，抗がん剤に抵抗性の腫瘍細胞が増えたりした時点で抗がん剤を使う有利性がなくなってしまう。

一方，腫瘍細胞をみつけて殺す免疫の働きは，古くから気づかれていた。ごくまれに悪性腫瘍が自然に消退するケースでは，腫瘍組織に免疫細胞が多く観察され，また，手術で摘出した腫瘍組織に免疫細胞がたくさん浸潤している症例では，再発率や生存期間など，その後の経過がよい傾向がある。腫瘍を植えた動物に，腫瘍に対する免疫応答が誘導されることも確認された。しかし，どうして21世紀の今日においても，免疫を利用した悪性腫瘍の治療が可能になっていないのであろうか。大きな理由が2つある。ひとつは，免疫には，“そもそも自己の成分は攻撃しない”という自己寛容のルールがあり，悪性腫瘍とはいえ自己の体に生じた腫瘍細胞を認識して殺す反応は，自然には起きにくいからである。もうひとつは，悪性腫瘍を殺す免疫の働きは主として細胞性免疫によって担われるが，先に明らかになった抗体による免疫応答と異なり，免疫にかかわる細胞が何で，それらがどのように腫瘍を認識するかが，最近までわからなかったことによる。後述する主要組織適合性複合体（major histocompatibility complex：MHC）分子によるT細胞への抗原提示のしくみが明らかになったのは，30年ほど前にすぎない。その後，腫瘍抗原が次々にみつかり，それらに対するT細胞を誘導するペプチドの数も増えている。しかし，抗腫瘍免疫を担う細胞を誘導する方法は，いまだ十分に確立されているとは言えず，免疫学者のなかにさえ，抗腫瘍免疫を否定する見方が根強くある。一方，この間にヒトの体でもある程度，抗腫瘍免疫が働いていることを示唆する状況証拠が増えてきた。T細胞の機能を抑える免疫抑制剤が開発され，臓器移植者の長期観察が可能になってみると，免疫抑制剤使用者では，悪性腫瘍の罹患率が高いことが観察された。免疫抑制剤が悪性腫瘍を生む遺伝子の変異率を高めることは考えにくいため，この結果は，免疫を逃れて腫瘍が生き残りやすくなったためではないかと考えられている[2)]。免疫の働きを明らかにできれば，腫瘍を排除する工夫が可能になるかもしれない。現在，プロトタイプのがんのペプチド免疫療法が医師主導型の臨床試験を契機に国内外で展開され，製薬系企業による臨床試験も始まっている。本稿では，ペプチド免疫療法の原理について紹介したい。

## 2．悪性腫瘍は正常の細胞とどこが違うか

腫瘍は遺伝子の変異の結果，細胞の増殖の制御がきかなくなり，無制限に増殖を続けることにより腫瘤を形成したものであり，さらなる遺伝子変異の結果，異なる組織へも転移をして増殖することが可能になったものを悪性腫瘍と呼ぶ（図10-1-A）。これらの性質を獲得するには，通常1つの遺伝子変異では十分でないため，細胞分裂の頻度が高い場合，遺伝子に変異が入りやすい環境にある場合，遺伝子修復機能の欠損や細胞が死ににくくなる遺伝子の変異がある場合などに悪性腫瘍が発生しやすい傾向がある。また，長く生きて細胞分裂の総数が増すと，遺伝子変異が蓄積されがちである。これらの腫瘍細胞で抗原として免疫細胞に認識される分子が何であるかを，順に説明したい。

# 3．悪性腫瘍に対する生体防御の仕組み

## (1) 抗体による液性免疫

悪性腫瘍に対する免疫応答には，液性免疫（抗体）と細胞性免疫がある。担がん患者の血清には，腫瘍抗原に対する抗体が健常人に比べて頻繁にみつかり，自然にも免疫応答が起こっていることがうかがわれる。しかし，それらの抗体のみでは抗腫瘍効果が十分でなく，腫瘍が成長したものと思われる。治療目的で投与するB細胞リンパ腫を標的とした抗CD20抗体Rituxan® (rituximab) のように，十分量投与できれば免疫反応により腫瘍細胞の排除が期待できるものがある。また，乳がんに対するHerceptin® (trastuzumab) のように，抗体が結合することで腫瘍細胞の増殖シグナルを断つことが可能なものもある。しかし，腫瘍に選択的な抗体療法は種類が限られ，標的抗原を発現しない腫瘍には効果が期待できない。

## (2) 細胞性免疫

腫瘍に対する免疫応答の主役は，なんといっても細胞性免疫である。腫瘍細胞には細胞で対抗するほうが効果的なのである。しかし，腫瘍の制御に働く免疫細胞の実体は，最近まで明らかになっていなかった。このため，初期の免疫療法では細菌，特に結核菌に対して細胞性免疫が活性化されることから，結核菌や連鎖球菌などの菌体成分を注射して，細胞性免疫を全般的に増強する試みがなされた。しかし，これらの方法では腫瘍細胞を殺す細胞を選択的に活性化するわけではないので，効果がみられる症例の頻度や効果の程度が限られていた。

いまでは，腫瘍をみつけて殺す細胞として，NK (natural killer) 細胞，NKT細胞，$\gamma\delta$T細胞，$\alpha\beta$T細胞の働きが明らかになってきた。NK細胞は，脊椎動物より原始的な動物にもある細胞傷害活性をもつ細胞で，ウイルス感染細胞や古くなった細胞，環境が悪化してストレスが高じた細胞などに自発的な細胞死（apoptosis；アポトーシス）を誘導する。NK細胞は，T細胞と祖先を共にする可能性が高く，標的細胞を殺傷するメカニズムや標的細胞を認

識する受容体の一部がT細胞と共通している。T細胞はリンパ球の一種で，利根川進博士らが明らかにしたように，遺伝子組換えの仕組みを使って多様な抗原受容体（抗原レセプター）を作る。このため，個々のT細胞ごとに異なる抗原受容体を発現し，多様な抗原に対応できるレパートリー（細胞集団）を形成している。NKT細胞，$\gamma\delta$T細胞も遺伝子組換えにより抗原受容体を作るが，極めて多様な抗原に対するレパートリーを擁する$\alpha\beta$T細胞と，遺伝子組換えの仕組みを持たないNK細胞の中間に位置する原始的なT細胞と考えられており，限られた標的分子を認識して，ウイルス感染やストレスを受けた細胞をみつけ，それらに細胞死を誘導する。NK細胞が標的細胞を認識するのに使うNKレセプターには，数十の異なる分子がみつかっている。個々のNK細胞は，これらNKレセプターを数種類発現し，標的細胞を正常細胞から見分けて殺す。NK細胞は，後述のCTLと相補的な抗腫瘍活性をもち，CTLに認識されにくいMHC class I欠損腫瘍細胞を認識して殺す特長がある。結核菌成分を免疫する初期の免疫療法では，NK細胞や$\gamma\delta$T細胞の活性を通常の2～3倍程度まで増やすことが期待できる。しかし，これらの細胞の受容体は，いずれも腫瘍細胞の特徴を認識するものではなく，細胞がストレスを受けた際に発現するMIC-A，-B，ULBPなどのMHC class I b分子やHSPファミリー分子などのストレス分子を認識する。つまり，腫瘍細胞が殺されるかどうかは，腫瘍細胞側の都合で決まる。これが問題である。腫瘍細胞は無制限に増殖を続けるため，酸素の欠乏や栄養不足に陥り，ストレス分子を発現しやすい傾向はある。しかし，生育条件が良好であれば，ストレス分子を発現しない。実際，末梢血リンパ球の1割に相当する多数のNK細胞が存在するにもかかわらず，腫瘍が成長するわけなので，これらの細胞の抗腫瘍活性に限界があることは想像がつく。

一方，$\alpha\beta$T細胞（以降，単にT細胞と記述）は，遺伝子組換えにより個々に異なるT細胞レセプターを発現するため，1アミノ酸の違いも見分ける，多様で繊細な抗原認識が可能である。さらに，特定の標的細胞に対するT細胞を，選択的に数百倍，数千倍に増やすことが可能である。この特長を利用した悪性腫瘍の免疫療法の開発が進められている。ただし，一般に自己の成分に反応するＴ細胞は，未熟なうちに死ぬか機能不全に陥るため，自己の体に生じる腫瘍抗原を認識して攻撃するＴ細胞は，自然には誘導されにくい。そこで，悪性腫瘍を認識するＴ細胞を選択的に増やし，強い細胞傷害活性を誘導する免疫方法の工夫が必要になる。

## 4．T細胞は腫瘍細胞を正常細胞からどのように見分けるのか

ウイルス感染細胞や悪性腫瘍細胞を殺す細胞傷害性Ｔ細胞（cytotoxic T lymphocyte：CTL）は，抗原を直接認識するのではなく，MHC class I 分子に提示されるペプチド（主としてアミノ酸が9個連なったもの）を抗原として認識する（図10-2）。細胞を構成するタンパク質は，常に合成と分解を繰り返している。ウイルス抗原や腫瘍抗原も同様である。タンパク質は，細胞質でプロテアソームと呼ばれるタンパク分解酵素複合体で切られ，ペプチド（アミノ酸が数十から数個連なったもの）になり，最終的にはアミノ酸にまで分解される。脊椎動物の細胞では，一部のペプチドが小胞体の壁にあるペプチドトランスポーター（transporter associated with antigen processing：TAP）によって小胞体（endoplasmic reticulum：ER）の内腔に運ばれ，MHC class I 分子に結合する。MHC class I 分子は，ペプチドが結合すると構造が安定して細胞表面に出ることができる。Ｔ細胞レセプター（T cell receptor：TCR）は，細胞表面の MHC 分子に提示されたペプチドの量的（1つの細胞に発現される特定のペプチドの数）・質的（アミノ酸配列の違い）変化を察知して，標的細胞を認識する。

ヒトの MHC は，HLA（human leukocyte antigen）と呼ばれ，移植抗原としてみつかっていた。他人から臓器を移植すると拒絶されるが，それは，この HLA 分子の型の違いを見分けたＴ細胞に攻撃されるからである。HLA は，ヒトの遺伝子のなかで最も個人差の大きい遺伝子群で，対立遺伝子型（allele；アリル）が違えば結合するペプチドの種類が異なる傾向がある。HLA 型が異なるヒトは，他のヒトとは異なる種類のペプチドをＴ細胞に提示できるので，病原体の種類によってはよりよく対抗でき，生き残って子孫を残

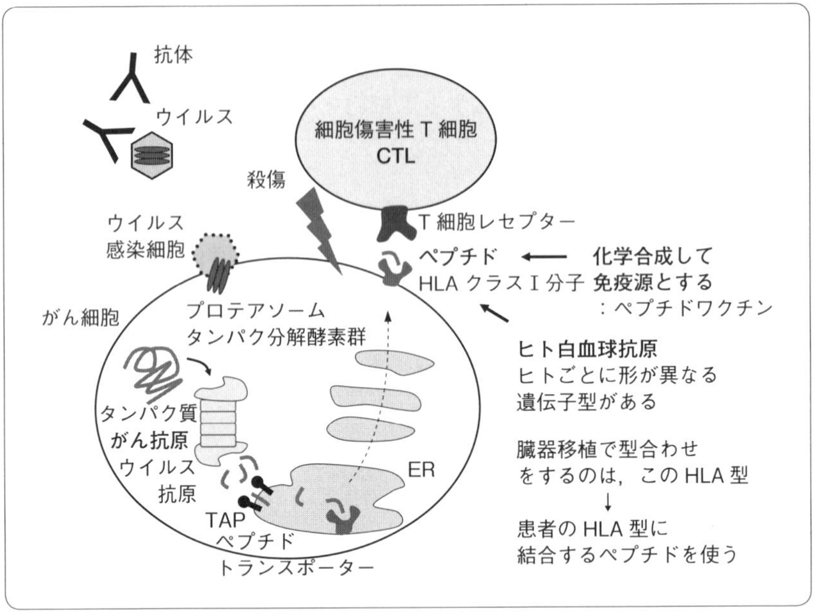


**図10-2　細胞傷害性T細胞（CTL）による抗原認識の仕組み**

抗体は，細胞外のウイルス粒子に直接結合するが，ウイルスが細胞に侵入した後は働けない。CTLは，ウイルス感染細胞や腫瘍細胞のHLA class I分子に結合したペプチドを抗原として認識する。ウイルス感染や腫瘍化により産生されたタンパク質を含め，細胞内で合成されるタンパク質は，プロテアソームによりペプチドに分解される。ペプチドの一部は，ER（小胞体）の壁に存在するTAPペプチドトランスポーターによってERの内腔に送られ，新規に合成されたHLA分子に結合する。ペプチドが結合すると，HLA分子の構造が安定化して，細胞表面に出る。HLA分子には，ヒトによって異なる遺伝子型があり，臓器移植では，この型の違いが認識され，拒絶反応が起きる。HLA型により結合するペプチドが異なるため，ペプチド免疫療法では患者のHLA型に合わせてペプチドを選ぶ必要がある。

しやすいため，進化の過程で集団のなかに型の違うHLA遺伝子が残されたことが推定されている。このため，T細胞を誘導するには，HLA分子に結合する抗原ペプチドをHLAの型ごとに同定し，患者のHLA型に応じて免疫源とする必要がある。従来の医薬品のように，1種類の化合物でどのヒトにも有効なものとは違うのである。

## 5．腫瘍特異的 CTL を誘導するペプチドワクチンのデザイン

さて，腫瘍細胞に特徴的に作られるタンパク質を標的として CTL を誘導したい場合，どのような腫瘍抗原が標的にあげられるのであろう。図 10-3 に，腫瘍細胞で発現され，正常の細胞では発現されないか，されても少ない腫瘍抗原を整理した。

腫瘍細胞に起こった遺伝子の融合や突然変異の結果できるアミノ酸変異をもつタンパク質は，腫瘍にしかないので特異的であるが，遺伝子の変異が個々の症例で異なり，また，変異部分が HLA に結合して提示されるとは限らないため，多くのヒトを対象としたワクチンには向かない。腫瘍を含め特定の系列の細胞で発現される組織抗原の例としては，悪性黒色腫で発現される腫瘍抗原がある。黒い色素を作るのに必要なチロシナーゼ（tyrosinase）という酵素は，色素細胞で発現される。チロシナーゼ由来の HLA 結合性ペプチドを免疫すると，悪性黒色腫をみつけて殺す CTL が誘導されることが示されている。しかし，腫瘍ばかりか正常の色素細胞も攻撃されて白斑症になる症例があることが観察されている。組織抗原はその系列の正常細胞の有無が患者の健康に影響しない場合はよい標的となるが，一方で，その標的を発現しなくなった変異腫瘍が CTL の攻撃を逃れて生き延びる可能性があるのが問題である。がんウイルス抗原もよい標的である。ただし，慢性感染を起こすウイルスの多くは，免疫の攻撃を逃れて生きる戦略を備えているため，例えば HLA class I による腫瘍抗原ペプチドの提示がされにくい場合も少なくない。胚胎児抗原は，胎児の発生期や生殖細胞でのみ発現され，生育後の体細胞では発現されないタンパク質である。腫瘍細胞は，発生期の未分化な段階に戻って高い増殖能をもつため，未分化な細胞に特徴的なタンパク質を発現する場合がしばしばある。MAGE，CEA，AFP などの腫瘍抗原がこれに相当し，腫瘍細胞のよい標的となる。過剰発現型は，正常の細胞にもいくらか発現されるが，腫瘍では何十倍，何百倍と発現されるもので，細胞の増殖や分裂にかかわるタンパク質があげられる。

さらに，これら腫瘍抗原を絞り込む要素として，がん原性があげられる。

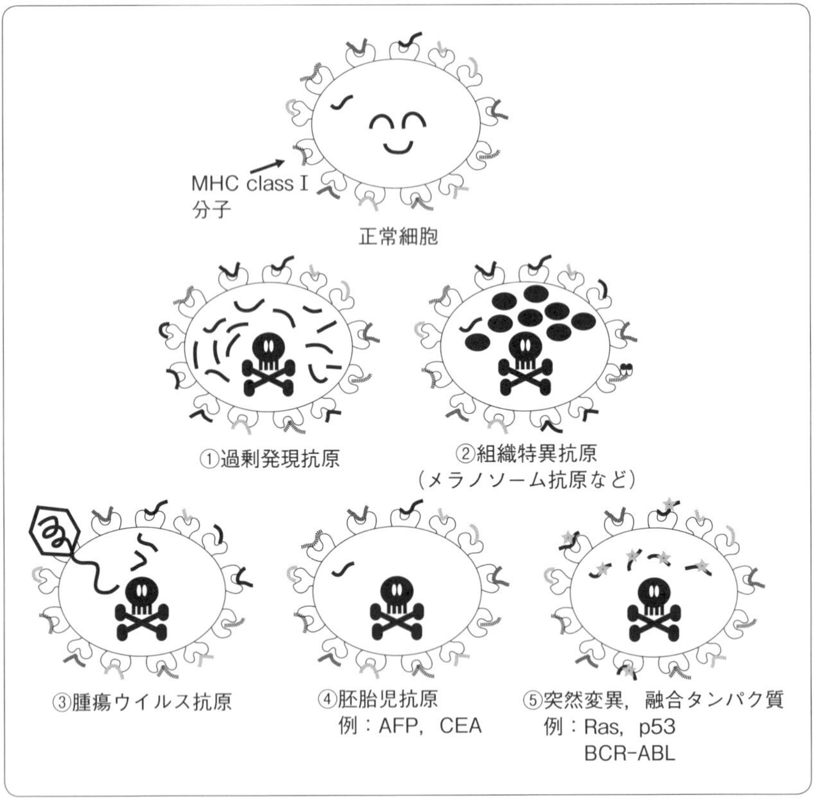


図10-3　種々のCTLに認識される腫瘍特異抗原

腫瘍細胞で特徴的に発現され，HLA class I 分子にペプチドとして提示される腫瘍抗原には，5つのグループがある。

①正常細胞でも発現されるが，腫瘍細胞で大量に作られるタンパク質。増殖や細胞分裂に必要なタンパク質が例となる。

②悪性黒色腫のメラノソーム関連抗原のように，特定の系列の細胞および，その腫瘍化したもので発現する分化抗原タンパク質。

③腫瘍ウイルス由来のタンパク質。

④胚細胞や胎児の発生期に産生されるが，成長後は発現されないタンパク質。

⑤遺伝子の突然変異や染色体転位の結果できたアミノ酸変異のあるタンパク質や融合タンパク質。

いずれの標的抗原も，それを発現する腫瘍細胞に対するCTLが誘導されると，腫瘍抗原を発現しない腫瘍細胞が選択されて増える可能性がある。上記であげた組織抗原のひとつである悪性黒色腫のチロシナーゼでは，それを発現しない“黒くない変異腫瘍細胞”が出現して治療抵抗性になる症例が報告されている。チロシナーゼのように腫瘍の生存に必要でない標的であれば，変異細胞出現の可能性があるが，標的腫瘍抗原が悪性腫瘍の原因となっている，“がん原性タンパク質”であれば，それを発現しなくなった変異細胞は腫瘍としての性質も失うので，治療抵抗性の変異腫瘍細胞が出にくいことが期待される。最後にもうひとつ絞り込めれば望ましいのは，腫瘍幹細胞でも発現される腫瘍抗原であることである。上述のように，細胞分裂の盛んな腫瘍細胞が攻撃されて減っても，腫瘍の“種”が残っては意味がない。

腫瘍抗原が定まり，それらを標的としてCTLを誘導する免疫療法を開発するためには，個人がもつHLA型に結合するペプチドをみつける必要がある。HLA分子は，対立遺伝子型によって結合するペプチドのレパートリーが異なるが，一方で，抗原提示分子であるため，1つの型のHLA分子で多様な抗原ペプチドを提示する認識の寛容さがある。タンパク質が特異的に結合する相手（ligand）をみつけたい場合，唯一無二の関係であれば片方で相手を釣り上げる方法が使えるが，限られてはいるが，寛容に多様なペプチドを結合する分子の特異性を解析することは容易ではない。従来の方法や著者らの初期の方法は，HLA結合ペプチドのN末端から順にアミノ酸の選択性を調べるものであった。その過程で，任意のHLA型分子について，結合ペプチドはランダムな配列のペプチドの100～200個に1個程度の頻度で存在することがわかった。しかしこれらの方法では，ペプチドのアミノ酸配列依存性の結合特性については情報が得られない。そこで著者らは，日本電気(株)の研究者と共同で，隠れマルコフモデルを基盤アルゴリズムとして使い，質問学習法という情報技術を使って計画を立てて，ペプチド結合実験を繰り返すことにより，アミノ酸の配列依存性の結合特性も含めて解析することに成功した[3]（図10-4）。こうして得られた情報をもとに，任意のタンパク質についてHLA結合ペプチドを予想するプログラムを開発し，免疫療法に使うペプチドをみつけている。このプログラムを使えば，異なるHLA型に共通に結合する，まれなペプチドを同定することも可能で，対象患者の範囲が広

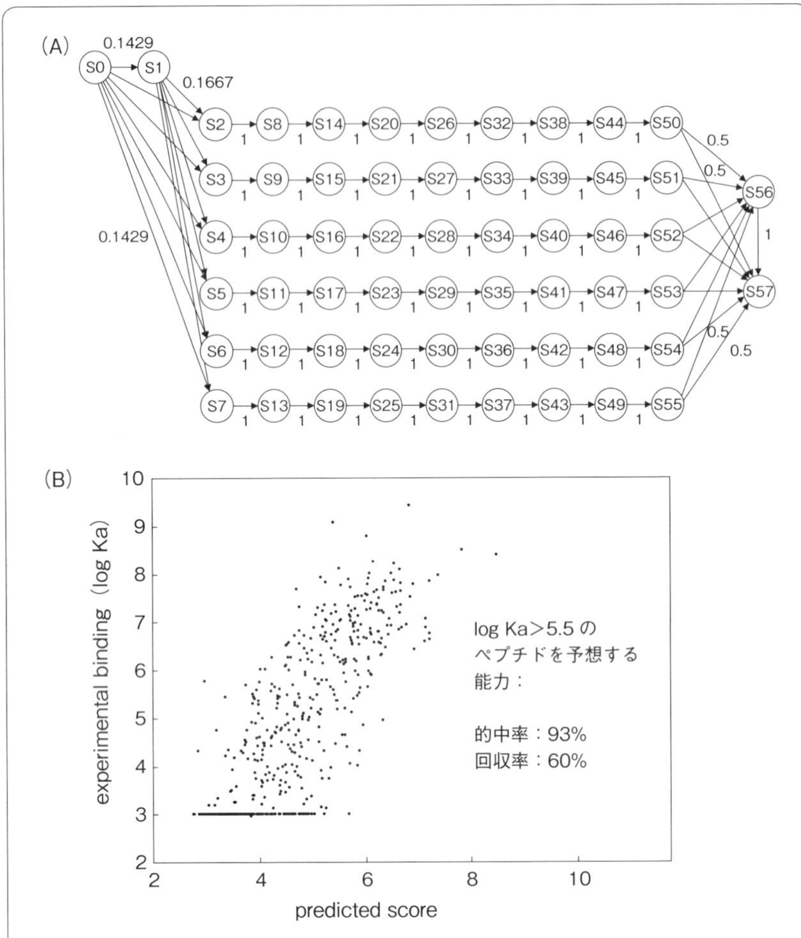


図 10-4　HLA 結合性ペプチドを予想するアルゴリズム

A：HLA class I 分子に結合する 9 アミノ酸長のペプチドの結合特性を解析する基盤アルゴリズムとして作った隠れマルコフモデル。9 アミノ酸長のペプチドに前後 1 アミノ酸の位置のずれを見込んで，位置ごとに 20 種類のアミノ酸の出現頻度を解析するモデル。6 パターンの互いに独立したアミノ酸配列がある場合を想定して作ったが，主には 3 種類程度のパターンが見いだされた。

B：A で得られた確率分布を使って任意のペプチドについて HLA-A*24:02 結合性を予測したものと，その実測値との相関をみたもの。横軸が，log Ka 値の予測値，縦軸が実測値を表す。各点が 1 種類のペプチドを示す。CTL を誘導することがわかっているペプチドの結合値 5.5 を閾値とした場合の，予想の的中率と回収率を示す。

い有用なペプチドを探すことができる。

## 6．WT1 腫瘍抗原を標的とした，がんのペプチド免疫療法の開発

著者らは，大阪大学の杉山治夫教授らと共同でWT1腫瘍抗原を標的とした免疫療法の開発を進めてきた。WT1は転写因子のひとつで，IGF，EGF-Rなど数十の増殖因子やそのレセプターの遺伝子を制御しており，自然発症の固形腫瘍や白血病の7割程度に高発現がみられる。また，WT1は腫瘍化の原因遺伝子（oncogene）のひとつであることが示され，腫瘍幹細胞でも発現されている。WT1は449個のアミノ酸から成るため，上述のHLA結合性ペプチド予想プログラムを使ってHLA class I分子結合性ペプチドを同定した。そのなかでもHLA-A*02:01，A*02:06，A*24:02に共通に結合するペプチドを選び臨床試験を開始した。3つのHLA型に結合するため，日本人の8割強が対象になる点が有利である。

ペプチドを皮膚に注射すると，表皮に分布する樹状細胞（DC）などの表面のHLA分子に結合する（図10-5）。細胞表面にはわずかながら，ペプチドを結合していないHLA分子があり，腫瘍抗原ペプチドはそれらに結合して腫瘍特異的CTLを活性化する。従来の免疫療法の多くが，CTL誘導型のペプチドをモンタナイド（ISA51）と呼ばれる基材に懸濁して投与している。モンタナイドは油脂に界面活性剤を加えたもので，水溶液にしたペプチドをマヨネーズ状に懸濁して注射すると，ペプチドが徐々に放出される。また，モンタナイドはマクロファージやDCの異物認識レセプターを介して弱い免疫賦活作用をもつと言われている。著者らは先に，大阪大学杉山教授らの多施設臨床試験に参加し，HLA-A*24:02結合性のWT1ペプチド（235Y）をモンタナイドに懸濁して投与する方法で試験治療を行った。その経験から，さらに高い細胞傷害活性をもつCTLを誘導するため，百日咳全菌体ワクチンを免疫賦活剤として添加して，それを貪食したDCを活性化する方法を工夫した[4)]。百日咳菌はグラム陰性菌であり，その成分であるLPS（lipopolysac-

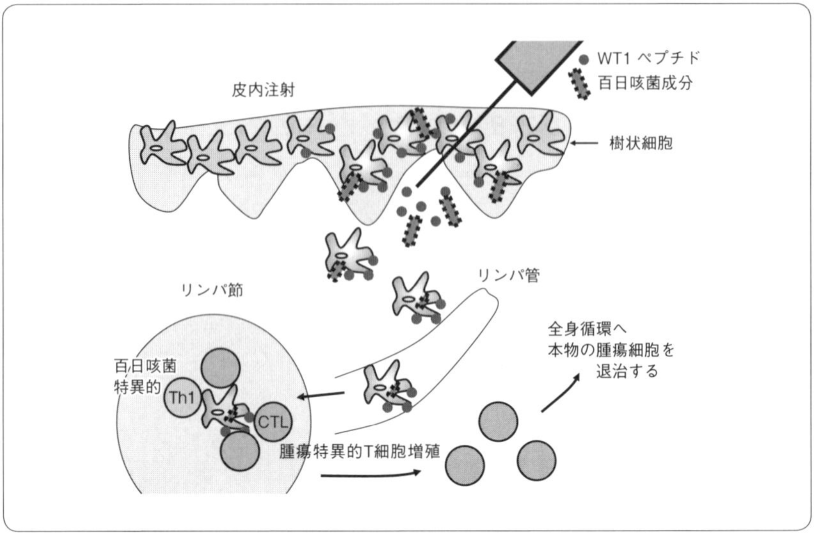


**図 10-5 ペプチド注射による樹状細胞表面の HLA 分子への結合**

ペプチド免疫療法ではどういうことが起こるか。腫瘍抗原のひとつである WT1 ペプチドを百日咳菌成分と混ぜて注射すると，表皮に網目を作って分布する樹状細胞（DC）などの HLA class I 分子にペプチドが結合する。一方，DC は百日咳菌体成分を貪食して活性化し，表皮を離れて積極的にリンパ節へと移動を始める。途中でリンパ管に出会うとリンパ管に侵入し，リンパ節へと流される。この過程で，DC は貪食した百日咳菌を消化し，HLA class II 分子に提示する。リンパ節にたどり着くと，DC は百日咳菌を認識する Th 細胞を Th1 タイプの活性化細胞へと分化させ，この Th1 細胞が WT1 ペプチドを認識する CTL の増殖・分化を助ける。増殖した CTL は，血液循環を経て全身をめぐり，腫瘍細胞に出会うと退治する。

charide）などが DC の異物レセプターに認識されると，DC は，Th1 と呼ばれる CTL の誘導を促すヘルパー T 細胞（Th）を誘導する活性の高い細胞へと機能分化することが知られている。百日咳菌を貪食して活性化し，細胞表面に WT1 ペプチドを結合した DC は，表皮から積極的に這い出し，リンパ節に向けて移動する。貪食した百日咳菌は移動中に消化され，百日咳菌由来のペプチドが HLA class II 分子という，Th に抗原を提示する種類の HLA 分子に結合する。リンパ節に達した DC は，そこで数日間抗原を提示する。WT1 ペプチドを認識する CTL があれば，DC の提示するペプチドを認識して増殖し，リンパ節を出て血液循環に入り全身を巡る。巡回中に腫瘍細胞に出会うとそれらを殺す。百日咳菌由来のペプチドを認識するTh1細胞は，腫瘍抗原ペプチドを認識するCTLの増殖を助ける。抗原刺激を受けたCTLは，細胞傷害性顆粒に標的細胞を殺すために必要なタンパク質を溜めるが，溜めたタンパク質は，1週間から10日程度で減少してしまうため，臨床試験では毎週1回の免疫を行っている。

## 7．ペプチド免疫療法の効果

百日咳菌添加後の臨床試験は現在進行中で，評価の集計は先になるが，この試験に先だって行った，WT1（235Y）ペプチドをモンタナイドに懸濁して投与する試験では，19例のさまざまな固形悪性腫瘍症例に試験治療を行った。いずれも標準治療抵抗性になった遠隔転移のある進行がんの症例である。効果の判定は，抗がん剤の評価に使われる国際基準であるRECIST判定を用いた。これは，標的腫瘍を選び，それらの腫瘍径の和を測って，治療後に腫瘍が消失したものをCR（complete response），30％以上縮小したものをPR（partial response），20％以上増大したものをPD（progressive disease），PRとPDの間に留まるものをSD（stable disease）と判定する。また，標的腫瘍の変化によらず，新規に転移が出現した場合は，PDとなる。

ペプチド免疫による介入が腫瘍の進行を抑制したと考えられる症例の割合（腫瘍制御効果）は，CR，PR，SDの割合を足したもので，上記試験では，治療開始後3カ月後の判定で19例中4例がSDとなり，腫瘍制御効果が21％という結果になった。効果が限られてはいるものの，すべてが標準治療抵抗性の進行がんの症例であったこと，ペプチド免疫による副作用は，投与部位の皮疹のみであったことを考えると，これまでの治療法を補う治療法として有望と考えた。このときの腎細胞がん2例の経過を紹介する[5]。いずれも標準治療抵抗性のため，ペプチド免疫単独治療である。

図10-6に示すように，1例目は，免疫療法開始後，それまで増大していた腫瘍の成長が鈍りSDの状態が10カ月以上続いた。2例目もSDで，腫瘍量が多かったせいか，腫瘍の成長カーブの変化は緩やかであったが，それま

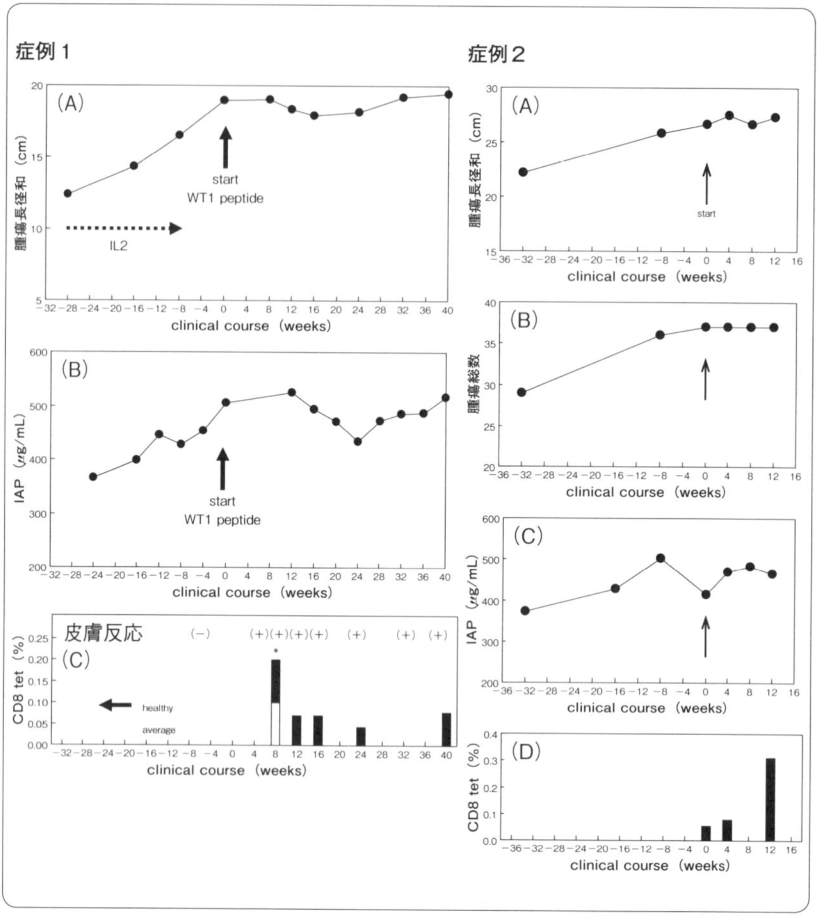


**図10-6　WT1（235Y）ペプチドで免疫治療を行った腎細胞がん2症例の治療経過**

症例1：肺転移腫瘍の長径和（A）および腫瘍マーカーであるIAP（B）の変化をみると，WT1ペプチド免疫開始後，腫瘍の成長が鈍化し，10カ月あまり成長が抑えられた。この間に調べた末梢血T細胞には，235Yペプチドを認識するHLA tetramer$^{+}$，CD8$^{+}$のCTLがやや増加しており（C），その内訳ではeffector/memoryタイプの細胞（黒棒）が増えていた。

症例2：ペプチド免疫開始後の長径和（A）の変化は顕著ではなかったが，それまで画像診断のたびに増えていた肺転移巣の増加が止まり，試験期間の3カ月は変化がなかった（B）。IAPも横ばいとなった（C）。CTLは免疫が進むにつれ増加し，effector/memoryタイプがほとんどとなっていた（D）。

で増加傾向にあった多数の肺転移巣が新規に増えなくなった。これらの症例の末梢血T細胞を調べたところ，免疫に使ったペプチドを認識するCTL（CD8 T細胞のなかで，WT1 tetramer陽性）の割合が増加しており，これらのCTLは腫瘍細胞を殺す機能を有するeffector細胞にみられる細胞表面分子をもっていることがわかった（図10-6の症例1-C，症例2-D，黒棒）。症例1では，最初の免疫をして数時間後に，免疫の場所（腋窩，鼠径部）とは離れた転移腫瘍部の皮膚に発赤がみられ，その後の免疫の際にも繰り返し観察された。このように，限られた数の症例ではあるが，ペプチド免疫に関連して腫瘍部へのCTLの浸潤が示唆され，また腫瘍の制御効果がみられた。ただし，効果がみられた症例でも，腫瘍の積極的な縮小はみられず，ペプチド免疫の抗腫瘍活性に限界があることがうかがわれた。しかし，いずれの症例も標準治療に抵抗性で，副作用がワクチン投与部の皮疹のみであることを考慮すると，進行がんの治療法として研究を進める余地はあると判断した。

百日咳菌を添加したWT1（W10）ペプチドの試験は現在進行中であるが，これまでに，治療開始後3カ月にRECIST判定を行った固形腫瘍症例31例中，ゆっくり成長する腫瘍を中心に10例がSD以上と判定され，1例はCRとなった。症例数が多かった前立腺がんに限れば，13例中5例（38%）がSD以上となった。前立腺がんでは，手術，放射線などの局所療法が及ばず，標準治療であるホルモン治療にも抵抗性となった進行がんの症例ばかりを対象にしていたが，腫瘍マーカーであるPSAが低下してSDと判定された症例では，その状態が3～10カ月程度続いた。一方，治療中にペプチドの投与に関連する重篤な副作用はみられず，安全に投与できることが示唆された。現在，腫瘍の種類や病気の進行状況を揃えて症例数を増やし，治療効果をより客観的に評価できるよう試験を進めている。

効果がみられなかった症例では，腫瘍細胞で十分量の抗原ペプチドが提示されていなかった，腫瘍抗原ペプチドを認識するT細胞が増えてこなかった，T細胞は増えたが腫瘍組織に侵入して目にみえる腫瘍制御効果をもたらすには十分ではなかった，など，さまざまな要因が考えられ，今後研究を進める必要がある。

## 8. 腫瘍組織には免疫応答が起きにくい環境がある

免疫療法の腫瘍制御効果が限られるひとつの理由として，腫瘍組織では，免疫応答が起きにくい要因があることがわかってきた。①腫瘍細胞において，腫瘍抗原の発現が止まったり，CTLに抗原を提示するMHC class I 分子による抗原提示のしくみが破綻して，抗原ペプチドが提示されない可能性がある，②腫瘍特異的T細胞の数は増えても，腫瘍組織に効率よく侵入していない，③腫瘍抗原ペプチドを認識するT細胞が侵入して腫瘍細胞を殺した後，そこでT細胞が活性化されて免疫応答が増幅されるための環境が整っていない，④腫瘍特異的Th細胞の多くが，腫瘍内では免疫を抑制するタイプの制御性T細胞へと分化している。今後，これらの要因について研究を進め，腫瘍に対する免疫応答を高める工夫をする必要がある。

## 9．既存の治療法との上手な組み合わせ

現在試験を行っているペプチド免疫療法は，安全性と有効性を評価する臨床第I/II相試験という段階にあり，他治療の影響ができるだけ少ない症例を対象としている。また，倫理的見地から，有効性が証明されている標準治療に先だってペプチド免疫療法の試験を行うことは容認されないため，いきおい標準治療を尽くして無効であった進行がんの症例が対象となっている。これらの症例は一般に腫瘍量が多く，抗がん剤や放射線治療などの結果，免疫能はもとより全身的な機能も低下していることが多いため，有効性がみえにくい試験となる。今後は，病気がわかった初期から使う，手術後の補助療法として使うなど，初期の腫瘍量が少ない時点で免疫療法を開始する試験への発展が望まれる。

最近，Zitvogelらの研究により[6)]，抗がん剤の作用の結果，腫瘍細胞が死ぬ場合，抗がん剤により，積極的に免疫応答を惹起する死に方をするものと，免疫応答を起こさない死に方をするものがあることがわかり，どの抗がん剤がどちらの細胞死を誘導するかが整理されてきた。また，抗がん剤や放

射線治療の作用で腫瘍細胞が死ぬ反応にも，免疫応答が多分に関与していることも明らかになってきた。これまで，抗がん剤や放射線はリンパ球の細胞分裂も抑えるため，免疫療法とは相容れないものであると考えられてきた。ところが，実際は，上手にタイミングを計れば，抗がん剤や放射線治療は，免疫療法と相乗的な効果を期待できる可能性が高まってきた。今後，臨床試験で調べる必要があるが，免疫療法は，大量の腫瘍細胞に対してはT細胞の増殖が間に合わないことが欠点であるため，他の治療法と上手に組み合わせて使うことには，期待がもたれる。

## 10. 次世代の免疫療法

腫瘍抗原を標的としたペプチド免疫療法の第一世代のワクチンは，CTLを誘導するペプチドを免疫賦活能に乏しいアジュバント（補助剤）と共に投与する方法であった。しかし，自然な免疫応答の場を理解すると，それでは十分でなく，ペプチドを提示する樹状細胞などの抗原提示細胞や，CTLの誘導を助けるTh細胞も同時に活性化する必要がある。著者らは，百日咳菌の全菌体ワクチンを免疫賦活剤として使うことにより，抗原提示細胞と第三者抗原である百日咳菌に対するTh細胞も，腫瘍ペプチドを認識するCTLの誘導の場で活性化する方法を工夫した。その結果，SDと判定される症例の割合は2倍近くに増え，効果のあった人のなかには，PRあるいはCRと判定される，腫瘍の積極的な縮小がみられる症例も出るようになった。しかし，それでも効果のない人が6割以上ある。その原因について研究をしていたところ，百日咳菌で免疫をすることにより，細胞傷害活性の高いCTLが誘導されるようになったものの，それらCTLが固形腫瘍内へ浸潤する効率はあまりよくないことがわかった。そこで，腫瘍特異的T細胞が腫瘍内へと浸潤するメカニズムを研究していたところ，最近，重要なことがわかった。T細胞は血液に乗って腫瘍の場所に流れていくのであるが，従来考えられていたような，T細胞が血液から腫瘍組織へと自然に侵入していく反応はわずかにしか起こらず，固形腫瘍の縮小を起こすためには，大量のCTLが腫瘍内に積極的に侵入する必要があることがわかった。さらに，血管内を流れるT細胞が腫瘍の“場所”をみつける仕組みも明らかになった。腫瘍のありかをみつけるのはCTLではなく，腫瘍抗原特異的なTh細胞であることがわかったのである（論文投稿中）。これらの知見を活かして，今後のペプチドワクチンにはTh細胞の誘導も同時に図るデザインが必要になるであろう。ペプチド免疫療法は，飛行機の歴史にたとえれば，ライト兄弟の複葉機が飛んだ段階に相当するであろう。具体的に改善できる工夫がいくつも目の前にあり，今後，ジェット機，ロケットへと開発を進めることが可能かもしれない。興味をもたれた方がおられたら，ぜひ一緒に研究をしたい。

その他の工夫として現在世界で試みられているものとして，腫瘍特異的T細胞の抗原レセプターをコードする遺伝子を，腫瘍患者のT細胞に移入する試みがある。自然の状態では，免疫寛容のため，腫瘍特異的T細胞は数が少ないので，それを打開するために，既知の腫瘍特異的T細胞の抗原レセプターの遺伝子を患者のT細胞に組み込み，抗腫瘍T細胞の数を飛躍的に増やす工夫である。この方法は画期的であるが，ひとつ気をつけなければいけない問題が出てきた。T細胞レセプターは，HLAに提示されたペプチドの認識をするが，一方で，一部の他人型のHLA分子にも結合し，その型のHLA分子を発現する細胞を殺す活性をもつことが一般的である。腫瘍抗原ペプチドを認識するT細胞レセプターを移入した動物で，このような臓器移植でみられる攻撃反応が起こることが相次いで報告された。ヒトでも同様のことが起こりうるので，移入前にそれを受ける患者のHLA型に反応しないか，調べる必要がありそうである。

## 11. 新しい治療法を拓くための医薬品審査方法の必要性

ペプチド免疫療法の開発は，これまでの医薬品審査方法についても，課題をなげかけることになった。これまでの薬は，特定の酵素や標的タンパク質に対して直接働くものが大半であった。したがって，薬の投与後の反応も一元的なものであり，医薬品の審査では，期待される反応に対応する評価の仕方が設定されている。抗がん剤に対するRECIST基準はその一例である。また，対象となる薬剤に対する反応を評価するためには，一度に1種類の薬だけを投与する臨床試験が必要である。しかし，ペプチド免疫療法では，複数の分子や細胞が関与し，それぞれが至適に活性化されてはじめて生理的に意義のある反応が起こる。免疫療法では，CTLが認識するペプチドのみでは免疫誘導が十分に起こらず，抗腫瘍活性も限られる。CTLが自然に活性化される場を考えると同時に，抗原提示細胞やCTLの誘導を助けるTh細胞を活性化する物質を投与して，至適な反応の“場”を作る必要がある。特に，自然には免疫応答が起こりにくい自己タンパク質である腫瘍抗原に対して攻撃的な反応を誘導するためには，よほど，それぞれの活性化の条件を整えなければ，十分な抗腫瘍効果は期待できない。このような複合的な医薬品の開発を現在の医薬品の審査基準に当てはめて臨床試験をするとなると，個々の要素を単独に評価し，それぞれの組み合わせを試し……と順にやっていては，膨大な時間と費用がかかってしまう。また，判定までの時間や検査項目も，ペプチド免疫療法に合ったものに整える必要がある。例えば，ペプチド免疫療法では，T細胞の数が増えるまでに何週間もかかり，治療効果がみえはじめるのは，それ以降である。ペプチド免疫療法に合った評価の仕組みを整えることが早急に必要である。

このように，悪性腫瘍のペプチド免疫療法には，学問的にも社会的にも課題がたくさん待ち受けているが，副作用が少なく，体に散った腫瘍細胞をみつけて積極的に殺してくれるT細胞を利用する方法には，これまでの治療法にない有利性や，既存の治療法との相乗的な利用が期待される。いまはたいへんでも，将来につながる大きな課題と心得て研究を進めていきたい。

## 引用文献

1) Chaffer C. L. and Weinberg R. A.：A perspective on cancer cell metastasis. Science, 2011；331；1559-1564.
2) ワインバーグ（著），武藤　誠，青木正博（訳）：がんの生物学，南江堂，2008.

3) Udaka K., Mamitsuka H., Nakaseko Y. et al.：Empirical evaluation of a dynamic experiment design method for prediction of MHC class I-binding peptides. J Immunol, 2002；169；5744-5753.
4) Yano A., Komatsu T., Ishibashi M. et al.：Potent CTL induction by a whole cell pertussis vaccine in anti-tumor peptide immunotherapy. Microbiol Immunol, 2007；51；685-699.
5) Iiyama T., Udaka K., Takeda S. et al.：WT1（Wilms' Tumor 1）peptide immunotherapy for renal cell carcinoma. Microbiol Immunol, 2007；51；519-530.
6) Zitvogel L., Apetoh L., Ghiringhelli F. et al.：The anticancer immune response：indispensable for therapeutic success? J Clin Invest, 2008；118；1991-2001.

## 参考文献

1) パーラム（著），笹月健彦（監訳）：エッセンシャル免疫学（第2版），メディカル・サイエンス・インターナショナル，2010.

# 第 11 章

# アルツハイマー型認知症とワクチン

鍋島俊隆[*1～*3]，毛利彰宏[*1～*3]

## 1．はじめに

わが国の人口の高齢化は現在世界一である。65 歳以上を高齢者というが高齢者が全人口に占める割合が，すでに 20％を超えており，2000 年度厚生白書の予想では 2040 年には 30％を超える。わが国では衛生環境もよく，食もバランスが取れており，国民皆保険という世界でも類をみない高度の医療制度が国民の健康を守り，平均寿命が延びているからである。健やかに老いることができればよいが，65 歳以上の高齢者の認知症の発現率は 7.7％，加齢とともに発現率は上昇し，80～84 歳では 14.6％，85 歳以上では 27.3％という報告がある。現在認知症患者は 240 万人を超えており，2021 年には 309 万人になると推計されている。高齢者自身はもとより，高齢者を抱える家族はいつ，家族のなかに認知症の患者を抱えてもおかしくない。全世界ではじめて経験する，このような超高齢化社会の課題を一日でも早く解決することが，われわれに与えられた任務である。

## 2．認知症とは

認知症疾患治療ガイドライン 2010 で認知症は，「一度正常に達した認知機

＊1　特定非営利活動法人医薬品適正使用推進機構（NPO J-DO），＊2　名城大学比較認知科学研究所，＊3　同大学院薬学研究科

表11-1　“単なるもの忘れ”と“認知症のもの忘れ”の主な違い

| | 単なるもの忘れ | 認知症のもの忘れ |
|---|---|---|
| 記　憶 | 置き忘れ<br>食事の内容：忘れることがある | 内容のすべて：忘れる<br>食べたこと：忘れる |
| 見当識 | 人の名前：出てこない<br>場所：わかる<br>月日：わかる | 人の顔：忘れる<br>場所：わからない<br>月日：わからない |
| 判断力<br>計　算 | ある<br>できる | ない<br>できない |

能が後天的な脳の障害によって持続的に低下し，日常生活や社会生活に支障をきたすようになった状態を言い，それが意識障害のないときにみられる」と定義されている。昨日の夕食の内容が何だったか忘れ，また人の名前が出てこないことがあり“ぼけた”，“認知症ではないか”と一般市民は心配しているが，食事をしたことは覚えており，名前も後から思い出せる，いまどこにいるのか，今日はいつか月日がわかり，また，判断や計算ができれば認知症ではない。認知症患者は食べたことも忘れ，上述したようなことはすべてできない（表11-1）。認知症は種々の原因で発症するが，一番多いのはアルツハイマー型認知症（Alzheimer's disease：AD）で，次に血管性認知症である。

## 3．アルツハイマー型認知症の病理学的特徴

ADはひどい物忘れからはじまり，自分のことがうまくできなくなり，徘徊，妄想などの行動異常が起こり，完全な介護が必要となり入院しなければいけなくなるような経過をたどる。発症後8～10年で亡くなる。脳の神経細胞が萎縮・脱落するために脳室や脳溝が広がる。ヒトの脳重量は約1,200～1,300 gであるが，症状がひどいADの患者では約半分になっている人もいる。脳のエネルギーは血流が運んでくる酸素とブドウ糖からATPが作られ供給される。ADの患者では脳への血流が少なくなり，脳でのブドウ糖の利

用率が低下する。その結果，脳ではATPが産生されないので，脳の働きが低下する。ADでは脳に老人斑と神経原線維変化が健常人と比べて多発している。老人斑の斑点の中心に40ないし42（43）個のアミノ酸から成るアミロイドβタンパク（Aβ）が凝集している。培養した神経細胞にAβを添加すると，Aβが神経を殺す働きを示すことから，AβはAD発症の原因物質ではないかと考えられている。神経原線維変化は神経がよじれて死ぬことにより起こる。これは神経の軸策にあるタウタンパク質が異常にリン酸化されることによって起こる。

## 4．認知症の症状

認知症の症状として物忘れと判断力の低下は必ず起こるので，中核症状と言われている。その他，抑うつ，妄想，幻覚，不穏などが，環境変化，人間関係などに関連して起こる。これらは周辺症状と言われている。ADの中核症状としての記憶障害は，昔の記憶（遠隔記憶）や60秒前までの記憶（即時記憶）には問題ないが，数分前の記憶（近時記憶）が失われるのが特徴である。また，ものがみえていても，どこだかわからないので道に迷う（失認），手足は動くが，服の着方やテレビのリモコンの使い方がわからない（失行），声は出るが物の名前が言えない（失語），酢豚を作るつもりで買い物に行ったが，どんな材料を買えばよいかわからない（実行機能障害）などの中核症状がみられる。周辺症状としては，日課をしなくなる，物事への関心が薄くなる（自発性の低下），食べ物の嗜好が変わる（嗜好の変化），物を盗られたと言う（妄想）などの症状がみられる。

## 5．アルツハイマー型認知症の分類と発症の仮説

ADは家族性と孤発性に分類されている。家族性ADはADの数%を占めている。早期（40〜50歳代）に発症する例が多い。21番染色体上にあるアミロイド前駆タンパク（amyloid precusoer protein：APP）やγ-セクレターゼの

表 11-2　アルツハイマー型認知症の分類

**家族性アルツハイマー型認知症（FAD）**

アルツハイマー型認知症患者の数％を占め，早期（30〜50 歳代）から発症する例が多い

APP や $\gamma$-セクレターゼの遺伝子変異により，A$\beta$ の産生亢進により発症

常染色体優性遺伝（どちらかの親が FAD であれば 2 分の 1 の確率で罹患）

例：APP における遺伝子変異

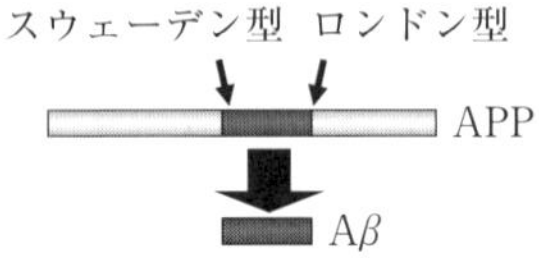


スウェーデン型：$\beta$-セクレターゼ（BACE）によって切断されやすい変異

ロンドン型：$\gamma$-セクレターゼによって A$\beta$42 を切断する部位が切れやすい変異

**孤発性アルツハイマー型認知症（SAD）**

ほとんどのアルツハイマー型認知症患者を占め，65 歳以降から発症する例がほとんど

APOE などの遺伝子変異が危険因子として考えられているが不明な部分が多い

遺伝子変異によって，A$\beta$ がたくさん産生されるようになると発症する。常染色体優性遺伝なので，どちらかの親が家族性 AD であると 2 分の 1 の確率で発症する。APP の遺伝子が $\beta$-セクレターゼで切断されやすくなったスウェーデン型と，$\gamma$-セクレターゼで切断されやすくなったロンドン型の変異が知られている。

孤発性 AD は 65 歳以降から発症し，AD 患者の 90〜95％を占めている。コレステロールや脂肪酸の運搬に関与しているアポリポタンパク E（ApoE）には E2，E3，E4 の 3 種類があるが，E4 が孤発性 AD の危険因子として知られており，E4 が多いヒトは AD を発症しやすい（表 11-2）。A$\beta$ はネプリライシンによって分解されるが，加齢によってネプリライシンの活性が低下すると A$\beta$ が蓄積しやすくなるため，孤発性 AD が発症すると考えられている。すなわち A$\beta$ の産生が増えるか，A$\beta$ の分解が減るか，どちらかに A$\beta$ の代謝が変わることによって，A$\beta$ の蓄積が起こり，それぞれ家族性 AD も

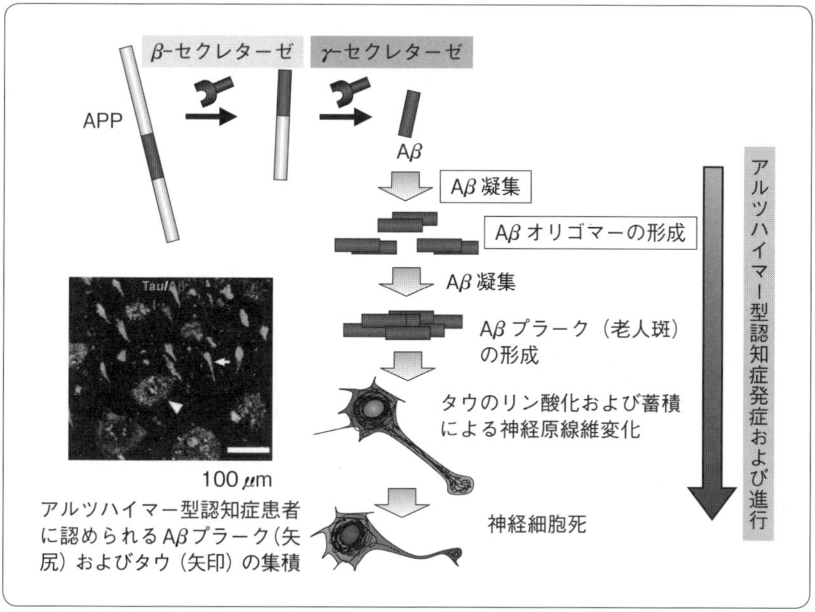


図 11-1　アルツハイマー型認知症発症カスケード

孤発性 AD も発症すると考えられる。

APP から産生された Aβ には毒性がないが，Aβ が凝集してオリゴマーを作ると神経毒性を示すようになる。神経毒性を起こす機序としては，Aβ が，①シナプスでの神経伝達を障害する，②ミクログリアの活性化や炎症反応を起こす，③タウタンパク質のリン酸化を促進して神経原線維変化を起こす，などが考えられている。その結果，神経細胞は萎縮し，死滅する（図 11-1）。最も Aβ の毒性を受けやすい神経系はアセチルコリン作動性神経である。AD の発症の初期からマイネルト基底核や中隔のアセチルコリン作動性神経が脱落する。アセチルコリン作動性神経系は大脳皮質や海馬に投射している。これら脳部位は注意力や記憶を司っているので，記憶障害が現れると考えられる。AD ではアセチルコリン作動性神経の脱落に伴い，アセチルコリン合成酵素，アセチルコリン，ニコチン受容体，ムスカリン受容体が低下することが知られている。

## 6．アルツハイマー型認知症の薬物療法

### (1) 現在の薬物療法

#### 1)　アセチルコリンエステラーゼ阻害薬

パーキンソン病では脳内のドパミンが減少しているので，その補充のために，ドパミン前駆物質のL-ドーパを投与して，脳内のドパミン量を増やす療法が行われている。ADではアセチルコリンが減少しているので，その補充療法が考案された。学習などで脳が刺激されると，アセチルコリンは神経終末から遊離される。健常人では神経伝達に必要な量の5～10倍量のアセチルコリンが遊離される。余分なアセチルコリンはアセチルコリンエステラーゼによって分解される。ADではアセチルコリン作動性神経が約半分に減っているが，神経伝達に十分量のアセチルコリンが遊離されているので，アセチルコリンエステラーゼによる分解を止めれば，記憶が回復する可能性がある。そこで，アセチルコリンエステラーゼ阻害薬の開発が進められた。

アセチルコリンエステラーゼ阻害薬として，現在までにタクリン，ドネペジル，リバスチグミン，ガランタミンが開発され，市場に出た（図11-2)。史上はじめてのアセチルコリンエステラーゼ阻害薬タクリンは，肝毒性が強いので使われなくなった。エーザイで開発されたドネペジルは軽度から重度ADの治療に世界中で使用されている。リバスチグミンとガランタミンは軽度から中等度ADに使用されている。

#### 2)　グルタミン酸NMDA受容体拮抗薬

グルタミン酸作動性神経系も学習・記憶に重要な役割を果たしている。ADでは病状が進むにつれてアセチルコリン作動性神経系以外の神経系も障害を受けるようになる。そのなかでグルタミン酸作動性神経系が異常に興奮するようになると，ノイズが増えて学習時の神経伝達が円滑にできなくなる。メマンチン（図11-2）はNMDA受容体の拮抗薬としてNMDA受容体にゆるく結合し，グルタミン酸による過剰刺激をカットしてノイズを小さくする。学習時にグルタミン酸の遊離が一時的に増えると，グルタミン酸と置き換わり，シグナル伝達ができるようになる。メマンチンはこのようにして

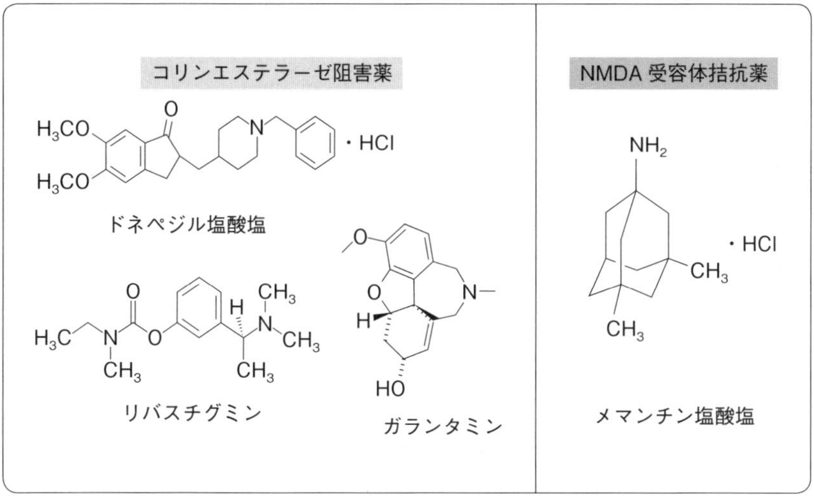


図 11-2　現在，世界で発売されている抗認知症薬（2011）

低下した記憶力を回復する。中等度から重度の AD の治療に使われている。

## （2）未来の治療薬

### 1)　Aβ や神経原線維変化にターゲットを絞った治療薬

現在の治療薬は対症療法として AD の症状を治すことを目指している。AD の未来の治療薬は AD の進行を止めるような原因療法を目指すものであろう。AD の分類と発症の仮説の項で述べたように，AD の原因物質と考えられている Aβ や神経原線維変化にターゲットを絞って治療薬を開発することが考えられる（図 11-3）。Aβ の量を減らすために，① Aβ は β-セクレターゼと γ-セクレターゼによって産生されるので，これらの酵素阻害薬が開発中であり，② APP 中の Aβ をこれら酵素と別の部位で切断する α-セクレターゼの活性を高める薬物も可能性がある。その他 Aβ の毒性は凝集体（Aβ オリゴマー）によっていること，Aβ の凝集を妨げるリファンピシンを服用しているハンセン氏病患者では，AD の合併症が少なく，死後脳には老人斑が少ないことから，Aβ の凝集を阻害する薬物についても検討されている。

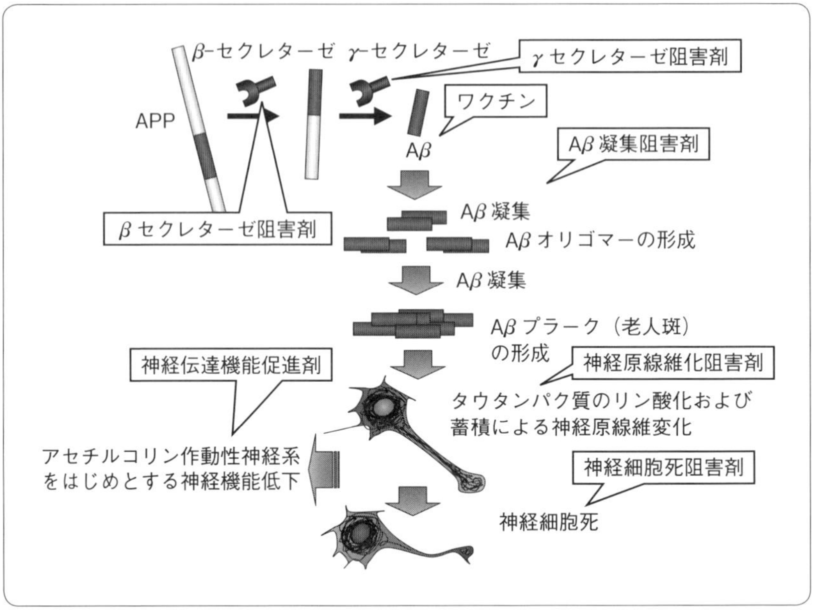


図 11-3　アルツハイマー型認知症発症カスケードに基づいた治療薬の開発状況

ADの治療戦略として，ADが発症してから治療をするよりも予防ができれば安心であり，医療費も少なくてすむ。細菌やウイルスに感染する前にワクチンを投与しておくと，体内に抗体ができ，細菌やウイルスが体内に侵入しても，これらを抗体が攻撃して感染を予防できる。Aβを攻撃するワクチンを投与しておけば，加齢に伴ってAβの産生が増えてきても，抗体がAβを処理することが考えられる。ADでの神経変性の原因のひとつとして考えられている神経原線維変化を防ぐ薬も有望である。

### 2)　Aβに対するワクチン療法

**(a)　能動免疫と受動免疫**　　Aβに対する抗体を用いて免疫システムによって脳内からAβを除去する療法である。ワクチン療法には，①Aβを筋肉内注射などによって外部から投与して，生体内に免疫反応で抗体を作らせて，脳内からAβを除去する能動免疫によるワクチン療法と，②抗Aβ抗体を生体に直接投与して，脳内のAβを除去する受動免疫による抗体療法があ

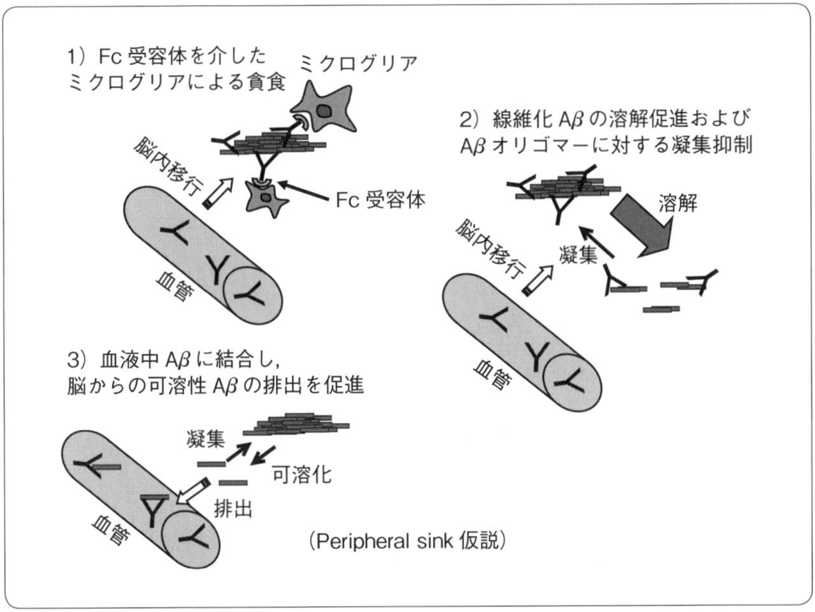


図 11-4　抗 Aβ抗体による脳内からの Aβ除去の作用機序の仮説

る。

**(b) ワクチン療法の機序**　　抗 Aβ抗体により脳内から Aβが除去される作用機序としては，①抗 Aβ抗体が血管から脳内へ入り，Aβに結合する。また抗 Aβ抗体が Fc 受容体に結合すると，この受容体を介してミクログリアが Aβを貪食する，②脳内移行した抗 Aβ抗体は，凝集し線維化した Aβを溶解し，Aβのオリゴマー化を抑制する，③血管中に存在する抗 Aβ抗体が血液中の Aβに結合し，分解・除去をするために，脳と血管中の Aβの濃度勾配ができて脳内で凝集している Aβを可溶化し，可溶化した Aβを血管内へ引き出す（引き抜き仮説；Peripheral sink 仮説）などが考えられている（図 11-4）[1]。

**(c) ワクチン療法の発見**　　AD 患者で発見された APP 変異遺伝子をマウスに導入した遺伝子変異マウスでは，加齢と共に脳に老人斑が沈着してくる。生後 1 年もすると学習，記憶などの認知障害がみられるようになる。アイルランドのエラン社のSchenkらは，このマウスにAβとアジュバント（免疫賦活剤）を投与して能動免疫をしたところ，免疫していないマウスに比べて老人斑が少なくなることを報告した。その後，抗Aβ抗体をAPP遺伝子変異マウスに投与した受動免疫でも，老人斑を減少させ，認知障害を改善することが明らかとなった。

**(d) 最初のワクチン療法**　現在AD治療法として能動免疫と受動免疫が開発中である。Schenkらの基礎研究を踏まえて，エラン社は能動免疫による治療法の開発のために臨床試験（治験：患者を使った研究）を開始した。凝集化Aβ(1-42)（AN1792）とQS-21アジュバントの混合物（ワクチン）を軽度〜中等度AD患者の筋肉内に投与した。第Ⅱ相治験においてワクチンを1カ月に1回の間隔で2回投与された患者296名中18名に重篤な有害事象（副作用）として髄膜脳炎が報告された。このうち12名は回復したが，残り6名には後遺症が残った。第Ⅰ相治験に参加し，最終投与の12カ月後に肺塞栓症により亡くなった患者の脳では，Tリンパ球髄膜脳炎，Aβ免疫反応がみられた領域で小膠細胞やマクロファージが白質に浸潤していた。第Ⅱ相治験に参加した患者の脳では老人斑，沈着したアミロイド，脳血管アミロイドに抗Aβ抗体が結合していた。血漿中抗体価は髄膜脳炎の発現と関連がなく，髄膜脳炎はTリンパ球が引き起こす自己免疫性の反応と考えられている。一方，ワクチン療法の有効性を示す以下のデータが得られた。ワクチンを投与された3名の患者の脳を免疫組織化学的に調べたところ，大脳皮質で老人斑がかなり少なく，APP遺伝子変異マウスのデータと一致していた。また，一部ミクログリアにAβが確認されたので，ミクログリアによってAβが貪食されている可能性が高い。また，予備試験で抗Aβ抗体が産生されていることが確認できた患者20名では，認知機能障害の進行が抑えられていた。また，ADの重症度を推定することができる患者の脳脊髄液中のバイオマーカーであるタウタンパク質の濃度は減少していた。その後のしっかりとした解析では，AD評価スコアの認知サブスケールスコアおよび日常生活動作に影響を及ぼさないことが明らかとなった。しかしこれらの結果からワクチン療法がADに有効ではないかと考えられたため，安全なワクチンを開発することが期待されている。

**(e) 安全なワクチン療法の開発状況**　Aβ(1-42) ワクチンによって，Tリンパ球が引き起こす自己免疫性の髄膜脳炎は，T細胞受容体がAβのC末端の1/2を認識することによって起こる。一方，B細胞が産生する多くの抗体はAβ(1-42) のN末端の10個のアミノ酸を認識している。そこで髄膜脳炎を起こさない能動免疫のワクチンを作製するのに，AβのN末端ペプチ

**表11-3　現在の免疫療法の治験状況**（2011年2月現在）

**A. 能動免疫によるワクチン療法**

| ワクチン（開発主体） | 抗体 | 治験段階 |
|---|---|---|
| ACC-001（Wyeth/JANSSEN） | Aβ(1-7) 誘導体/QS-21 | 第Ⅱ相（米/国内） |
| CAD106（Novartis） | Aβ(1-6)/Qβウイルス様粒子 | 第Ⅱ相（米） |
| AFFITOPE AD02（Affris AG） | Aβ(1-6) | 第Ⅱ相（米） |
| V 950（Merck） | AβN末端ペプチド/Iscomatrix | 第Ⅰ相（米） |
| UB-311（United biomedical） | Aβ(1-14)/懸濁鉱物塩 | 第Ⅰ相（米） |

Aβ(1-42) ワクチンによりB細胞から産生される多くの抗体の大部分はAβのN末端10アミノ酸を認識，T細胞レセプターはAβのC末端1/2部分を認識する。T細胞のリンパ球浸潤による炎症を回避するため，多くのワクチン療法はAβのN末端を用いる。また免疫活性を上げるためにアジュバントを使用する。

**B. 受動免疫による抗体療法**

| ワクチン（開発主体） | 抗体 | 治験段階 |
|---|---|---|
| Bapineuzumab：AAB-001（JANSSEN） | 抗Aβ(3D6) 抗体 | 第Ⅲ相（米/欧/国内） |
| Solnezumab：LY2062430（Eli Lilliy） | 抗Aβ(m266) 抗体（中間部） | 第Ⅲ相（米/国内） |
| PF-04360365（Phyzer） | 抗Aβ抗体（C末端） | 第Ⅱ相（米/国内） |
| Gantenerumab：RO4909832（Roche） | 抗Aβ抗体（N末端・中間部） | 第Ⅱ相（米） |
| GSK933776（GlaxoSmithKline） | 抗Aβ抗体 | 第Ⅰ相（米） |
| Gammagard（BaxterHealth-care Co.） | 免疫グロブリン | 第Ⅲ相（米） |
| Octagram 10%（Octapharma） | 免疫グロブリン | 第Ⅱ相（米） |

Solnezumabにおける治験（第Ⅰ相）において，単回投与により血管内のAβ(1-40) レベルが150～600倍まで上昇し，“Peripheral sink仮説”を支持する結果となった。重大な副作用が認められないが，動物実験で認められた認知機能に対する急性効果は認められなかった。免疫グロブリンそのものも抗体療法として開発されている。

ドや誘導体を用いて第Ⅰ～第Ⅱ相治験中である（表11-3-A）。受動免疫による抗体療法は最も現実的であり，抗Aβ抗体，Aβの中間部，C末端，N末端などに対する抗Aβ抗体が第Ⅰ～第Ⅲ相治験中である（表11-3-B）。第Ⅲ相治験中のソルネズマブの第Ⅰ相治験でのデータでは，単回投与で末梢血液中のAβ(1-40) のレベルが150～600倍に上がり，引き抜き仮説を支持する結果であった。重大な有害事象は認められなかったが，認知障害に対しては効果が認められていない。また免疫賦活剤を必要としない非ウイルス性DNAワクチン（プラスミドと呼ぶ環状DNAにAβの遺伝子を組み込んだもの）は筋肉内注射を繰り返すと体内に留まり，Aβを産生する。AβはB細胞を刺激して抗Aβ抗体を産生する。この方法ではアジュバントを使わないこと，ウイルス性ベクター（遺伝子デリバリーシステム）を使わないことなどから，髄膜脳炎の発症や，予期せぬウイルス増殖や白血病の発症のリスクはないと言われている。

**(f) 安全な新しい経鼻・経口ワクチン**　著者らは，国立長寿医療研究センター田平　武（現：順天堂大学），原　英夫（現：九州大学），ディナベック（株）と共同で，経鼻・経口ワクチンの開発を試みている。センダイウイルスベクターは細胞質型RNAベクターであり，細胞内で複製と転写翻訳を行い，核内へ移行しないので，遺伝毒性がない。センダイウイルスベクターはマウスの呼吸器病ウイルスをベースにしているために，鼻粘膜への遺伝子導入効率が高い。そこでセンダイウイルスベクターにAβを作るRNAを組み込み，鼻から吸入させる。鼻粘膜細胞内でAβが産生され，このAβに対して抗Aβ抗体が産生される。APP遺伝子変異マウスで効果を種々検討し，良好な結果を得た。経口ワクチンでの結果とよく似ているので，詳細は経口ワクチンのところで紹介する。

われわれは卵，肉，魚，牛乳など多様な異種タンパクを毎日経口摂取している。これらの外来抗原には髄膜脳炎を起こす多くの抗原が含まれている。これら抗原でTh1細胞が活性化されると髄膜脳炎をはじめとする自己免疫反応が起こる。しかし多くのヒトでは自己免疫反応は起こらない。これは腸管では自己免疫反応を起こさないために，T細胞のTh1反応を抑えて，

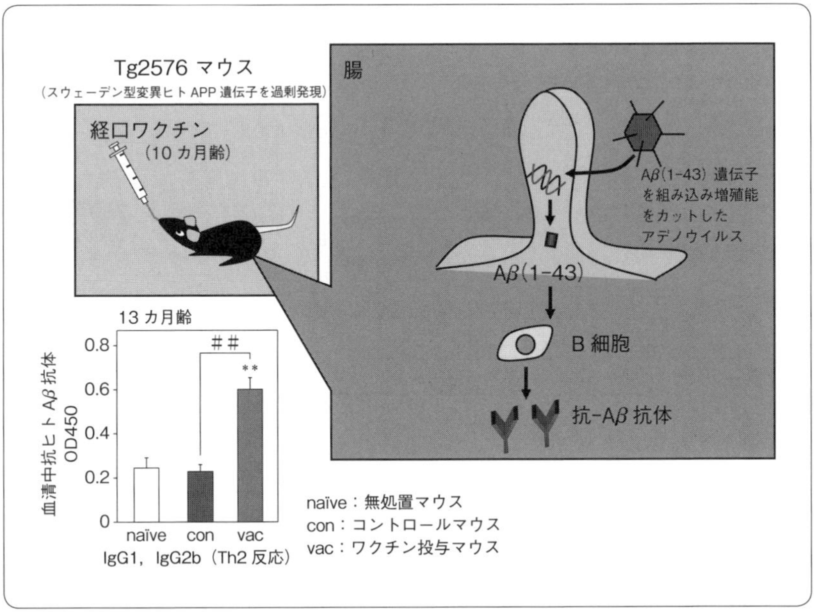


**図 11-5　アデノ随伴ウイルスベクターを用いた経口ワクチン療法は小腸において B 細胞による抗体産生を引き起こす**

Th2 反応を高める免疫調節機構が備わっているためである。そこで著者らは，経口的に投与できるワクチンの開発を試みている[2)]。アデノ随伴ウイルスベクターに APP のシグナルペプチドおよび Aβ(1-43)，あるいは Aβ(1-21) をコードする cDNA を組み換えた経口ワクチンを作製した。このワクチンを経口投与すると，腸管絨毛細胞にウイルスが感染し，そこで Aβ を産生し，Aβ が B 細胞を刺激すると，抗 Aβ 抗体が産生される（図 11-5）。効率よく抗 Aβ 抗体を産生し，抗 Aβ 抗体は 6 カ月後でも上昇していた。APP 遺伝子変異（Tg2576）マウスに生後 5，30，45 週のときに 1 回だけ経口ワクチンを投与した。生後 56 週で脳を調べた。ワクチン接種マウスでは老人斑や，不溶性 Aβ(1-40)，Aβ(1-42) も減少していた（図 11-6）。Aβ の毒性は可溶性のオリゴマーによっているとされている。3〜12 個の Aβ が凝集したオリゴマーの量もワクチン接種によって減少した。認知障害に対するワクチンの効果を

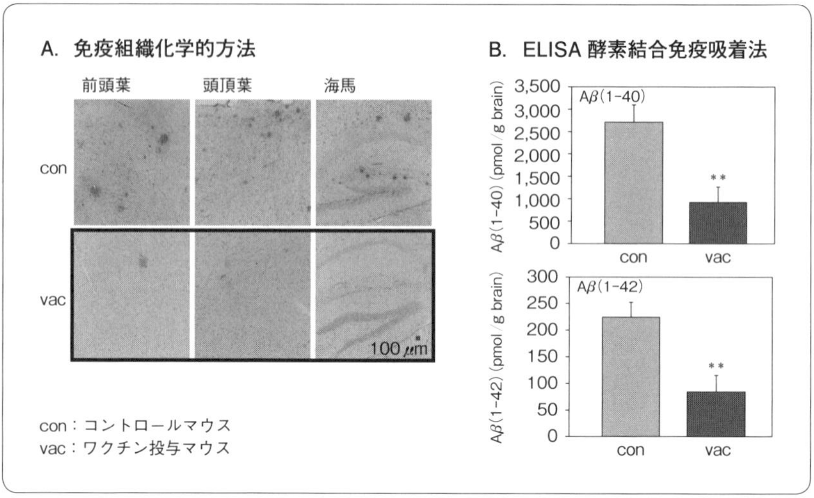


**図 11-6　アデノ随伴ウイルスベクターを用いた経口ワクチン療法は Tg2576 マウスにおける Aβ プラークおよび不溶性 Aβ を減少させる**

A：経口ワクチンを投与した 13 カ月齢の Tg2576 マウスでは老人斑がみられなくなった。

B：経口ワクチンを投与した 13 カ月齢の Tg2576 マウスの海馬で Aβ(1-40) と Aβ(1-42) が減少した。

検討したところ，新奇物体認知試験において，6 カ月齢では APP 遺伝子変異（Tg2576）マウスの認知能は正常マウスと変わらなかったが，10 カ月齢では APP 遺伝子変異（Tg2576）マウスで認知障害が認められた。ここでそれぞれの群をさらに 2 群に分け，ワクチンまたは溶媒を投与した。13 カ月齢で再び認知試験をしたところ，ワクチンを投与しなかった Tg2576 マウスでは認知障害がさらに悪化したが，ワクチン投与 Tg2576 群では，認知障害が改善された。正常動物ではワクチンを投与しても，なんら変化がなかった（図 11-7）。ワクチンによる認知障害の改善作用は Y 字型迷路試験，水迷路試験，恐怖条件付け学習（連合学習）試験でも確認できた。このワクチンにより，T 細胞の Th1 反応の指標となるリンパ球の浸潤や微小出血が起こるか調べたところ，期待のとおり全くみられなかった。経鼻ワクチンでも同様な結果が得られている[3]。この結果から，著者らの経鼻・経口ワクチンは安

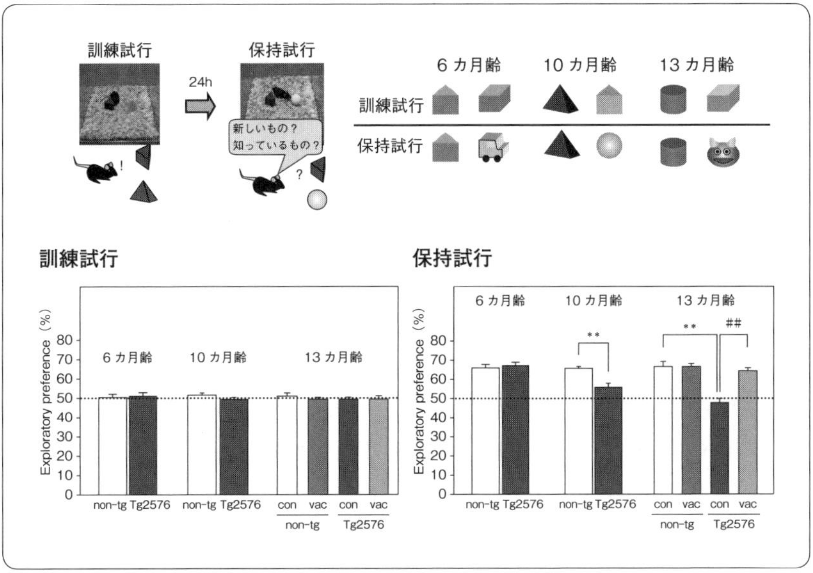


**図 11-7　経口ワクチン療法は Tg2576 マウスの新奇物体認知試験での長期記憶障害を改善する**

訓練試行と6カ月齢の保持試行では，Tg2576 マウスはコントロールマウスと同じように2つの物体を同じだけチェックする。10カ月齢では24時間後の保持試行で，1つ新しい物体に変えると，コントロールマウスは新しいほうを，より長くチェックする。Tg2576 マウスはどちらが新しいかわからないので，両方同じだけチェックする。2群に分けて，片方に経口ワクチンを投与して13カ月齢で再度試験をすると，ワクチンを投与しなかった Tg2576 マウスの記憶はより悪くなっていたが，ワクチンを投与されたマウスは新しい物体をより長くチェックすることから，記憶はよくなっていた。

non-tg：正常マウス，Tg2576：アルツハイマー型認知症モデルマウス，con：コントロールマウス，vac：ワクチン投与マウス。

全で有効な AD 治療法となる可能性がある。

**(g) 食べるワクチン**　ジャガイモ，トマト，ピーマン，イネなどの野菜や穀物などの食品，バクテリアやファージに A$\beta$ 遺伝子を組み込み AD を治療しようとする試みもある。食物を利用するのでウイルスを使う危険性もなく，常温で保存が可能であり，必要な A$\beta$ の精製が容易で安価であり，注射の痛みもないことが利点とされている。APP 遺伝子変異マウスに A$\beta$ を含む遺伝子組換えジャガイモ塊茎とアジュバントを食べさせ，その後，1週間に1回，3週間，遺伝子組換えジャガイモの抽出物とアジュバントを一緒にワクチンとして経口投与すると，抗Aβ抗体が産生され，Aβの沈着が抑制された[4)]。しかし，ジャガイモの塊茎ではタンパク質含量が低いことや，生食することができないので実用化が難しい。

東京大学の石浦章一らは，植物ウイルスでAβを産生させる遺伝子を組み込んだピーマンを作ったところ，その葉1gにAβが100～600μg含まれていた。Aβを含んだ青葉をジュースにして，アジュバントと一緒にワクチンとして，APP遺伝子変異マウスに5.5～18カ月間，週2回，皮下または経口投与した。1匹当たり青葉トータル0.3gを摂取したことになる。どちらの投与方法によっても抗Aβ抗体が産生されていた。可溶性および不溶性のAβのみならず老人斑が経口投与で有意に低下していた。可溶性Aβの低下は，抗Aβ抗体の量に依存していた。T細胞のTh1反応の指標となるIgG2aは皮下投与でみられたが，経口投与でみられないので，経口投与が安全であることが確認できた。ピーマンの葉を消化するのは難しいので，石浦らは米にAβを発現させることを試みて，1g当たりAβ120μgを含む米を開発した[5)]。米を時々摂取すればADを予防できる日がくるかもしれない。

**(h) ワクチン療法の問題点**　ワクチン療法はADを撲滅できる可能性を秘めた療法である。種々のワクチンが開発されて臨床治験も行われているが，現在まであまりよい結果は報告されていない。現在の治験では軽度から中等度のAD患者にワクチンが投与されている。上述したように抗Aβ抗体はAβオリゴマーや老人斑を除去し，神経細胞死の進行を停止または遅らせることができることは十分考えられる。しかし，ワクチン投与前にすでに死んでしまった神経細胞を元に戻すことはできない。

ワクチンの薬効を評価する場合には，投与期間中，投与前の認知障害の程度を維持できれば有効であるというような評価基準を設けることが必要かもしれない。一方，近年Aβの脳での沈着をAD発症前や，初期の段階で，イメージ化する画像診断技術が開発された。この方法で早期に診断して，ワクチン本来の用法である予防的投与をして，効果を確かめる必要がある。食べるワクチンは非常に魅力的なAD治療薬である。しかし現在は遺伝子組換え食物についての国民の理解が進んでいないので，まずここを乗り越えることが必要である。また医薬品としての認可基準をクリアすることはたいへん難しいので，機能食品として扱うか，サプリメントとして販売するかなども考えていかなければいけないだろう。

## 引用文献


1）松本信英，田平　武：アルツハイマー病に対するワクチン療法研究の進展. 日本薬理学雑誌，2009；134；59-63.

2）Mouri A., Noda Y., Hara H. et al.：Oral vaccination with a viral vector containing Aβ cDNA attenuates age-related Aβ accumulation and memory deficits without causing inflammation in a mouse Alzheimer model, FASEB J, 2007；21；2135-2148.

3）Hara H., Mouri A., Yonemitsu Y. et al.：Mucosal immunotherapy in an Alzheimer mouse model by recombinant Sendai virus vector carrying $A\beta_{1\text{-}43}$/IL-10 cDNA. Vaccine, 2011；29；7474-7482.

4）Youm J. W., Kim H., Han J. H. L. et al.：Transgenic potato expressing Aβ reduce Aβ burden in Alzheimer's disease mouse model. FEBS Lett, 2005；579；6737-6744.

5）吉田泰二，石井理華，渡辺雄一郎・他：アルツハイマー病ワクチン作物開発の可能性. 農業技術，2007；62；67-71.


## 参考文献


1）鍋島俊隆：脳と心に効く薬を創る，岩波科学ライブラリー 98，岩波書店，2007.

2）戸田　昇（編著）：元気で長生き，病の予防とくすり，メディカルレビュー社，2001.

# 〈用語解説〉

**アジュバント効果**：アジュバントは，抗原と共に生体に侵入したとき，その抗原性を増強する物質。抗原性補強材とも呼ばれる。マクロファージなどの抗原提示細胞による貪食（食作用）作用が増強され，抗原提示が効果的に行われる。水酸化アルミニウムやディーゼル排気ガス中の炭素微粒あるいは食品添加物などが疑われている（第7章）。

**アトピー素因**：アレルギー疾患の発症歴があったり，IgE抗体を産生しやすい素因（第5章）。

**アナフィラキシー**：肥満細胞などから遊離した化学伝達物質（ヒスタミンなど）により生じるⅠ型アレルギーに特徴的な全身性のアレルギー臨床症状。血圧低下，呼吸困難などショック性の重篤な症状を伴う（第7章）。

**アレルゲン**：外来性でアレルギーの原因となる物質（第5章）。

**イコサノイド（エイコサノイド）**：リン脂質を構成する炭素数20の脂肪酸で二重結合を4個もつアラキドン酸や二重結合を5個もつイ（エイ）コサペンタエン酸（EPA）から生成されるプロスタグランジン，トロンボキサン，およびロイコトリエンなどさまざまな生理活性（平滑筋収縮，血小板凝集反応等）を示す物質（第7章）。

**インフルエンザ（influenza）**：オルソミキソウイルス科のRNA型ウイルスであるインフルエンザウイルスの感染により発症する。インフルエンザウイルスは，A型，B型，C型に分類される。2009～2010年シーズンにおけるブタ由来のパンデミック型新型インフルエンザ（A型）は世界的な大流行を起こした。悪寒，発熱，頭痛，全身倦怠感，関節痛などの症状がみられる。オセルタミビル（タミフル®）やザナミビル（リレンザ®）などの特効薬が開発された（第3章）。

**ATP（アデノシン三リン酸）**：プリン塩基であるアデニンに糖のリボースが結合するとアデノシンが作られる。このリボースにリン酸基が3分子連続して結合したものがアデノシン三リン酸である（ヌクレオチドの項参照）。エネルギーがATP分子構造中に保存されており，ATPからリン酸基が離れるときに1分子当たり10～11 kcalのエネルギーが放出される（第11章）。

**HIV（human immunodeficienty virus: ヒト免疫不全ウイルス）**：RNAを鋳型にDNAを合成する逆転写酵素をもつレトロウイルスの一種である。性行為，輸血，針刺し事故などにより感染する。CD4 陽性ヒトリンパ球に持続感染し，最終的にCD4 陽性リンパ球を破壊させ，後天性免疫不全症候群（acquired immune deficiency syndrome：AIDS，エイズ）の原因となる。逆転写酵素阻害剤やプロテアーゼ阻害剤などにより治療が行われる（第 3 章）。

**HLA（human leukocyte antigen）**：ヒトの白血球抗原，ヒトの腫瘍組織適合抗原（第 6 章）。

**Fc**：パパインという酵素を使って抗体を分解すると，L 鎖-H 鎖を繋ぐジスルフィド結合と H 鎖-H 鎖を繋ぐジスルフィド結合の間が切断され，抗体は 3 つに分かれる。このとき N 末端側の産物を Fab，C 末端側の産物を Fc という。Fab は抗原と結合する性質があり，N 末端側から約半分（約 110 塩基）はアミノ酸配列が多様性に富んでいる。この領域を可変部という。また，可変部以外の Fab 領域と Fc 部のアミノ酸配列は一定である。この領域を定常部という。なお，Fc は補体の活性化など生物活性に必要である（第 8 章）。

**ELISA 法**：enzyme-linked immunosorbent assay 法，酵素結合免疫測定法の略。酵素を結合させた抗体を利用して，試料中に含まれる特定の物質を検出または定量する実験手法。安価かつ簡便に微量の目的物質を検出できることから，研究や診断に幅広く用いられている（第 9，11 章）。

**炎症性サイトカイン**：細菌やウイルスなど病原体に攻撃・侵入された細胞は体から取り除かなければならない。このようなときに炎症の局所に集まった樹状細胞，マクロファージ，好中球やリンパ球がお互いに連絡して炎症性サイトカインを出し，炎症を起こしてウイルスなど病原体に侵入された細胞を壊して排除するようにする。その後，組織が修復されるのだが，炎症性サイトカインが持続的かつ過剰に分泌され続けると炎症が持続して，潰瘍が治らなくなる。炎症性サイトカインの仲間にあげられるものとしては，IL-1，IL-6，IL-8，IL-12，IL-18，腫瘍壊死因子（tumor necrosis factor：TNF）などがある（第 4 章）。

**OAS（oral allergy syndrome：口腔アレルギー症候群）**：りんごやメロンなどの多くの果物やニンジン，セロリなどの多くの野菜などの食物が口腔の粘膜に触れたときに，口腔，口唇，咽喉部にアレルギー性の炎症が起こる疾病のこと（第 8 章）。

***Clostridium difficile*（クロストリジウム・ディフィシル）**：ディフィシル菌とも呼ばれる。グラム陽性の芽胞形成性偏性嫌気性細菌であり，抗菌薬関連下痢症，偽膜性大腸炎の原因となる。本菌の健常人での検出率は 5～10％程度とされる。抗菌薬の投与により，腸内フローラが撹乱され，本菌が異常増殖し，毒素（トキシン A，

トキシンB，バイナリートキシン）が産生されることが上記疾患の原因となる（第3章）。

***Helicobacter pylori*** **（ヘリコバクター・ピロリ）**：ピロリ菌とも呼ばれる。ヒトの胃粘膜に持続感染するグラム陰性微好性らせん状細菌である。急性胃炎，慢性胃炎を引き起こすと共に，消化性潰瘍（胃潰瘍，十二指腸潰瘍）の再発因子および治癒遷延因子となる。また，胃がんや胃マルトリンパ腫の発症に密接に関連する。胃酸分泌阻害剤（プロトンポンプインヒビター）と2種の抗菌薬（アモキシシリン，クラリスロマイシン，メトロニダゾール）とを併用して除菌する（第3章）。

**寛解**：緩解と同義語。下痢や血便などの症状がなくなった状態を言っていたが，最近は大腸内視鏡検査で粘膜がほぼ正常化したことも必要条件となっている。すなわち，症状もなくなって，大腸粘膜も正常化した状態である（第4章）。

**感作**：一度侵入した免疫原をもつ病原体や抗原を体が記憶し，二度目に侵入したときにすぐに攻撃できるように免疫応答準備状態になっていること。感作はT細胞や肥満細胞に起こり，T細胞ではメモリーT細胞が関与する。肥満細胞ではIgE抗体が肥満細胞表面のレセプターFcεRIに結合して，肥満細胞表面を覆った状態を指す（第8章）。

**感染防御抗原**：病原体の構成要素のうち，感染防御や病原駆除に効果的な抗体や細胞傷害性T細胞などの標的となる一成分。病原体の成分すべてがこのような性質をもつわけではない。特に，病原体の伝播・感染メカニズムに重要な役割を果たしている部分，あるいは変異が起こりにくい部分に感染防御抗原が多い（第9章）。

**GALT（gut-associated lymphoid tissue：腸管関連リンパ組織）**：消化管にあるからだ全体の60％を占める免疫組織のこと。代表的なものとして，パイエル板，消化管固有層や盲腸，結腸に存在するリンパ組織がある。

**クリプトパッチ**：腸管粘膜固有層のクリプト部位に見いだされる未分化リンパ球（腸管上皮細胞間リンパ球サブセット前駆細胞）の小集団。各クリプトパッチには約1,000個のリンパ球が存在する。腸管上皮細胞間リンパ球には胸腺由来のT細胞と共に，多数の胸腺非依存性T細胞が分布し，クリプトパッチはこれらのT細胞が発展分化する一次リンパ器官であることが明らかにされている（第8章）。

**クローン病**：口から肛門まで，主に小腸，大腸に全層性炎症を伴う深い潰瘍がスキップしてできる，原因不明の炎症性腸疾患。潰瘍性大腸炎と併せて炎症性腸疾患（IBD）と総称される（第4章）。

**ケミカルメディエーター**：化学的伝達物質。アレルギーを起こすメディエーターとしては，ヒスタミンやセロトニンがある（第6章）。

**ケモカイン**：マクロファージ，内皮細胞，T細胞などから産生され，8〜14 kDa程度の低分子量のサイトカインで，白血球やリンパ球など細胞を組織へ遊走させる働きをもつ物質（第8章）。

**好塩基球**：白血球のなかで，普通染色の塩基性色素により暗紫色に染まる大型の顆粒（好塩基性顆粒）をもつものを言い，正常のヒト白血球に0.5%含まれている。直径は10〜15 $\mu$m。細胞表面にIgEレセプターがあり，アレルゲンが付着すると脱顆粒し，ヒスタミン，ロイコトリエンなどを産生し，アナフィラキシー反応を起こす。遅延型過敏反応にも関与する（第8章）。

**抗原エピトープ（またはエピトープ）**：抗原決定基とも言う。抗原性やアレルゲン性を決定するアミノ酸配列を指す（第6章）。

**Cold chain**：生産後から使用に至るまでの過程を低温を保って流通させる仕組みのこと。低温流通体系（第9章）。

**個別化医療**：遺伝情報などを用いた個別診断に基づいて患者一人ひとりに適した治療を施すこと。オーダーメイド医療，テーラーメイド医療，カスタムメイド医療などとも呼ばれている（第9章）。

**コレラ毒素**：コレラ菌が分泌する毒素で，A，B2種類のサブユニットから構成されている。Aサブユニットは毒性の本体でヒト細胞内のアデニル酸シクラーゼを活性化する機能をもつ。この結果，腸管上皮細胞では細胞内のサイクリックアデノシン一リン酸（cAMP）の濃度が高まり，イオンチャネルの活性化を経て水分分泌が増進する。これがコレラに特徴的な激しい下痢および脱水症状を引き起こす。一方，Bサブユニットは腸管上皮細胞膜上のGM1ガングリオシドと呼ばれる糖脂質の一種に強く結合する能力をもっており，これによってAサブユニットを細胞内へ運び込む役割を果たす。Bサブユニットそのものには腸管毒性はない（第9章）。

**細菌性腟症（bacterial vaginosis）**：腟フローラの乱れにより本来検出されることのない *Gardnerella vaginalis, Prevotella bivia, Mobiluncus, Bacteroides, Porphyromonas, Fusobacterium, Peptostreptococcus, Mycoplasma* などが持続感染している状態と定義される。腟粘膜の発赤，掻痒感，おりものなどの症状が認められる。また，細菌性腟症は早産との関連性も指摘されている（第3章）。

**cGMP**：Current Good Manufacturing Practice（現行医薬品等製造品質管理基準）の略。医薬品類の品質が異なる生産単位の間でも一定に保たれるように，米国食品医薬品局が厳密に定めた基準。日本もこれに準じた基準を設定している（第9章）。

**自己免疫疾患**：自己の細胞に対して抗体（自己抗体）ができてしまい，タコのように自分の足＝細胞を食べてしまうといったことが起こる病気のこと。原因不明の疾患についてこの概念を唱えることが多く，原因が解明されると，この疾患概念から脱却することが多い（第4章）。

**自然免疫分子**：獲得免疫のように抗原特異的な免疫反応ではなく，非特異的に免疫に関与する自己免疫系における分子（第5章）。

**タンパク質医薬**：モノクローナル抗体やサイトカインなど，特定の生物活性をもつタンパク質に基づいた医薬品。その多くは生物由来であるが，タンパク質工学を使って人工的に開発されたものもある（Fc融合タンパク質など）。タンパク質を中心に構成されたサブユニットワクチンもタンパク質医薬に含まれる。近年その多くはバイオテクノロジーを用いて生物生産されている。バイオ医薬，バイオロジカルズ，バイオロジックスなどとも呼ばれている（第9章）。

**調節（制御）性T細胞**：免疫細胞であるTリンパ球のなかのひとつで，免疫反応を調節する細胞（第5〜7章）。

**ヌクレオチド**：リボ核酸（RNA）およびデオキシリボ核酸（DNA）の構成単位である。プリン塩基（アデニン，グアニン），またはピリミジン塩基（シトシン，ウラシル，チミン）と，5個の炭素原子を含む糖類であるD-リボース，またはD-2-デオキシリボースの還元基がグリコシド結合したものを，ヌクレオシドと呼ぶ。ヌクレオシドの糖部分に，1ないし3個のリン酸がエステル結合したものがヌクレオチドであり，糖部分がリボースの場合はリボヌクレオチド，デオキシリボースの場合はデオキシリボヌクレオチドと呼ぶ。例えば，塩基部分がアデニン，糖部分がリボースの場合は，リン酸基の数により，それぞれ，アデノシン一リン酸（AMP），アデノシン二リン酸（ADP），およびアデノシン三リン酸（ATP）と呼ぶ。リボヌクレオシド一リン酸，およびデオキシリボヌクレオシド一リン酸が，糖の3′位のOH基とリン酸基間のエステル結合（ホスホジエステル結合）により重合した生体

●ヌクレオシドとヌクレオチド

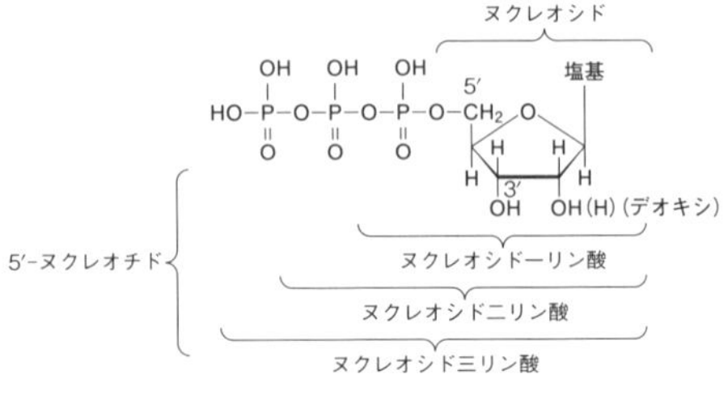

高分子がRNAおよびDNAであることから，これらをヌクレアーゼにより消化することによってヌクレオシド一リン酸が得られる。

**パイエル板**：腸管関連リンパ組織の一種である。ヒトにおいては小腸の空腸から回腸にかけてパッチ状に点在する。その内部には樹状細胞，T細胞，B細胞が存在し，これらの協力でB細胞をIgA産生細胞に分化させる（第2，7章）。

**ハプテン**：ハプテン（hapten）とは，体内に入ってもIgE抗体の産生を誘導する能力（感作能）はない分子量数百以下の低分子物質。血中のアルブミンタンパク質などに結合（包接）されて高分子と認識されると，この成分に対する認識抗体が産生されるようになる。食品用着色剤，抗生物質やホルムアルデヒドなどがこの性質をもつ物質である（第7章）。

**B細胞**：骨髄で造血幹細胞から分化し．細胞表面に 免疫グロブリン受容体を発現している。骨髄における分化の過程で免疫グロブリン遺伝子の再編成が誘導される結果，細胞表面上に免疫グロブリンを発現する。その後血流を介して末梢リンパ組織に移動し，抗原やT細胞を介した刺激により抗体産生細胞に成熟し，IgM，IgG，IgA，IgEの抗体を産生して分泌する．B細胞表面には，Ig受容体のほかにサイトカイン受容体が発現し，T細胞上に発現するリガンドやT細胞が産生するサイトカインと反応し，B細胞活性化に重要な役割を果たす。また，B細胞は抗原提示細胞として，Ig受容体を介して細胞内に抗原を取り込み分断し，抗原由来ペプチドを主要組織適合性抗原と共に細胞表面に提示し，T細胞を活性化する役割を有する（第8章）。

**肥満細胞**：粘膜下組織や結合組織などに存在する造血幹細胞由来の細胞。炎症や免疫反応などの生体防御機構に重要な役割をもつ。肥満細胞はIgEを介したI型アレルギー反応の主体である。肥満細胞のなかにはヒスタミンをはじめとした各種化学伝達物質（ケミカルメディエーター）があり，細胞表面に結合したIgEに抗原が結合しその架橋が成立すると，それがトリガーとなって脱顆粒し，ヒスタミンなどが放出される（第8章）。

**プレバイオティクス（prebiotics）**：一般に有益菌と言われるビフィドバクテリウムやラクトバチルスなどには分解・利用されるが，それ以外の菌には利用されない物質のことで，これら有益菌のみを腸内で増やすのに用いられる。フラクトオリゴ糖，ラフィノースなどオリゴ糖がその代表である（第1，4章）。

**プロバイオティクス（probiotics）**：生体内，特に腸管内の正常細菌叢に作用し，そのバランスを改善することにより生体に利益をもたらす生きた微生物のこと。ラクトバシラス，ビフィドバクテリウム（ビフィズス菌とも俗称される），サッカロミセス，ストレプトコッカス，クロストリジウムなどの微生物が該当する（第1，3章）。

**ペプチド**：アミノ酸が2〜50分子結合したもの。50分子以上結合したものがタンパク質である（第6章）。

**ヘルパーT細胞**：主として細胞傷害性T細胞（CTL）を活性化する1型（Th1）と，抗体を産生するB細胞を活性化する2型（Th2）がある（第5，6，10，11章）。

**免疫寛容**：さまざまな免疫反応が起こらないようにする免疫の仕組み。例えば抗体産生などの免疫応答を抑制し，過剰な免疫応答を起こらないようにする（第6，7章）。

**免疫原性**：免疫系を刺激し免疫反応を誘導する性質。すべての抗原が免疫原性を有しているとは限らない。このため，ワクチン開発において目的の抗原の免疫原性を高めることは非常に重要。サブユニットワクチンの場合，アジュバントと呼ばれる免疫賦活物質と混合あるいは物理的に結合させることが多い（第9章）。

**免疫染色法**：免疫染色とは，測定したい抗原タンパク質の特異抗体を用いて免疫反応を利用して選択的に検出する手法。抗体による抗原の検出には，結合した抗体を検出可能な化合物で標識し，特に発色反応等を組み合わせて可視化することで検出する（第7章）。

**免疫担当細胞**：免疫反応にかかわる細胞。自然免疫に関与する細胞としては，マクロファージ，好中球，ナチュラルキラー細胞があり，獲得免疫にはリンパ球（T細胞，B細胞）が関与する。マクロファージは抗原提示細胞として獲得免疫にも関与する（第6章）。

**モノクローナル抗体**：1個の抗体産生細胞（B細胞）をクローン化することで得られた，単一のエピトープのみを認識する抗体分子。他方，単一の抗原を動物に摂取することによって得られるポリクローナル抗体は，異なったエピトープを認識する抗体の混合物である（第9章）。

**RAST法**：RAST法とは，患者の血液を用いて食品タンパク質由来のアレルゲンに対して産生された血液中の特異的IgE抗体量を測定し，実際にアレルギー反応の起こる物質（食品）を推定する方法。主に卵，牛乳，小麦，そばなどの特異的IgE抗体の量を数値化して感作の程度を判定する。非侵襲性検査法として汎用される（第7章）。

**旅行者下痢症（traveller's diarrhea）**：先進国の人間が開発途上国（アジア，アフリカ，中南米等）へ旅行する際に罹患する下痢症のこと。本症の罹患率は20〜50％と高い。原因として腸管毒素原性大腸菌，カンピロバクター，サルモネラ，赤痢菌，ロタウイルス，ノロウイルス，ランブル鞭毛虫 などがある。頻度として腸管毒素原性大腸菌が最も高い（第3章）。

**ロタウイルス（Rotavirus）**：レオウイルス科に属する2本鎖RNA型ウイルスで，ゲノムは11分節に分かれる。冬期乳幼児下痢症の原因となる。熱帯地方では通年性発症を示す。下痢症例の25〜50％は本ウイルスが原因となる。旅行者下痢症の原因の約10％を占める（第3章）。

# ● 索 引 ●

## 欧文索引

# 和文索引

〔編者紹介〕

上野川　修一（かみのがわ　しゅういち）
東京大学名誉教授，日本大学生物資源科学部

吉川　正明（よしかわ　まさあき）
京都大学名誉教授，（財）生産開発科学研究所

〔著者紹介〕（執筆順）

上野川　修一（かみのがわ　しゅういち），第 1 章，第 2 章
東京大学名誉教授，日本大学生物資源科学部

神谷　茂（かみや　しげる），第 3 章
杏林大学医学部

大草　敏史（おおくさ　としふみ），第 4 章
東京慈恵会医科大学附属柏病院

下条　直樹（しもじょう　なおき），第 5 章
千葉大学大学院医学研究院

近藤　直実（こんどう　なおみ），第 6 章
岐阜大学大学院医学系研究科

小川　正（おがわ　ただし），第 7 章
京都大学名誉教授，（合）低アレルギー食品開発研究所

高岩　文雄（たかいわ　ふみお），第 8 章
（独）農業生物資源研究所

的場　伸行（まとば　のぶゆき），第 9 章
米国ケンタッキー州立ルイビル大学医学部

宇高　恵子（うだか　けいこ），第 10 章
高知大学医学部

鍋島　俊隆（なべしま　としたか），第 11 章
名古屋大学名誉教授，NPO 法人 医薬品適正使用推進機構
名城大学大学院薬学研究科

人と食と自然シリーズ　1
食と健康のための　免疫学入門

2012年（平成24年）2月10日　初版発行

監　修　京都健康フォーラム
発行者　筑紫恒男
発行所　株式会社 建帛社 KENPAKUSHA

112-0011 東京都文京区千石4丁目2番15号
TEL（03）3944－2611
FAX（03）3946－4377
http://www.kenpakusha.co.jp/

ISBN 978-4-7679-6163-7　C3047
壮光舎/愛千製本所